NOSOGRAPHIE

PHILOSOPHIQUE,

OU

LA MÉTHODE DE L'ANALYSE

APPLIQUÉE A LA MÉDECINE;

Par Ph. PINEL, Médecin de l'Hospice national de la Salpêtrière, et Professeur à l'Ecole de Médecine de Paris.

TOME SECOND.

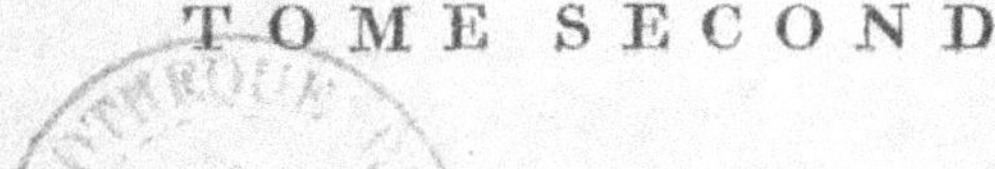

DE L'IMPRIMERIE DE CRAPELET.

A PARIS,

Chez MARADAN, Libraire, rue du Cimetière-André-des-Arts, n°. 9.

AN VI.

NOSOGRAPHIE

PHILOSOPHIQUE,

OU

LA MÉTHODE DE L'ANALYSE

APPLIQUÉE A LA MÉDECINE.

CLASSE QUATRIÈME.

Névroses.

I

Vésanies, spasmes, anomalies quelconques de l'action des nerfs, asphyxies; quelle multiplicité, quelle opposition de phénomènes décrits par les auteurs, ou observés chaque jour, qui ne viennent cependant que de deux sources uniques, des lésions du sentiment et du mouvement! Le cerveau, le cervelet, la moelle de l'épine ou les nerfs, sont sans doute les parties primitives où se jouent ces scènes variées qui confondent quelquefois par la rapidité de leur succession ou par leurs complications simultanées. Mais ne doit-on point

A

admettre un centre unique de réaction où toutes les impressions vont se rendre ? Les expériences de Kaaw-Boerhaave, de Ridley, Swammerdam, Petit, Haller, Zinn, Zimmerman, &c. ne prouvent-elles point que lorsqu'on blesse la substance médullaire du cerveau dans un animal vivant, il donne par ses cris, ses agitations, ses convulsions, des signes de la douleur la plus violente ? Des affections semblables ont été produites dans l'homme lorsqu'un fragment osseux comprimoit ou piquoit le cerveau. Des faits sans nombre n'attestent-ils point que la paralysie, l'apoplexie, ou des affections comateuses diverses, ont été le résultat de la compression du cerveau par un épanchement sanguin, purulent ou lymphatique ?

II. On sait que, dans tout animal vivant ou qui vient de mourir, on peut suivre à l'œil simple dans la chair des muscles une sorte de mouvement fibrillaire très-rapide, qui se porte alternativement des extrémités vers le milieu du muscle, ou du milieu vers les extrémités. Ce mouvement s'exerce souvent de lui-même, et sans être provoqué par une puissance extérieure, dans l'estomac, les intestins, le cœur, l'utérus, les muscles cruraux, temporaux, &c. Lorsque cette force propre au muscle ne se manifeste point d'elle-même, elle peut être excitée par l'action d'un stimulant, par l'aspersion du sel, de l'alkool, par le froid, la chaleur, une piqûre, l'étincelle électrique. Des irritations plus graves des nerfs sont encore propres à produire, durant le cours de la vie, des convulsions sympathiques. Exemples nombreux de ce genre rapportés par Haller : tétanos produit par l'impression de l'air sur le nerf mis à nu d'une dent, par une blessure du muscle temporal, par une lésion du nerf plantaire, suppression de l'urine à la suite d'une blessure de la glande thyroïde, spasme cynique par la castration, vomissement opiniâtre dû à l'engagement d'un calcul dans l'uretère, aphonie par un vice de l'estomac, convulsions universelles produites par la toux, des vers lombricaux, l'éternument, rétrécissement de la pupille, vices de la vue, ophtalmie à la suite d'une ligature des nerfs de la huitième paire. Tous ces faits semblent indiquer que les nerfs fortement irrités communiquent leur affection jusqu'au cerveau, et peuvent exciter des convulsions générales.

III. Mais est-ce dans des dérangemens organiques du cerveau qu'on doit seulement chercher le principe des diverses aliénations d'esprit ou troubles des fonctions de l'entendement, comme le pensent Locke et Condillac, et comme des faits particuliers le font présumer ? Des coups violens, des chutes, des plaies de tête, peuvent non-seulement empêcher que les impressions des objets extérieurs soient portées au cerveau, mais encore affoiblir ou abolir quelqu'une des fonctions de l'entendement; la mémoire quelquefois détruite par un abcès au cerveau, par une érosion du corps calleux, par la compression que produit une tumeur. Exemples rapportés par Haller, de deux hommes tombés dans la démence, l'un par un ulcère du cervelet, l'autre par un épanchement lymphatique dans le cerveau. L'application d'un cautère ou d'un trépan n'a-t-elle pas fait cesser quelquefois la cause physique qui produisoit la manie, et rétabli l'usage de la raison? Mais d'un autre côté, des faits généraux et constamment observés n'apprennent-ils point aussi que très-souvent les affections hypocondriaques et mélancoliques, et même la manie, tiennent à des causes morales, et à des commotions plus ou moins profondes qui ont été ressenties dans la région épigastrique? Les vertiges, les extases (1), les visions fantastiques que produisent les narcotiques à trop forte dose, ne prouvent-ils point que les désor-

---

(1) Boerhaave, dans ses préleçons académiques, rapporte avoir éprouvé une fois des vertiges si violens après avoir mangé de la ciguë, que tous les objets lui paroissoient tourner avec la plus grande rapidité; en sorte qu'il ne pouvoit se tenir debout. Ces affections cédèrent à l'action de l'émétique.

dres de l'entendement peuvent avoir un siége entièrement étranger au cerveau, et que ce dernier n'est alors affecté que comme centre d'une sorte de réaction sympathique ? On connoît les vues ingénieuses que Van-Helmont a répandues (*Ignota actio regiminis*) sur l'influence puissante qu'exerce l'estomac sur la tête et les fonctions principales de la vie ; et quel heureux développement n'ont point donné à ces idées Lacaze et Bordeu dans leurs écrits médico-philosophiques ? Quelquefois aussi le centre primitif d'où se propagent les délires non fébriles, est dans les organes de la reproduction, surtout dans ceux de la femme, dont l'empire est si énergique, si on en juge par la passion hystérique.

IV. Les mêmes nerfs qui servent au mouvement, servent aussi au sentiment ; mais la même atteinte qui détruit ou affoiblit d'une manière notable la motilité, est loin d'affecter la sensibilité au même degré, puisque la paralysie, par exemple, abolit souvent la première, tandis que l'autre se conserve, et qu'il y a d'autant moins d'espoir de guérir le malade, que le membre paralysé est plus insensible ; la motilité, en outre, se trouve à différens degrés, suivant la constitution de l'individu, le climat, la position des lieux, la manière de vivre, la vivacité plus ou moins grande de l'imagination, &c. Une légère

émotion suffit quelquefois pour jeter une femme
dans des convulsions violentes, tandis que la
même cause pourroit tout au plus produire sur
une autre personne quelques légers tremblemens, ou des palpitations du cœur passagères.
Certains hommes susceptibles d'ébranlemens
les plus profonds, par des effusions de joie ou
des emportemens de colère, tandis que d'autres
cèdent très-difficilement à des émotions semblables ; les uns sont attendris jusqu'aux larmes
par certains sons de musique, d'autres n'en sont
pas plus émus que s'ils entendoient le hennis-
sement d'un cheval. Affections spasmodiques,
les unes excitées par un événement fortuit,
comme la rage ou l'épilepsie, dont l'une provient
presque toujours de la morsure d'un animal enragé, et l'autre des frayeurs de l'enfance ; mais
les convulsions, et quelquefois le tétanos, tiennent à une motilité primitive, ou excitée se-
condairement par des causes physiques ou morales dont on ne peut plus détruire l'influence.
C'est le plus souvent un renversement total des
loix de la nature, ou plutôt un oubli des règles
fondamentales de la morale, qui multiplient à
l'infini les affections spasmodiques ; et peut-être
que cette excessive multiplication est la suite de
la décadence des Etats, et l'avant-coureur de leur
chute. Ce n'est guère que dans la dernière moitié
de ce siècle qu'on a le plus fréquemment observé

ce qu'on appelle *maux de nerfs*, *vapeurs*, *mélancolie nerveuse*, et qu'on a vu une foule d'auteurs, comme Hunault, Raulin, Pomme, Lorry, Whytt, Réveillon, &c. décrire ces maladies, et presque tous les développemens dont elles sont susceptibles.

V. Ressemblance pour les apparences extérieures entre les affections soporeuses, telles que l'apoplexie, l'asphyxie, la catalepsie, le narcotisme; mais difficulté de saisir des analogies entre leurs causes, dont les unes sont morales, comme dans la catalepsie, les autres physiques; et parmi ces dernières, les unes tiennent à un épanchement dans le cerveau, d'autres à l'action d'un fluide aëriforme, soit sur l'organe de l'odorat, soit sur l'intérieur des bronches, comme dans les diverses espèces d'asphyxie, tandis que dans le narcotisme tout tient à la présence d'une substance solide ou d'un liquide dans l'estomac. Ici, comme sur beaucoup d'autres objets d'histoire naturelle, concours fortuit de choses obscures et d'une nature impénétrable, avec les effets les plus certains et les mieux constatés par l'observation, des expériences réitérées sur les animaux et des ouvertures de cadavres. On connoît toute la variété des phénomènes qu'offrent les animaux asphyxiés; mais il est curieux de joindre au résultat de ces recherches, les effets produits par l'injection des différens airs dans les vaisseaux des animaux (1). Il est digne de remarque que l'air hydrogène et l'air oxygène injectés séparément dans la veine jugulaire de deux chiens, a produit une sorte d'affection soporeuse, et la mort dans trois minutes ; mais à l'ouverture du corps de ces animaux, on a observé une augmentation d'irritabilité dans le cœur et les muscles. Quand on a injecté, au contraire, de l'air nitreux, de l'azote ou du gaz acide carbonique, la mort a succédé d'une manière encore plus prompte, et on a observé à l'ouverture des corps une diminution extrême, ou plutôt une destruction entière de l'irritabilité du cœur et des muscles.

ORDRE PREMIER.

Vésanies, ou aliénations de l'esprit.

VI. LES climats brûlans de l'Inde, de la haute Égypte, les côtes de Barbarie, la Palestine, les îles de la Grèce, les départemens méridionaux de la France, sont en général les plus propres à faire contracter des affections hypocondriaques

(1) *De reciprocâ et mutuâ systematis sanguinei et nervosi actione.* Aut. Ruiz Luzuriaga. Edimbourg, 1786.

ou mélancoliques, ou même la manie , soit par l'extrême exaltation de l'imagination, soit par les effets immédiats d'une chaleur excessive. On a observé même dans une topographie médicale de l'Auvergne, que les habitans de ces contrées qui vont travailler en Espagne ou dans la partie méridionale de la France, deviennent hypocondriaques, mélancoliques, ou même maniaques, après un long séjour dans ces climats. Leur retour dans la température froide de leur pays naturel, les calme ou les guérit ; mais on observe aussi quelquefois que la manie devient comme héréditaire dans certaines familles. L'excessive multiplication des mêmes maladies nerveuses dans les îles Britanniques, forme une exception qui tient à d'autres causes, indiquées par Cheyne dans son Traité de la maladie anglaise (1) : l'humidité de l'atmosphère , les variations brusques de la température de l'air , la fertilité du sol , une nourriture succulente , l'abondance dans laquelle vivent ses habitans, la vie inactive et sédentaire qu'on mène dans les classes de la société les plus fortunées , l'empressement qu'on a d'habiter des villes grandes , populeuses , et par conséquent peu salubres.

VII. La vie contemplative, la solitude, les

____

(1) *The English malady or a Treatise of nervous Diseases of all Kinds.* London , 1734.

abstinences, les macérations, sont encore plus propres à la production des mêmes affections nerveuses, comme le prouvent des détails historiques sur les Bracmanes indiens, les disciples de Zoroastre en Perse, les pieux sectateurs de Mahomet, les anciens anachorettes de la Thébaïde. Ce n'est guère qu'à la puberté, ou postérieurement à cette époque, que l'hypocondrie, la mélancolie ou la manie se déclarent ; au lieu que les impubères sont les plus sujets à l'épilepsie par des frayeurs contractées dans l'enfance. Les femmes aussi, par leur extrême sensibilité et l'énergie de leurs affections, peut-être aussi par la vivacité incoërcible de leur imagination, sont les plus exposées aux mêmes maladies nerveuses, souvent compliquées avec l'hystérie à un degré plus ou moins marqué. Il paroît, d'après le recensement des insensés de l'un et de l'autre sexe contenus dans les hospices publics, que le nombre des femmes dans un état d'aliénation est à-peu-près double de celui des hommes, et même plus. C'est du moins le résultat que donne la comparaison des hospices de Bicêtre et de la Salpêtrière, où j'ai exercé successivement la médecine.

VIII. Les informations les plus précises fournies par des parens des insensés de l'hospice de Bicêtre, ou bien par des personnes qui conservoient avec eux quelque liaison, m'ont con-

vaincu que les sources les plus ordinaires de la
manie tiennent à quelque chagrin violent contracté par des revers de fortune ou la perte de
quelque objet chéri, non moins qu'à des terreurs
religieuses, à un amour contrarié et malheureux,
à des événemens de la révolution, soit par des
regrets profonds de l'ancien régime, soit par
l'exaltation extrême d'un ardent patriotisme :
d'où il est aisé de conclure que les délires non fébriles, loin de tenir à des vices d'organisation
du cerveau, dépendent presque toujours de quelque passion forte et véhémente, autant par la
nature de l'objet de cette passion, que par la sensibilité très-vive de celui qui l'éprouve. Or, un
sentiment intérieur fait rapporter l'effet de ces
commotions vers la région épigastrique, soit
que le centre du sentiment réside au pylore,
comme le veut Van-Helmont ; soit au diaphragme, suivant les opinions de Lacaze, Bordeu, Buffon ; soit au plexus solaire, comme le
prétendent d'autres physiologistes. L'impression
une fois produite sur le centre des forces fré-
niques, il en résulte, suivant des loix déterminées de l'économie animale, certains écarts dans
les fonctions de l'entendement, tantôt seulement
dans la perception des idées, l'imagination ou la
mémoire, tantôt dans la marche du jugement
ou du raisonnement ; quelquefois aussi on n'observe aucun dérangement de la raison, mais une

impétuosité aveugle et un penchant irrésistible à des actes de férocité et de barbarie.

IX. Etroite union, dépendance réciproque entre la philosophie morale et la médecine, comme le remarque Plutarque. Combien il importe, pour prévenir les affections hypocondriaques, mélancoliques, ou la manie, de suivre les loix immuables de la morale, de prendre de l'empire sur soi-même, de maîtriser ses passions, de se rendre, en un mot, autant familier avec les écrits d'Epictète, de Platon, de Sénèque, de Plutarque, qu'avec les résultats lumineux de l'observation qui nous ont été transmis par Hippocrate, Arétée, Sydenham, Stahl ou d'autres observateurs célèbres! Cicéron, dans le troisième et quatrième livre des Tusculanes, ne regarde-t-il point les passions comme des maladies, et ne donne-t-il point des règles fondamentales pour les traiter et les guérir? Quelle forte leçon de morale que le spectacle des malheureux hypocondriaques ou mélancoliques, dont tous les instans de la vie sont marqués par des souffrances ou de sinistres présages pour l'avenir, et qui sont dans un danger imminent de tomber dans une manie déclarée! La culture des sciences et des arts, lorsqu'on s'y livre sans mesure, les méditations profondes, les veilles opiniâtres, sont sans doute très-propres à développer les mêmes affections nerveuses, ou même si l'étude est dirigée sans méthode, et qu'elle exerce moins le jugement que l'imagination et la mémoire, ces affections peuvent dégénérer en manie, comme le prouvent plusieurs exemples recueillis dans les registres de l'hospice des insensés de Bicètre ; nouveaux motifs de s'attacher aux sages préceptes donnés par Plutarque, Ramazzini, Tissot, à ceux qui cultivent les sciences et les belles-lettres. On connoît une sorte d'opinion accréditée parmi les savans, sur la nécessité de faire le sacrifice de sa santé au desir de se rendre célèbre, de donner la plus grande activité aux facultés morales aux dépens des forces physiques ; et on ne manque pas sans doute d'exemples pris des vies des savans ou des artistes les plus célèbres, qui semblent venir à l'appui de cette opinion : mais que d'exemples aussi de la réunion d'une grande célébrité avec tous les attributs d'un corps sain et robuste ! et n'est-ce point à la médecine philosophique à résoudre le problême suivant dans toute son étendue : *Quels sont les moyens les plus propres de développer ses talens et son aptitude naturelle pour les sciences, sans nuire à sa santé et sans contracter des maladies ?*

X. Extrême difficulté de se faire une idée juste et précise de l'hypocondrie, et de ne pas la confondre avec l'hystérie ou avec la mélancolie, par la confusion qui règne dans la plupart des écrits de médecine, ou par un vain mélange de théories étrangères qui en ont défiguré l'histoire. Boerhaave nous parle d'une matière tenace, immobile, et poussée dans les vaisseaux des hypocondres, et il explique tout par les loix de l'hydraulique. Avec quelle complaisance son servile commentateur ne donne-t-il point un nouveau développement à ces idées systématiques! Même asservissement aux principes de l'école de Leyde, dans le Traité particulier de cette maladie, qu'on doit à Fracassini, et même éloignement des vrais principes. Sauvages n'a pas mis plus de choix dans les sources où il a puisé, et il n'a fait que compiler servilement les écrits du médecin italien, sur les affections hypocondriaques. On consulte avec avidité les auteurs anglais, Sydenham, Cheyne, Whytt, qui ont eu le grand avantage d'observer souvent l'hypocondrie, maladie très-fréquente en Angleterre, et on l'y trouve sans doute bien décrite; mais au lieu de la considérer d'abord d'une manière isolée, et à l'aide de la méthode analytique, ils la tracent sans cesse avec ses complications diverses. Stahl est peut-être le seul (1) qui apprenne à la distinguer de toute autre ma-

____

(1) Hoffman, Rhodius, Clodius-Montanus, &c. rapportent aussi des histoires particulières qui ne conviennent qu'à l'hypocondrie.

ladie nerveuse, et qui en trace avec justesse et avec profondeur le caractère propre. « L'hypo- » condrie, dit-il, assemblage ou succession de » symptômes singulièrement variés et disparates, » sentimens de tension, de pesanteur ou même » de douleur, sans une fièvre marquée, sans » aucun type particulier ; perversion plutôt que » perte d'appétit, flatuosités intestinales, tantôt » retenues, tantôt se frayant une issue bruyante, » resserremens spasmodiques, anxiétés qui s'ag- » gravent par une vie inactive et sédentaire, ou » par des variations de l'atmosphère, mal-aise » sans cause connue, état vague de souffrance, » tantôt avant, tantôt après le repas, gonfle- » ment douloureux et quelquefois assez grave » dans l'hypocondre gauche ; exacerbation des » symptômes portés jusqu'à des écarts de la rai- » son, ou un désordre manifeste, mais fugace » et passager dans les idées; ce qui distingue l'hy- » pocondrie de la mélancolie ».

XI. La description de la mélancolie tracée par Arétée atteste également le talent observateur de ce dernier, et la connoissance profonde qu'ont eu les anciens de cette maladie. On doit lui pardonner les opinions vulgaires qu'il rapporte sur l'humeur atrabilaire et les divers mouvemens qu'il lui attribue, puisque l'état d'enfance où étoit alors l'anatomie ne pouvoit lui permettre de donner des notions plus exactes;

l'observation d'ailleurs confirme chaque jour ce que cet auteur grec a dit des mélancoliques, qu'*ils sont sujets à des idées extravagantes ; que les uns craignent d'être empoisonnés ; que les autres, pleins d'aversion pour la société des hommes, se retirent dans la solitude , ou qu'ils se livrent à toutes sortes de superstitions, à de vaines terreurs ,* &c. Mais avant de considérer la mélancolie comme maladie , ne doit-on point examiner si, dans l'état actuel de nos connoissances, on doit admettre une disposition physique et morale qu'on puisse appeler *tempérament mélancolique ,* sur lequel le galénisme s'est montré si fécond en théories vaines ? C'est comme par écho qu'on donne pour caractères généraux de ce tempérament une humeur atrabilaire redondante, une couleur brune, une habitude de corps maigre et desséchée , une taciturnité sombre, &c. Cherchons des notions plus exactes et plus précises dans les détails que nous a transmis l'histoire , sur la vie publique et privée de certains mélancoliques fameux. On pourroit citer ici une foule d'hommes célèbres dans les beaux-arts , les sciences , la philosophie morale ou la vie contemplative. Mais comme les pures jouissances de l'entendement, le calme et la tranquillité des bonnes mœurs , peuvent contrebalancer un peu la mélancolie naturelle, arrêtons nos regards sur quelques traits du tableau

hideux de dépravation et de férocité qui ont distingué l'empereur Tibère et Louis XI, et qui
montrent le tempérament mélancolique au plus
haut degré qu'il puisse atteindre. On sait avec
quelle profondeur et quelle énergie le caractère de l'empereur romain a été tracé par Tacite;
et n'est-il pas curieux de le voir se reproduire
après quinze siècles, sous un climat nouveau,
et dans des époques d'ignorance et de barbarie
si propres à contraster avec les lumières du siècle
d'Auguste ?

XII. Une taciturnité sombre, une gravité
dure et repoussante, les âpres inégalités d'un
caractère plein de caprices et d'emportemens,
la recherche de la solitude, un regard oblique,
le timide embarras d'une ame artificieuse, tra-
hissent dès la jeunesse la disposition mélancolique de Louis XI. Traits frappans de ressemblance entre ce prince et Tibère; ils ne se distinguent l'un et l'autre dans l'art de la guerre
que durant l'effervescence de l'âge, et le reste
de leur vie se passe en préparatifs imposans,
mais sans effet, en délais étudiés, en projets
illusoires d'expéditions militaires, en négocia-
tions remplies d'astuce et de perfidie. Avant de
régner, ils s'exilent l'un et l'autre volontaire-
ment de la cour, et vont passer plusieurs années dans l'oubli et les langueurs d'une vie privée, l'un dans l'île de Rhodes, l'autre dans une

solitude de la Belgique. Quelle dissimulation profonde, que d'indécisions, que de réponses équivoques dans la conduite de Tibère à la mort d'Auguste (1) ! Louis XI n'a-t-il pas été durant toute sa vie le modèle de la politique la plus perfide et la plus rafinée ? En proie à leurs noirs soupçons, à des présages les plus sinistres, à des terreurs sans cesse renaissantes vers le terme de la vie, ils vont cacher leur dégoûtante tyrannie, l'un dans le château de Plessis-lès-Tours, l'autre dans l'île de Caprée, séjour d'atrocités non moins que d'une débauche impuissante et effrenée.

XIII. Hippocrate s'est borné à noter quelques-unes des terminaisons de la manie; mais les autres princes de la médecine, Aretée, Cœlius Aurelianus, Alexandre de Tralles, donnent des résultats profonds de leurs observations, soit sur le caractère de cette maladie, soit sur ses principes généraux de traitement; mais ils n'ont fait, pour ainsi dire, qu'ouvrir une vaste carrière à des recherches ultérieures, sur les causes éloignées de l'aliénation d'esprit

---

(1) *Versæ inde ad Tiberium preces; ille varie disserebat de magnitudine imperii, suá modestiá, solam divi Augusti mentem tantæ molis capacem.... Proinde in civitate tot illustribus viris subnixa, non unum ad omnia deferent.... Tacit.... Annal. lib. 1.*

en général, sur la distinction de celle qui est
continue ou périodique, sur les symptômes des
accès maniaques, sur la direction des hospices des
insensés, &c. On trouve quelques observations
isolées sur la manie, dans des recueils d'histoires
particulières des maladies qu'on n'a cessé de faire
depuis le renouvellement des sciences en Europe; mais nul ouvrage fondamental, nul corps
de doctrine, n'a rempli encore cette lacune en
médecine, et les fondateurs même des trois écoles
célèbres du commencement de ce siècle, Stahl,
Hoffman, Boerhaave, n'ont que très-peu ajouté
sur cet objet aux connoissances qu'on avoit pré-
cédemment acquises. En Angleterre même, où
la philosophie a ouvert aux insensés des asyles
dignes d'une nation éclairée, et où les vrais principes de leur traitement paroissent avoir été
approfondis, on n'a publié encore que quelques
écrits très-superficiels, ou peut-être même qu'on
affecte un silence mystérieux sur un art dont
on se fait une gloire de posséder exclusivement
le secret. La ci-devant société de médecine de
Paris proposa pour sujet d'un prix en 1789,
d'indiquer les *moyens les plus efficaces de traiter les malades dont l'esprit est aliéné avant la
vieillesse.* Un travail que j'avois commencé depuis quelques années , sur la distinction des
diverses espèces de manies, et sur les moyens
d'en diriger le traitement, fut alors rédigé au

milieu des troubles de la révolution, et communiqué à la même société; mais une nouvelle carrière d'instruction s'est ouverte pour moi dans la suite par l'exercice de la médecine dans l'hospice de Bicêtre, où j'ai eu sous mes yeux, pendant environ deux ans, près de deux cents insensés, et où j'ai pu, par conséquent, faire les recherches les plus exactes et les plus variées sur la manie. Une vie très-occupée, et partagée entre les travaux continus de l'enseignement et les soins des malades dans les hospices, ont retardé jusqu'ici la publication de cet ouvrage; et j'en ai détaché seulement un Mémoire sur la manie périodique ou intermittente, qui a été inséré dans le Recueil de la société médicale d'Émulation, et dont je donnerai ci-après un extrait abrégé. Le tableau que j'y trace de toutes les circonstances qui accompagnent les accès maniaques, est peut-être ce que nous possédons de plus exact et de plus précis sur cette partie de la médecine dans l'état actuel de nos connoissances.

XIV. L'hystérie, sur laquelle on a tant écrit en médecine, est encore un exemple de l'obscurité et de la confusion qu'on répand sur une maladie, quand on ne la considère seulement que dans ses diverses complications avec d'autres maladies analogues, sans examiner d'abord quel est son caractère propre. Cullen regarde comme

des variétés ce que Sauvages appelle espèces, et
il convient de la difficulté de distinguer toujours
avec exactitude la dyspepsie, l'hypocondrie et
l'hystérie : quelques auteurs, d'ailleurs très-
éclairés, confondent ces deux dernières dans
l'énumération des symptômes, au point qu'on
ne peut distinguer ceux qu'il faut rapporter à
l'une ou à l'autre. Whytt dit expressément (1)
qu'il traitera de toutes les maladies nerveuses
qui sont l'effet d'une constitution foible, délicate et extraordinaire des nerfs, et il rapporte
indistinctement tous les symptômes que les médecins ont appelés *venteux, spasmodiques, hypocondriaques, hystériques, vaporeux.* D'un
autre côté, d'autres auteurs plus circonspects,
et fondés sur les descriptions générales ou particulières de l'hystérie, qui nous ont été trans-
mises par Arétée, Forestus, Mercurialis, &c.
ont considéré cette maladie dans sa forme primitive, et telle qu'on l'observe lorsqu'elle est
isolée de toute autre. Une singularité remarquable, est que Frédéric Hoffman, qui lui a
consacré un article particulier, rapporte ensuite
des exemples où elle est compliquée avec d'au-

---

(1) *Traité des maladies nerveuses, hypocondriaques et hystériques,* traduction de l'anglais de *Robert Whytt,* professeur de médecine en l'université d'Edimbourg. *Paris,*
1777.

tres maladies nerveuses. Cette instabilité d'opinions prouve la nécessité de procéder toujours par la voie de l'analyse, et de commencer par saisir les symptômes caractéristiques de toute maladie avant de passer à ses complications diverses. Parmi les divers cas d'hystérie que j'ai eu occasion d'observer, il s'est offert sur-tout un exemple où cette maladie est complettement isolée de toute autre.

XV. Une jeune personne d'un teint brun, d'une constitution forte et saine, tomba à l'âge de dix-sept ans, sans aucune cause connue, dans une sorte de manie, ou plutôt dans une suite d'actes d'extravagances, qui consistoit à parler seule, sauter, déchirer ses habits, les jeter au feu. Cet état dure cinq mois, et disparoît durant l'été par la dissipation et de fréquens voyages à la campagne, qui furent suivis d'une première éruption des menstrues ; mais après une rétention de trois mois de cette évacuation périodique, il se manifesta des accès d'hystérie qui se renouveloient tous les mois. D'abord, dégoût pour ses occupations ordinaires, fréquence de pleurs versés sans cause, air sombre et taciturne ; bientôt après, perte de l'usage de la parole, visage très-coloré, resserrement spasmodique au cou, et sentiment d'une sorte de strangulation, engorgement des glandes salivaires ; et bientôt après, salivation abondante, comme dans l'usage du mercure : alors impossibilité d'ouvrir la bouche, par la forte contraction des muscles de la mâchoire inférieure; tout le reste du corps dans une sorte de roideur tétanique, pouls à peine sensible, respiration lente, mais régulière, ventre constipé, urines limpides. Ces symptômes durent trois ou quatre jours, qui se passent dans une abstinence absolue; ensuite voracité singulière, et toutes les fonctions se rétablissent dans l'état naturel. Le calme continue sept à huit jours, quelquefois dix à douze jours; puis les accès se renouvellent avec la même violence (1). Il y avoit eu une interruption des menstrues pendant cinq mois; mais, le 9 nivose an 5, elles reparurent : l'éruption étant encore retardée le mois suivant, je prescrivis des pédiluves irritans pendant quelques jours, des boissons émulsionnées, et quelques clystères d'une dissolution d'*assa fœtida*. Le 12 pluviose, l'évacuation sexuelle eut lieu, et amena la cessation de

---

(1) Il est digne de remarque que, durant les accès, les fonctions de l'ouïe, loin d'être abolies ou suspendues, sembloient avoir acquis un nouveau degré de vivacité. Un musicien habile joua du violon auprès de la malade pendant ses accès; et quoiqu'elle parût alors insensible aux charmes de la musique, elle en fut si vivement affectée, qu'elle avoua, après avoir repris l'usage entier de ses sens, que la musique l'avoit jetée dans une sorte de ravissement mêlé de volupté.

tous les symptômes spasmodiques ; mais il restoit un état de stupeur et d'insensibilité, point
de déjections depuis huit jours, nulle trace de
cette voracité qui s'étoit manifestée à la cessation
des accès précédens ; air sombre et taciturne,
obstination de garder le lit, refus de nourriture,
excepté quelque rôtie trempée dans du vin et du
sucre. Pour faire cesser cet état de spasme et
d'apathie, je prescrivis des courses répétées dans
la campagne, dans une voiture ouverte en tout
sens, et propre à faire respirer un air pur ; dans
peu de jours, déjections très-dures rendues après
les efforts les plus violens, retour gradué de l'appétit, rétablissement des forces et de toutes les
fonctions physiques ou morales. L'évacuation
a eu lieu à l'époque ordinaire, au mois de germinal ; dissipation, exercice du corps, de temps
en temps quelques demi-bains aromatiques.
L'évacuation menstruelle s'est régularisée, et la
jeune personne a depuis ce temps-là joui d'une
bonne santé ; mais pour prévenir toute rechute,
j'ai fortement insisté sur la nécessité du mariage
vers l'approche de l'hiver ; et c'est ainsi qu'une
guérison solide s'est terminée en remplissant le
vœu de la nature.

XVI. GENRE XLV. *Hypocondrie*. Les circonstances les plus propres à la développer, la
suppression prématurée d'une fièvre intermittente, une vive frayeur, l'usage des prépara-

tions d'opium, une vie intempérante, l'abus des narcotiques, le passage brusque d'une vie active à un état sédentaire, des excès dans les travaux du cabinet ou dans les plaisirs de l'amour, une suppression du flux hémorroïdal, et pour les femmes des accidens durant les couches, une tristesse profonde, &c. Des dissections anatomiques ont appris que cette maladie est quelquefois fomentée par des lésions des viscères abdominaux, comme un squirre du colon, un gonflement énorme de la rate, des ulcères dans le pancréas, des varices des veines mézaraïques, &c. Mais souvent aussi le mal dépend de certaines lésions dans les fonctions des nerfs, dont il ne reste aucune trace à l'ouverture des corps. J'ai déjà tracé ci-dessus quelques-uns des symptômes variés et disparates qui constituent proprement l'hypocondrie ; tensions spasmodiques, douleurs errantes, dépravation de l'appétit, flatuosités incommodes, inégalités du caractère, caprices suivant les variations de l'atmosphère, trouble fugace dans les idées, sentimens irréguliers de chaleur et d'ardeur au visage, palpitations du cœur, et quelquefois une sorte de pulsation irrégulière dans quelque partie de l'abdomen, goûts particuliers pour certains alimens; quelquefois diarrhée, d'autres fois constipation. Le mal a coutume de s'aggraver par des écarts du régime et les progrès de l'âge, d'autant plus que l'instabilité la plus versatile fait le caractère particulier des hypocondriaques, incapables de s'asservir à une manière de vivre constante. On connoît le précepte que leur a donné Montanus : *De fuir les médecins et les médicamens, s'ils veulent obtenir une guérison solide.* L'expérience apprend, en effet, qu'il faut sur-tout placer sa confiance dans (1) l'exercice du corps, une nourriture saine, une habitation salubre, et la recherche de tout ce qui peut entretenir la gaîté et la sérénité des affections morales.

XVII. GENRE XLVI. *Mélancolie.* Les circonstances propres à faire tomber dans la mélancolie sans une disposition primitive, sont, comme dans l'hypocondrie, la tristesse, la frayeur, les travaux du cabinet, l'interruption d'un genre de vie actif, l'amour violent, l'excès

---

(1) Le docteur Réveillon a publié en 1786 un petit ouvrage qui a pour titre : *Recherches sur la cause des affections hypocondriaques.* Il a construit des tables météorologiques, pour reconnoître la correspondance qu'il peut y avoir entre la manière d'être d'un vaporeux et les variations du thermomètre, du baromètre, de l'hygromètre, de l'électricité, des vents et de l'état du ciel. Pourquoi, dans la description des symptômes, s'est-il asservi à la marche de la plupart des auteurs qui considèrent toujours ensemble l'hypocondrie et l'hystérie.

dans les plaisirs, l'abus des enivrans ou des narcotiques, des maladies précédentes traitées sans méthode, la suppression du flux hémorroïdal, celle d'un cautère, &c. Dans la mélancolie primitive ou acquise, le pouls est lent et concentré, des affections spasmodiques vagues ou fixes sur une partie simulent une foule d'autres maladies; le sommeil est agité et troublé par des objets de terreur et des images lugubres; on est toujours tourmenté de quelques idées singulières, ou possédé d'une passion dominante qui devient extrême. On a un penchant marqué pour l'inactivité et la vie sédentaire; mais les affections de l'ame sont susceptibles de la plus grande violence, l'amour est porté jusqu'au délire, la piété jusqu'au fanatisme, la colère jusqu'à une fureur frénétique, le desir de la vengeance jusqu'à la cruauté la plus barbare. On réunit une ardente et profonde persévérance pour un objet idolâtré, avec la plus inconstante mobilité pour tout ce qui lui est étranger; une taciturnité sombre est souvent interrompue par des saillies passagères d'une gaîté vive et comme convulsive. En avançant vers une vieillesse précoce, le corps se flétrit et se dessèche; la morosité naturelle du caractère se renforce par le progrès de l'âge, le trouble croissant de la raison finit par une sorte d'aliénation d'esprit, ou plutôt par une association bizarre et forcée d'un certain ordre d'idées,

avec les émotions les plus vives et les plus tumultueuses.

XVIII. Les principes du traitement de la mélancolie reconnus bien long-temps avant l'origine de la médecine grecque, et il paroît même
qu'elle remonte jusqu'aux siècles éclairés de
l'ancienne Égypte. Aux deux extrémités de cette
contrée, qui étoit alors très-peuplée et très-flo-
rissante, il y avoit des temples dédiés à Saturne,
où les mélancoliques se rendoient en foule, et
où des prêtres, profitant de leur crédulité confiante, secondoient leur guérison prétendue miraculeuse par tous les moyens naturels que l'hygienne peut suggérer. Jeux, exercices récréatifs
de toute espèce institués dans ces temples, pein-
tures voluptueuses, images séduisantes exposées
de toutes parts aux yeux des malades; les chants
les plus agréables, les sons les plus mélodieux
charmoient souvent leurs oreilles ; ils se pro-
menoient dans des jardins fleuris, dans des bos-
quets ornés avec un art recherché : tantôt on
leur faisoit respirer un air frais et salubre sur
le Nil, dans des bateaux décorés, et au milieu
de concerts champêtres ; tantôt on les condui-
soit dans des îles riantes, où, sous le symbole de
quelque divinité protectrice, on leur procuroit
des spectacles nouveaux et ingénieusement mé-
nagés, et des sociétés agréables et choisies ; tous
les momens enfin étoient consacrés à quelque

scène comique, à des danses grotesques, à un système d'amusemens diversifiés et soutenus par des idées religieuses. Un régime assorti et scrupuleusement observé, le voyage nécessaire pour se rendre dans ces saints lieux, les fêtes continuelles instituées à dessein le long de la route, l'espoir fortifié par la superstition, l'habileté des prêtres à produire une diversion favorable, et à écarter des idées tristes et mélancoliques, pouvoient-ils manquer de suspendre le sentiment de la douleur, de calmer les inquiétudes, et d'opérer souvent des changemens salutaires, qu'on avoit soin de faire valoir pour inspirer la confiance et établir le crédit des divinités tutélaires?

XIX. Genre XLVII. *Manie*. L'état actuel de nos connoissances ne suffit point pour tracer encore les vrais caractères de ce genre. Je vais me borner à fixer les traits distinctifs de la manie périodique, en donnant l'abrégé d'un Mémoire que j'ai publié il y a quelques mois sur cet objet, en attendant que j'aie complété mes recherches sur la manie continue.

XX. La nature des affections propres à donner naissance à la manie périodique, et les affinités de cette maladie avec la mélancolie et l'hypocondrie, doivent faire présumer que le siége primitif en est presque toujours dans la région épigastrique, et que c'est de ce centre que se propagent, comme par une espèce d'irradiation, les accès de manie. L'examen attentif de leurs signes précurseurs donne encore des preuves bien frappantes de l'empire si étendu que Lacaze et Bordeu donnent à ces forces épigastriques, et que Buffon a si bien peint dans son Histoire naturelle ; c'est même toute la région abdominale qui semble entrer bientôt dans cet accord sympathique. Les insensés, au prélude des accès, se plaignent d'un resserrement dans la région de l'estomac, du dégoût pour les alimens, d'une constipation opiniâtre, des ardeurs d'entrailles qui leur font rechercher des boissons rafraîchissantes ; ils éprouvent des agitations, des inquiétudes vagues, des terreurs paniques, des insomnies ; bientôt après le désordre et le trouble des idées se marquent au-dehors par des gestes insolites, par des singularités dans la contenance et les mouvemens du corps, qui ne peuvent que frapper vivement un œil observateur. L'insensé tient quelquefois sa tête élevée et ses regards fixés vers le ciel ; il parle à voix basse, il se promène et s'arrête tour-à-tour avec un air d'admiration raisonnée, ou une sorte de recueillement profond. Dans d'autres insensés, ce sont de vains excès d'une humeur joviale et des éclats de rire immodérés. Quelquefois aussi, comme si la nature se plaisoit dans les contrastes, il se manifeste une taciturnité sombre, une effusion

de larmes sans cause connue, ou même une tristesse concentrée et des angoisses extrêmes. Dans
d'autres cas, la rougeur presque subite des yeux,
le regard étincelant, le coloris des joues, une
loquacité exubérante, font présager l'explosion
prochaine de l'accès, et la nécessité urgente d'une
étroite reclusion. Un insensé parloit d'abord avec
volubilité, il poussoit de fréquens éclats de rire,
il versoit ensuite un torrent de larmes; et l'expérience avertissoit de le renfermer promptement,
car ses accès étoient de la plus grande violence,
et il mettoit en pièces tout ce qui tomboit sous
ses mains. C'est par des visions extatiques durant
la nuit que préludent souvent les accès de dévo-
tion maniaque; c'est aussi quelquefois par des
rêves enchanteurs et par une prétendue apparition de l'objet aimé sous les traits d'une beauté
ravissante, que la manie par amour éclate quelquefois avec fureur, après des intervalles plus
ou moins longs de raison et de calme.

XXI. Celui qui a regardé la colère comme
une fureur ou manie passagère (*ira furor brevis
est*), a exprimé une pensée très-vraie, et dont
on sent d'autant plus la profondeur, qu'on a été
plus à portée d'observer et de comparer un grand
nombre d'accès de manie, puisqu'ils se montrent
en général sous la forme d'un emportement prolongé plus ou moins fougueux; ce sont bien
plus ces émotions d'une nature irascible, que le

trouble dans les idées ou les singularités bizarres
du jugement, qui constituent le vrai caractère
de ces accès : aussi trouve-t-on le nom de *manie*
comme synonyme de celui de *fureur*, dans les
écrits d'Arétée et de Cœlius Aurelianus, qui ont
excellé dans l'art d'observer. On doit seulement
reprendre la trop grande extension qu'ils don-
noient à ce terme, puisqu'on observe quelquefois des accès sans fureur, mais presque jamais
sans une sorte d'altération ou de perversion des
qualités morales. Un homme devenu maniaque
par les événemens de la révolution, repoussoit
avec rudesse, au moment de l'accès, un enfant
qu'il chérissoit tendrement en tout autre temps.
J'ai vu aussi un jeune homme plein d'attache-
ment pour son père, l'outrager, ou chercher
même à le frapper dans ses accès périodiques,
et nullement accompagnés de fureur. Je pour-
rois citer quelques exemples d'insensés, connus
d'ailleurs par une probité rigide durant leurs
intervalles de calme, et remarquables, pendant
leurs accès, par un penchant irrésistible à voler
et à faire des tours de filouterie. Un autre insensé, d'un naturel pacifique et très-doux, sembloit inspiré par le démon de la malice durant
ses accès ; il étoit alors sans cesse dans une activité malfaisante, il enfermoit ses compagnons
dans les loges, les provoquoit, les frappoit, et
suscitoit à tout propos des sujets de querelle et

de rixe. Mais comment concevoir l'instinct destructeur de quelques insensés, sans cesse occu-
pés à déchirer et à mettre en lambeaux tout ce
qu'ils peuvent atteindre? C'est sans doute quelquefois par une erreur de l'imagination, comme
le prouve l'exemple d'un insensé, qui déchiroit
le linge et la paille de sa couche, qu'il prenoit
pour un tas de serpens et de couleuvres entor-
tillés. Mais parmi ces furieux, il y en a aussi
dont l'imagination n'est point lésée, et qui éprouvent une propension aveugle et féroce à tremper
leurs mains dans le sang, et à déchirer les entrailles de leurs semblables (IV). C'est un aveu
que j'ai reçu en frissonnant de la bouche même
d'un de ces insensés, dans ses intervalles de tranquillité. Pour compléter enfin ce tableau d'une
atrocité automatique, je puis citer l'exemple d'un
insensé qui tournoit contre lui comme contre les
autres sa fureur forcenée. Il s'étoit amputé lui-
même la main avec un couperet avant d'arriver à Bicêtre, et malgré ses liens, il cherchoit à
approcher ses dents de sa cuisse pour la dévorer.
Ce malheureux a fini par succomber dans un de
ces accès de rage maniaque et suicide.

XXII. On sait que Condillac, pour mieux remonter, par l'analyse, à l'origine de nos connoissances, suppose une statue animée, et successivement douée des fonctions de l'odorat, du goût,
de l'ouïe, de la vue et du tact, et c'est ainsi qu'il

II.   c

parvient à indiquer les idées qui doivent être rapportées à des impressions diverses. N'importet-il point de même à l'histoire de l'entendement humain de pouvoir considérer d'une manière isolée ses diverses fonctions, comme l'attention, la comparaison, le jugement, la réflexion, l'imagination, la mémoire et le raisonnement, avec les altérations dont ces fonctions sont susceptibles ? Or un accès de manie offre toutes ces variétés qu'on pourroit rechercher par voie d'abstraction. Tantôt ces fonctions sont toutes ensemble abolies, affoiblies, ou vivement excitées pendant les accès; tantôt cette altération ou perversion ne tombe que sur une seule ou plusieurs d'entre elles. Les bornes de ce Mémoire ne me permettent que d'indiquer ces faits, qui seront exposés en détail dans mon ouvrage sur les insensés. Il n'est pas rare de voir quelques-uns d'entre eux plongés, pendant leurs accès, dans une idée exclusive qui les absorbe tout entiers, et qu'ils manifestent dans d'autres momens; ils restent immobiles et silencieux dans un coin de leur loge, repoussent avec rudesse les services qu'on veut leur rendre, et n'offrent que les dehors d'une stupeur sauvage. N'est-ce pas là porter l'attention au plus haut degré, et la diriger avec la dernière vivacité sur un objet unique ? D'autres fois l'insensé, durant son accès, s'agite sans cesse; il rit, il chante, il crie, il pleure tour-

à-tour, et montre la mobilité la plus versatile,
sans que rien puisse le fixer un seul moment. J'ai
vu des insensés refuser d'abord avec la plus invincible obstination toute nourriture par une
suite de préjugés religieux, être ensuite fortement ébranlés par le ton impérieux et menaçant
du concierge, passer plusieurs heures dans une
sorte de lutte intérieure entre l'idée de se rendre
coupables envers la divinité, et celle de s'exposer à de mauvais traitemens, céder enfin à la
crainte, et se déterminer à prendre des alimens;
n'est-ce point là comparer des idées après les
avoir fortement méditées? D'autres fois l'insensé
paroît incapable de cette comparaison, et il ne
peut sortir de la sphère circonscrite de son idée
primitive. Le jugement paroît quelquefois entièrement oblitéré pendant l'accès, et l'insensé ne
prononce que des mots sans ordre et sans suite,
qui supposent les idées les plus incohérentes.
D'autres fois le jugement est dans toute sa vigueur et sa force; l'insensé paroit modéré, et il
fait les réponses les plus justes et les plus précises
aux questions des curieux, et si on lui rend la
liberté, il entre dans le plus grand accès de rage
et de fureur, comme l'ont prouvé les déplorables
événemens des prisons au 2 septembre de l'an 2ᵉ
de la République. Cette sorte de manie est même
si commune, que j'en ai vu huit exemples à la
fois dans l'hospice, et qu'on lui donne le nom

vulgaire de *folie raisonnante*. Il seroit superflu de parler des écarts de l'imagination, des visions fantastiques (1), des transformations idéales en généraux d'armée, en monarques, en divinités; illusions qui font le caractère des affections hypocondriaques et mélancoliques, si fréquemment observées et décrites sous toutes les formes par les auteurs. Comment peut-on manquer de les retrouver dans la manie, qui n'est souvent que le plus haut degré de l'hypocondrie et de la mélancolie. Il y a de singulières variétés pour la mémoire, qui semble quelquefois être entièrement abolie, en sorte que les insensés, dans leurs intervalles de calme, ne conservent aucun souvenir de leurs écarts et de leurs actes d'extravagance; mais d'autres insensés se retracent vivement toutes les circonstances de l'accès, tous les propos outrageans qu'ils ont tenus, tous les emportemens où ils se sont livrés; ils deviennent sombres et taciturnes pendant plusieurs jours; ils vivent retirés au fond de leurs loges, et sont

---

(1) J'ai vu dans l'hospice de Bicêtre quatre insensés qui se croyoient revêtus de la puissance suprême, et qui prenoient le titre de Louis XVI; un autre croyoit être Louis XIV, et me flattoit quelquefois de l'espoir de devenir un jour son premier médecin. L'hospice n'étoit pas moins richement doté en divinités; en sorte qu'on désignoit ces insensés par leur pays natal; il y avoit le dieu de Mézières, le dieu de la Marche, celui de Bretagne.

pénétrés de repentir, comme si on pouvoit leur imputer ces écarts d'une fougue aveugle et irrésistible. La réflexion et le raisonnement sont visiblement lésés ou détruits dans la plupart des accès de manie; mais on en peut citer aussi où l'une et l'autre fonction de l'entendement subsistent dans toute leur énergie, ou se rétablissent promptement lorsqu'un objet vient à fixer les insensés au milieu de leurs divagations chimériques. J'engageai un jour un d'entre eux, d'un esprit très-cultivé, à m'écrire une lettre au moment même où il tenoit les propos les plus absurdes, et cependant cette lettre, que je conserve encore, est pleine de sens et de raison. Un orfèvre, qui avoit l'extravagance de croire qu'on lui avoit changé sa tête, s'infatua en même temps de la chimère du mouvement perpétuel; il obtint ses outils, et il se livra au travail avec la plus grande obstination. On imagine bien que la découverte n'eut point lieu; mais il en résulta des machines très-ingénieuses, fruit nécessaire des combinaisons les plus profondes. Tout cet ensemble de faits peut-il se concilier avec l'opinion d'un siége ou principe unique et indivisible de l'entendement? Que deviennent alors des milliers de volumes sur la métaphysique?

XXIII. On doit espérer que la médecine philosophique fera désormais proscrire ces expressions vagues et inexactes d'*images tracées dans le cerveau*, d'*impulsion inégale du sang dans les différentes parties de ce viscère*, du *mouvement irrégulier des esprits animaux*, &c. expressions qu'on trouve encore dans les meilleurs ouvrages sur l'entendement humain, et qui ne peuvent plus s'accorder avec l'origine (III), les causes (V) et l'histoire (VI et VII) des accès de manie. L'excitation nerveuse qui en caractérise le plus grand nombre, ne se marque pas seulement au physique par un excès de force musculaire et une agitation continuelle de l'insensé, mais encore au moral, par un sentiment profond de supériorité de ses forces, et par une haute conviction que rien ne peut résister à sa volonté suprême; aussi est-il doué alors d'une audace intrépide, qui le porte à donner un libre essor à ses caprices extravagans, et dans les cas de répression, à livrer un combat au concierge et aux gens de service, à moins qu'on ne vienne en force et qu'on ne se rassemble en grand nombre, c'est-à-dire, qu'il faut, pour le contenir, un appareil imposant qui puisse agir fortement sur son imagination, et le convaincre que toute résistance seroit vaine : c'est-là un grand secret dans les hospices bien ordonnés, de prévenir des accidens funestes dans des cas inopinés, et de concourir puissamment à la guérison de la manie. J'ai vu aussi quelquefois cette excitation nerveuse devenir extrême et incoërcible. Un insensé, calme depuis plusieurs mois, est tout-à-coup saisi de son accès durant un tour de promenade; ses yeux deviennent étincelans et comme hors des orbites; son visage, le haut du cou et de la poitrine, prennent la rougeur du pourpre; il croit voir le soleil à quatre pas de distance, il dit éprouver un bouillonnement inexprimable dans sa tête, et avertit qu'on l'enferme promptement, parce qu'il n'est plus le maître de contenir sa fureur. Il continua, pendant son accès, de s'agiter avec violence, de croire voir le soleil à ses côtés, de parler avec une volubilité extrême, et de ne montrer que désordre et confusion dans ses idées. D'autres fois, cette réaction de forces épigastriques sur les fonctions de l'entendement, loin de les opprimer ou de les obscurcir, ne fait qu'augmenter leur vivacité et leur énergie, soit en devenant plus modérée, soit que la culture antérieure de l'esprit et l'exercice habituel de la pensée servent à la contrebalancer. L'accès semble porter l'imagination au plus haut degré de développement et de fécondité, sans qu'elle cesse d'être régulière et dirigée par le bon goût. Les pensées les plus saillantes, les rapprochemens les plus ingénieux et les plus piquans, donnent à l'insensé l'air surnaturel de l'inspiration et de l'enthousiasme. Le souvenir du passé semble se dérouler avec facilité, et ce qu'il avoit oublié dans ses intervalles de calme, se reproduit alors à son esprit avec les couleurs les plus vives et les plus animées. Je m'arrêtois quelquefois avec plaisir auprès de la loge d'un homme de lettres qui, pendant son accès, discouroit sur les événemens de la révolution avec toute la force, la dignité et la pureté du langage qu'on auroit pu attendre de l'homme le plus profondément instruit et du jugement le plus sain (1). Dans tout autre temps, ce n'étoit plus qu'un homme très-ordinaire. Cette exaltation, lorsqu'elle est associée à l'idée chimérique d'une puissance suprême ou d'une participation à la nature divine, porte la joie de l'insensé jusqu'aux jouissances les plus extatiques, et jusqu'à une sorte d'enchantement et d'ivresse du bonheur. Un insensé renfermé dans une pension de Paris, et

____

(1) Un insensé guéri par le fameux Willis, fait ainsi l'histoire des accès qu'il avoit éprouvés lui-même. « J'attendois, dit-il, toujours avec impatience l'accès d'agitation, qui duroit dix ou douze heures, plus ou moins, parce que je jouissois, pendant sa durée, d'une sorte de béatitude. Tout me sembloit facile, aucun obstacle ne m'arrêtoit en théorie, ni même en réalité ; ma mémoire acquéroit tout-à-coup une perfection singulière. Je me rappelois de longs passages des auteurs latins ; j'ai peine à l'ordinaire à trouver des rimes dans l'occasion, et j'écrivois alors en vers aussi rapidement qu'en prose. J'étois rusé, et même malin, fertile en expédiens de toute espèce..... » (*Biblioth. britann.*)

qui, durant ses accès, se croyoit le prophète Mahomet, prenoit alors l'attitude du commandement et le ton de l'envoyé du Très-Haut; ses traits étoient rayonnans, et sa démarche pleine de majesté. Un jour que le canon tiroit à Paris pour des événemens de la révolution, il se persuade que c'est pour lui rendre hommage; il fait faire silence autour de lui, il ne peut plus contenir sa joie, et c'est peut-être l'image la plus vraie de l'inspiration surnaturelle, ou plutôt de l'illusion fantastique des anciens prophètes.

XXIV. Un des caractères remarquables de l'excitation nerveuse propre au plus grand nombre des accès de manie, est de porter au plus haut degré la force musculaire, et de faire supporter avec impunité les extrêmes de la faim et d'un froid rigoureux; vérités anciennement connues, mais trop généralement appliquées à toute sorte de manie et à tous ses périodes. J'ai vu des exemples d'un développement des forces musculaires qui tenoit du prodige, puisque les liens les plus puissans cédoient aux efforts du maniaque avec une facilité propre à étonner encore plus que le degré de résistance vaincue. Combien l'insensé devient encore plus redoutable, s'il a ses membres libres, par la haute idée qu'il a de sa supériorité? Mais cette énergie de la contraction musculaire est loin de se remarquer dans certains accès périodiques, où il règne plutôt un état de stupeur, et on ne la retrouve plus en général dans les intervalles des accès. On n'a pas moins à se défier des propositions trop générales sur la facilité qu'ont les insensés de supporter la faim la plus extrême, puisque certains accès, au contraire, sont marqués par une voracité singulière, et que la défaillance suit promptement le trop peu de nourriture. On parle d'un hôpital de Naples, où une diète sévère, et propre à exténuer l'insensé, est un des fondemens du traitement. Il seroit difficile de remonter à l'origine de ce principe singulier, ou plutôt de ce préjugé destructeur. Une malheureuse expérience qui a été la suite des derniers temps de disette, n'a que trop appris à Bicêtre que le défaut de nourriture n'est propre qu'à exaspérer et à prolonger la manie, lorsqu'il ne la rend point mortelle (1). D'un autre côté, un des symptômes le plus dangereux et le plus à craindre durant certains accès, est le refus obstiné de toute nourriture, refus que j'ai vu quelquefois se prolonger quatre, sept, ou même quinze jours de suite, sans perte de la vie,

---

(1) Avant la révolution, la ration journalière du pain étoit seulement d'une livre et demie ; la distribution en étoit faite le matin, ou plutôt elle étoit dévorée à l'instant, et une partie du jour se passoit ensuite dans une sorte de délire famélique. En 1792, cette ration fut portée à deux livres, et la distribution en étoit faite le matin, à midi et le soir, avec une soupe soigneusement préparée : c'est sans

pourvu qu'on fournisse une boisson copieuse et
fréquente. Que de moyens moraux, que d'expédiens ne faut-il point alors employer pour triompher de cette obstination aveugle ! La constance
et la facilité avec lesquelles certains insensés supportent le froid le plus rigoureux et le plus prolongé, semblent supposer un degré singulier d'intensité dans la chaleur animale , qu'il seroit
curieux de connoître au thermomètre, si l'expérience en étoit possible dans tout autre temps
que dans celui du calme. Au mois de nivôse de
l'an 3e, et durant certains jours où le thermomètre indiquoit 10 , 11 , et jusqu'à 16 degrés au-
dessous de la glace, un insensé ne pouvoit garder
sa couverture de laine, et il restoit assis en chemise sur le parquet de sa loge ; le matin, à peine
ouvroit-on sa porte qu'on le voyoit courir en
chemise dans l'intérieur de l'hospice , prendre la
glace ou la neige à poignées, l'appliquer et la laisser fondre sur sa poitrine avec une sorte de délectation, et comme on respireroit l'air frais durant la canicule. Mais d'un autre côté, combien

---

doute la cause de la différence de la mortalité qu'on remarque en faisant un relevé exact des registres. Sur cent
dix insensés reçus dans l'hospice en 1784 , il en mourut cin-
quante-sept , c'est-à-dire , plus de la moitié. Le rapport fut
de quatre-vingt-quinze à cent cinquante-un en 1788 ; au
contraire , durant l'an 2e et l'an 3e de la République , il n'en
est mort que le huitième sur le nombre total.

d'insensés ne sont-ils pas vivement affectés par le froid, même durant leurs accès? Avec quel empressement général ne les voit-on point se précipiter en hiver dans les chauffoirs? Et n'arrive-t-il point chaque année des accidens par la congélation des pieds ou des mains, lorsque la saison est très-rigoureuse?

XXV. Les réciprocités singulières ou la correspondance entre les affections morales et les fonctions de l'entendement, ne se marquent pas moins au déclin et à la terminaison des accès, que durant leur cours. L'insensé méconnoît souvent son état, et demande à contre-temps d'être rendu à la liberté dans l'intérieur de l'hospice, comme s'il n'y avoit rien à craindre de sa fougue emportée; et c'est alors au surveillant de donner des réponses évasives, sans chercher à le contrarier et à le rendre plus furieux. D'autres fois l'insensé apprécie avec justesse son état, demande lui-même qu'on prolonge sa reclusion, parce qu'il se sent encore dominé par ses penchans impétueux; il semble en calculer froidement la diminution progressive, et il indique sans se méprendre l'instant où il n'y a plus à craindre de ses écarts. Que d'habitude, de discernement et d'assiduité ne faut-il point de la part du surveillant, pour bien saisir toutes ces nuances? Les accès qui, après avoir duré avec plus ou moins de violence durant la saison des chaleurs, et qui

se terminent au déclin de l'automne (III), ne
peuvent qu'amener une sorte d'épuisement qui
se marque par un sentiment général de lassitude,
un abattement qui va quelquefois jusqu'à la syncope, une confusion extrême dans les idées, et
dans quelques cas, un état de stupeur et d'insensibilité, ou bien une morosité sombre et la plus
profonde mélancolie. Souvent l'insensé reste
étendu dans son lit et sans mouvement; ses traits
sont altérés et son pouls foible et déprimé. C'est
alors que le concierge a besoin de redoubler de
surveillance, sur-tout dans les froids rigoureux,
pour empêcher que l'insensé ne succombe dans
cet état d'atonie. On est obligé de l'échauffer,
de lui donner quelques cordiaux , d'étendre
sur lui trois ou quatre couvertures de laine. Si ce
changement brusque arrive pendant la nuit, il
peut devenir mortel par le défaut de secours; ce
qui doit engager un surveillant zélé à faire des
rondes fréquentes à l'époque des premiers froids,
et c'est ce qu'on fait régulièrement dans l'hospice
de Bicêtre. Un prisonnier autrichien fut conduit
dans cet hospice, à titre de maniaque, et resta
deux mois dans une agitation violente et continuelle, chantant ou criant sans cesse, et mettant
en pièces tout ce qui tomboit sous sa main. Il
éprouvoit d'ailleurs une telle voracité, qu'il
mangeoit jusqu'à quatre livres de pain par jour.
Sa manie se calma dans la nuit du 3 au 4 bru-

maire de l'an 3°. Le matin on le trouva raisonnable, mais dans un état extrême de débilité. On lui donna à manger, et il fit quelques tours de promenade dans les cours. Le soir, en rentrant dans sa loge, il dit éprouver un sentiment de froid, et on chercha à l'échauffer en multipliant les couvertures de laine. Dans la ronde que le concierge fit quelques heures après, il trouva cet insensé mort dans son lit, dans la position qu'il avoit prise en se couchant (1). La même nuit fut également funeste à un autre insensé, malgré l'attention qu'avoit eue le surveillant de faire des rondes fréquentes.

XXVI. L'homme éclairé se garde de devenir l'écho d'une opinion générale : il la discute, et si les faits évidens et bien rapprochés donnent un résultat contraire, il laisse les autres se complaire dans leur erreur, et il n'en goûte que mieux la vérité. Qu'importe donc qu'on répète sans cesse que la manie ne se guérit jamais, que si ses accès disparoissent pour un temps, ils ne peuvent manquer de se reproduire ; que tout

---

(1) Je trouve, dans le journal de mes notes, que le mois de vendémiaire de l'an 3° avoit été tempéré, et que le 29 du même mois, le thermomètre indiquoit 8 degrés au-dessus de la glace. Le 3 brumaire, le vent passa au nord, on sentit un froid assez vif ; et le lendemain matin, le thermomètre indiquoit à peine 1 degré au-dessus de la glace.

traitement est inutile et illusoire? Il s'agit de savoir si cette opinion, généralement accréditée, s'accorde avec les faits observés en Angleterre et en France dans les hospices bien ordonnés. Pourquoi confondre les suites de l'imprévoyance avec les effets d'une application éclairée des vrais principes? La sensibilité profonde qui constitue en général le caractère des maniaques, et qui les rend susceptibles d'émotions les plus vives et de chagrins concentrés, les expose sans doute à des rechutes; mais ce n'est qu'une raison de plus de vaincre ses passions suivant les conseils de la sagesse, et de fortifier son ame par les maximes de morale des anciens philosophes; les écrits de Platon, de Plutarque, de Sénèque, de Tacite, les Tusculanes de Cicéron, vaudront bien mieux pour les esprits cultivés, que des formules artistement combinées, de toniques et d'anti-spasmodiques. Lors même que ces remèdes moraux ne peuvent être mis en usage, la médecine préservative et fondée sur des principes élevés, n'apprend-elle point à prendre des précautions à l'approche de la saison des chaleurs, à produire une heureuse diversion par des occupations sérieuses ou des travaux pénibles durant les intervalles de calme, à comprimer, pendant le rétablissement, les travers et les caprices des insensés par une fermeté inflexible et un appareil de crainte, sans cesser de prendre en général le ton de la bienveillance et les voies de la douceur; à proscrire tout excès d'intempérance, tout sujet de tristesse et d'emportement; à prolonger enfin, autant qu'il est nécessaire, le séjour de l'insensé dans l'hospice, et à prévenir sa sortie prématurée (1)? L'expérience a confirmé depuis long-temps l'utilité des mesures de prudence pour rendre les rechutes extrêmement rares ou presque nulles. Je puis attester, par exemple, que sur vingt-cinq guérisons opérées à Bicêtre durant l'an 2e de la République, il n'y a eu que deux rechutes, causées, l'une par l'ennui et le chagrin, et l'autre, après cinq années de rétablissement, par une tristesse profonde, et qu'on peut regarder comme la cause primitive de la manie.

XXVII. Genre XLVIII. *Hystérie.* L'hystérie en général est plus ordinaire aux jeunes filles d'une constitution ardente, aux personnes du

---

(1) On ne doit point confondre les rechutes produites après une sortie de l'hospice, exigée par les parens de l'insensé, et malgré les conseils que leur donnent les personnes expérimentées; on ne doit point, dis-je, les confondre avec celles qui suivent une sortie revêtue des formes légales : les premières sont plus fréquentes, et on voit certains insensés revenir à plusieurs reprises à l'hospice de Bicêtre. Mais cé n'est point là ce qu'on appelle une guérison; c'est une imprudence dont les suites avoient été calculées, et qui ne fait que mieux ressortir les vrais principes.

sexe de tout âge vouées à une continence volontaire ou forcée, aux jeunes veuves qui se livrent
à la bonne chère et à des lectures lascives, aux
femmes mariées pendant une longue absence
de leurs époux. Une menstruation laborieuse ou
irrégulière, des accidens pendant la grossesse,
les couches, peuvent aussi produire l'hystérie.
Quand son développement est gradué, ses symptômes précurseurs sont l'assoupissement, des
intervalles de délire, l'engourdissement des membres et une inertie presque invincible, des alternatives de rougeur et de pâleur du visage.... A
mesure que l'accès fait des progrès, la malade
éprouve un sentiment comme d'un globe qui se
porte dans l'abdomen vers les parties supérieures.... Ces affections spasmodiques des intestins sont accompagnées quelquefois de borborigmes très-bruyans, et leurs mouvemens sont
si anomaux, qu'ils donnent lieu à des préjugés
superstitieux ou extravagans pour les personnes
peu éclairées; d'autres fois, au contraire, le
ventre est déprimé et tendu, avec une constipation extrême. Mais, dans tous les cas, il y a des
contractions spasmodiques de la gorge, ou plutôt un sentiment d'étranglement; alors la respiration est obscure ou nulle, le pouls insensible,
les extrémités froides, et le plus souvent toutes
les apparences de la mort existent, ou la mort
même survient. Quelques accès sont marqués

par des symptômes de convulsions ou de délire, suivant les complications de l'hystérie avec
d'autres affections nerveuses. Au déclin de l'accès on observe un rétablissement gradué des
forces, de la couleur naturelle du visage, la diminution progressive et la cessation des symptômes spasmodiques, le retour du sentiment et
du mouvement, le relâchement des parties naturelles, devenues souples et lubréfiées par une
humeur muqueuse.

XXVIII. Bordeu établit comme une sorte de
triumvirat ou de trépied de la vie, le cœur, le
cerveau, l'estomac..... Ne peut-on pas ajouter
pour une certaine période de la vie et pour certaines constitutions, un quatrième centre d'où
partent aussi le sentiment et le mouvement? et
ce centre ne réside-t-il point dans les organes de
la reproduction? Quel empire puissant n'exerce
point l'utérus sur les personnes du sexe! et que
peut faire la médecine, qui considère toujours la
nature humaine indépendante de nos institutions
sociales, si les loix immuables de la fécondité et
de la reproduction des êtres sont contrariées?

ORDRE II.

Spasmes.

XXIX. Faits rapportés par Haller, sur la distinction du principe de la sensibilité et de l'irritabilité ; faits contraires qui lui ont été opposés : ce qui montre seulement que ces deux propriétés fondamentales des êtres vivans existent quelquefois isolées , que l'une ou l'autre seulement peut avoir éprouvé une atteinte notable, que quelquefois les deux ensemble sont abolies ou diversement lésées ; mais il n'est pas moins vrai de dire que la fibre musculaire est seule susceptible du mouvement volontaire , et qu'elle seule peut passer de l'état du repos à celui du mouvement, par l'action de divers irritans. Les fibres musculaires du cœur, des intestins, de l'œsophage, du ventricule, de la vessie urinaire, de l'utérus, une partie des artères, n'en sont pas moins le siége des mouvemens vitaux ; les phénomènes des maladies spasmodiques confirment ces résultats généraux des expériences faites sur les animaux, et indiquent que l'irritabilité ou motilité est quelquefois attaquée par une impression portée sur les nerfs , d'autres fois par des lésions de la fibre musculaire.

XXX. L'irritabilité des muscles , ou motilité, est loin d'avoir une sorte d'intensité ou de mesure commune dans les divers individus, même dans l'état de santé. Que de variétés suivant l'âge, la constitution originaire , la nature des affections morales habituelles , la position des lieux, la nature du climat, une vie dure et exercée , ou bien un état sédentaire , et une manière de vivre molle et efféminée ! L'irritabilité dans les pays chauds est portée à un tel degré d'excitation par une sorte de concours de causes physiques et morales, que rien n'est plus ordinaire que les affections spasmodiques dans ces contrées. Autre principe non moins fécond en affections semblables , une éducation molle et énervante ; et quelles lumières la médecine n'a-t-elle point à emprunter sur ce point de la philosophie morale et de l'histoire des anciens peuples ! Vues profondes du législateur des Spartiates , sur les avantages d'une institution mâle et propre à fortifier le corps (1) , asservissement des jeunes gens de l'un et de l'autre sexe à des exercices réguliers, alimens grossiers, loix austères observées durant le mariage, moyens puissans de nourrir dans tous les cœurs l'amour de la patrie et

____

(1) Vie de Licurgue, par Plutarque.

les transports d'un dévouement héroïque. Xéno-
phon, dans sa Cyropédie, n'a pas moins insisté
sur la nécessité d'une éducation mâle et propre
à donner de l'énergie au moral et au physique.
Profondément nourri de la lecture et de la méditation des écrits des anciens, Montaigne s'étoit
vivement pénétré de l'importance de l'institution des enfans, et rien n'est plus sage et plus
lumineux que ce qu'il a écrit sur cet objet dans
ses Essais (chap. XXV); mais il étoit réservé
à l'éloquence impétueuse de Rousseau de produire dans ce siècle une heureuse révolution
dans les esprits, de les entraîner vers les principes rigides des institutions anciennes, et de
préluder, pour ainsi dire, aux grands événemens qui signalent la fin de ce siècle. Les repro-
ches que ce grand écrivain a faits à la médecine
en général sont-ils bien fondés, et pouvoit-il
ignorer le parti et les avantages que les médecins éclairés de tous les siècles ont tirés de la
gymnastique ? La médecine n'a-t-elle point à lui
reprocher à son tour d'avoir traité d'une manière très-superficielle, ou plutôt d'avoir presque
entièrement omis l'application des loix de l'économie animale au développement des facultés
physiques et morales, durant les cinq ou six
premières années de l'âge tendre (1), et n'est-ce

____

(1) Langius a remarqué qu'à Copenhague il étoit mort en
treize années douze mille sept cent soixante-neuf enfans

point à la médecine philosophique à remplir cette lacune?

XXXI. Que de causes dans les grandes villes propres à produire ou à fomenter les affections spasmodiques! progrès d'un luxe énervant, vie inactive et sédentaire, commodité des habitations, usage continuel des voitures, abus des liqueurs fermentées ou des alimens stimulans, veilles prolongées et habituelles, agitation continuelle par les tourmens de l'ambition, la dissipation, les plaisirs. C'est vers le commencement de ce siècle que ces maladies ont commencé à devenir fréquentes, et qu'elles ont été observées et décrites par Chatelain, Langius, Dumoulin; mais c'est encore à une époque postérieure qu'elles sont devenues comme endémiques, sur-tout dans les villes capitales de l'Europe, et qu'elles ont été décrites sous toutes les formes par Hunauld, Kloekof, Pressavin, Marie, Raulin, Pomme, Lorry, &c. On doit louer Tronchin d'avoir profité à Paris de tout l'ascendant de sa réputation pour remonter à la source du mal, et prescrire divers exercices du corps aux femmes même les plus délicates. Quelquefois aussi des causes incidentes, comme des affections de l'ame, un chagrin profond, des emportemens habituels de colère, la jalousie, une frayeur, peuvent produire

---

attaqués d'affections spasmodiques ou convulsives, suites malheureuses d'une éducation molle et efféminée.

ou fortifier l'habitude des spasmes. Lorry, dans son ouvrage sur la mélancolie nerveuse , en rapporte des exemples frappans. Jeune femme d'une constitution très - délicate , avec une menstruation laborieuse, et mariée à quinze ans, c'est - à - dire, à une époque très - précoce; bientôt après, chagrin profond par l'absence de son époux, qui étoit militaire , et par la crainte de le perdre, recherche de la solitude , abandon à des idées tristes et mélancoliques : de-là , une motilité extrême dans les muscles ; ce qui fut encore augmenté au retour de son époux, par deux accouchemens , avant que son corps eût atteint lui-même tout son développement. La fréquence des mouvemens convulsifs aug-menta par degrés , au point que la simple chute d'une petite pierre d'une hauteur médiocre suf-fisoit pour la faire tomber dans des convulsions violentes, des spasmes , des distorsions de la bouche; précautions excessives pour éviter toute sorte de bruit auprès d'elle , et accroissement gradué de ces affections spasmodiques pour la violence et l'intensité. La moindre nourriture prise à l'intérieur faisoit entrer en convulsions tout l'abdomen ; la consomption et un dépéris-sement prompt, mirent un terme à cette mal-heureuse existence. Son mari, au désespoir, se condamna aussi à vivre dans la solitude ; il con-çut la même horreur pour toute espèce de bruit, et sa sensibilité nerveuse fut portée aussi par degrés à un tel point, qu'il tomba dans une maladie aiguë, et qu'il périt dans les convulsions. « Dans ces deux cas, des ménagemens excessifs, » dit Lorry, n'ont-ils point été nuisibles, et n'au- » roit-il pas été plus sage et plus prudent d'ac- » coutumer par degrés ces deux malades aux » sons bruyans et au tumulte, et de corriger » leur sensibilité vicieuse par des impressions ré- » pétées » ?

XXXII. Pouvoir éminent de l'imagination pour produire, et quelquefois pour guérir des affections spasmodiques. On connoît l'histoire des fameuses Ursulines de Loudun, dont l'ame superstitieuse et l'imagination frêle et mobile étoient habilement mises en jeu par des préjugés de religion et des intrigues de cour, sous le fameux cardinal de Richelieu. Quel tissu d'impostures, de puérilités et de ridicules dans les prétendus sortiléges et les exorcismes de ces religieuses, non moins que dans les informations judiciaires d'un tribunal de sang érigé pour faire périr le malheureux Urbain Grandier (1) ! Les

---

(1) L'auteur de la Démonomanie de Loudun s'est fait remarquer par la crédulité la plus aveugle et la plus bornée, aussi bien que par l'asservissement le plus vil aux vues du gouvernement ; mais toutes les sourdes menées qui ont dirigé cette intrigue du cardinal-ministre, ont été très-bien

convulsionnaires de Saint-Médard , à Paris , n'ont pas moins étonné leurs admirateurs par leurs sauts , leurs postures , leurs contorsions mimiques , et on sait avec quel art un médecin plein de sagacité et de raison a fait disparoître ce prestige, en ne considérant dans ces convulsions qu'un effet purement naturel, et le produit d'une imagination fortement ébranlée (*le Naturalisme des convulsions dans les maladies de l'épidémie convulsionnaire. A Soleure* , 1733). La religion n'a eu sans doute aucune part aux scènes variées, aux spasmes, aux prétendues crises du magnétisme animal; mais cet exemple récent ne démontre pas moins la facilité qu'ont des constitutions frêles et délicates , et des esprits crédules, à adopter toutes les visions qu'un homme adroit a intérêt de propager. D'un autre côté, les affections morales très-vives peuvent être de puissantes ressources pour prévenir ou pour guérir les maladies spasmodiques. On sait toute la supériorité que montra Boerhaave , lorsque s'élevant au-dessus de cette confiance exclusive qu'on montre si souvent pour des formules de phar-

---

développées dans un ouvrage qui a pour titre : *Histoire des diables de Loudun , ou de la Possession des religieuses Ursulines , et de la Condamnation et du Supplice d'Urbain Grandier , cruels effets de la vengeance du cardinal de Richelieu. Amsterdam , 1716.*

macie, et s'entourant adroitement d'un certain
appareil de terreur, il sut arrêter, dans un hôpital de Harlem, des convulsions des enfans,
qui sembloient se propager par une sorte de
contagion. N'y a-t-il point des exemples de guérison de l'épilepsie, par une terreur, par un
sentiment de crainte, quelquefois aussi par une
sorte d'empire que le malade s'exerce à prendre
sur lui-même, sur-tout si on le fait rougir de
son état, et s'il est très-sensible? On affectoit un
jour de dire en présence d'un jeune épileptique,
que des maux semblables étoient le partage des
idiots et des imbécilles, et qu'on étoit toujours
le maître, quand on le vouloit fortement, d'en
prévenir les attaques. Ces propos firent une impression si profonde sur l'esprit du jeune malade,
qu'il parvint à se maîtriser, et qu'il trouva dans
sa volonté même le remède le plus efficace contre
ses attaques.

XXXIII. Ce n'est point certainement la partie
la plus brillante et la moins contestée de la médecine que celle qui est relative à l'action des
médicamens sur l'économie animale, action qui
souvent varie suivant une foule de circonstances, la constitution individuelle, l'empire de
l'habitude, la manière de vivre, les affections et
la sensibilité particulière de l'estomac, la dose
ou les combinaisons du remède. Aussi quelle
longue vacillation d'opinions! que de faits oppo-

sés à d'autres faits dans les vertus anti-spasmodiques attribuées à certains remèdes ! que
d'incertitudes, sur-tout depuis que Brown a
prétendu renverser toutes les idées reçues, en
regardant exclusivement l'opium comme un
stimulant et un tonique, et en lui ôtant la propriété qu'on lui avoit toujours accordée de calmer et de provoquer l'assoupissement. J'aime-
rois autant entendre dire que le vin ne peut
jamais enivrer, et qu'il a toujours la propriété
d'augmenter le ton et la force des muscles. On
a donné des compositions d'opium avec plusieurs
onces d'eau spiritueuse de cannelle pour guérir
des fièvres intermittentes, et on veut faire honneur au suc de pavot de tous les effets qui ont
été produits. « L'utilité de l'opium dans les affec-
» tions spasmodiques et convulsives, dit Wei-
» kard d'après Brown (1), ne doit pas le faire
» regarder comme un remède sédatif, mais, au
» contraire, comme un des plus forts stimulans.
» L'opium, ajoute le même auteur, remplit la
» même indication que le vin, l'eau-de-vie, l'es-
» prit de corne de cerf, et tous les autres sti-

----

(1) *Doctrine médicale simplifiée*, ou *Eclaircissement et Confirmation du nouveau Système de médecine de Brown*, par le
docteur Weikard, avec les notes de Joseph Frank, &c.
ouvrage traduit de l'italien par René-Joseph Bertin, docteur en médecine de la ci-devant faculté de médecine de
Montpellier. *A Paris*, chez Théophile Barrois.

» mulans qui, dans ces cas, ont souvent pro-
» curé un grand soulagement». Combien doivent
être modifiées ces assertions générales, aux-
quelles on s'est précipitamment élevé en partant de quelques faits particuliers ; et d'ailleurs
Brown lui-même ne s'est-il point ménagé des
subterfuges, en rapportant des circonstances qui
rendent l'opium narcotique ?

XXXIV. L'ordre des affinités doit naturellement faire placer immédiatement après les vésanies, et comme premier genre des spasmes, l'*épilepsie* ; car, 1°. dans les attaques de cette maladie,
il y a suspension plus ou moins prolongée des
fonctions des sens et des facultés morales. 2°. L'épilepsie est assez fréquemment compliquée avec la
manie ; car, d'après divers recensemens faits dans
l'hospice des insensés de Bicêtre, sur le nombre
total de deux cents aliénés, j'en ai trouvé toujours de douze à quinze qui étoient épileptiques.
3°. Quelquefois l'épilepsie dégénère en manie
par des excès d'intempérance, par un traitement
électrique, par des emportemens de colère.
4°. Des attaques réitérées d'épilepsie amènent le
plus souvent un état de stupeur, la perte de la
mémoire, ou une démence plus ou moins complète. *Rationem quoque eousque morbus con-
turbat et dejicit ut prorsus denique infatuentur*,
a dit un traducteur de l'ouvrage d'Aretée. Cette
maladie a été si anciennement connue et si sou-

vent compilée , qu'on en trouve presque par-
tout la description. Le Traité que le docteur
Tissot a publié sur cette maladie , a l'avantage
de réunir presque tout ce qui se rapporte à ses
causes , à son caractère particulier , à ses principes de traitement, au point de pouvoir tenir lieu
d'un grand nombre d'écrits sur le même objet.
Il n'a garde d'omettre les remarques qu'a faites
Dehaën sur l'épilepsie feinte. « Une jeune fille
» qui a ouï dire que le mariage a quelquefois
» guéri l'épilepsie, joue cette maladie pour qu'on
» la marie ; un moine paresseux et friand en fait
» autant pour se dispenser des austérités du cou-
» vent ; de jeunes gens , pour se soustraire aux
» écoles : et il est souvent très-difficile de décou-
» vrir la fourberie ». On a essayé en dernier lieu
en Angleterre l'inhalation d'un mélange d'air
oxygène et d'air atmosphérique , pour guérir
l'épilepsie ; mais les effets en ont été variables,
quelquefois favorables , d'autres fois indifférens
ou même nuisibles.

XXXV. C'est sur-tout dans les derniers temps
(en 1780) que l'attention publique a été fixée
sur la rage par les recherches que le docteur
Andry a publiées sur cette maladie(1).On trouve
dans cet ouvrage la distinction des diverses es-

____

(1) *Recherches sur la Rage* , par M. Andry , lues à la
société de médecine ; nouvelle édition , augmentée dans

pèces de rage, l'indication des remèdes tentés
et prônés par l'aveugle empyrisme, et enfin les
préceptes d'un traitement méthodique marqué
par des succès et adopté d'après une expérience
éclairée. On a joint à ces recherches une histoire très-authentique, et par-là très-précieuse,
du traitement qui fut suivi à Senlis, sur quinze
personnes mordues par un chien enragé ; traitement dirigé avec le plus grand soin par des
commissaires de la société de médecine, au nombre desquels on comptoit Vicq–d'Azir et Thouret. Cinq de ces blessés moururent hydrophobes;
les dix autres furent sauvés. La société, en pro-
posant l'hydrophobie pour sujet d'un prix, fit
encore éclore de nouveaux travaux sur cet objet,
et cette compagnie savante publia en 1784 un volume d'Observations et de Recherches nouvelles,
sur le vrai caractère et le traitement de cette
cruelle et effrayante maladie. Elle reconnoît dans
cet ouvrage que le traitement local par les caustiques mérite sur-tout la plus grande attention ;
et quoiqu'elle ne prononce pas qu'il doit être le
seul, elle le regarde comme le plus important et
le plus indispensable. Deux ouvrages populaires
ont servi ensuite à propager les vrais principes

---

quelques endroits, et suivie du traitement fait à Senlis,
à quinze personnes mordues par un chien enragé. *Paris,*
1780.

du traitement anti-hydrophobique ; l'un est dû
à Enaux et Chaussier (*Méthode de traiter les
morsures des animaux enragés* , &c. *Dijon* ,
1785) ; l'autre au docteur Portal (*Observations
sur les effets des vapeurs méphitiques dans
l'homme , sur les noyés* , &c. *et sur la rage*, &c.
Paris , 1787).

XXXVI. Hippocrate , dans ses Aphorismes ,
rapporte parmi les causes des mouvemens convulsifs , l'usage de l'ellébore , une plaie , une
hémorragie , l'action d'un drastique , des veilles
opiniâtres , &c. Que de résultats profonds dans
l'Aphorisme XXVIe (Section II) , sur la fièvre
qui vient se joindre à des convulsions , ou bien
les convulsions à la fièvre ! Stahl offre un sujet
non moins fécond de méditations , lorsqu'il dit
en général que les convulsions sont peu dangereuses au commencement d'une maladie , qu'elles
le sont beaucoup plus lorsqu'elle est parvenue
au plus haut degré ; qu'enfin elles annoncent
une mort certaine , si elles surviennent au déclin de la maladie , ou vers l'époque ordinaire
de sa terminaison. Série nombreuse de causes
physiques ou morales propres à produire les
convulsions , et combien l'imagination en est
effrayée quand on parcourt les divers Recueils
d'Observations , tels que ceux de Forestus , de
Trincavel , de Sylvaticus , Mercurialis , Solenander , Lælius A-Fonte , Riverius , Tulpius ,

Henricus Ab-Heers, Hoffman, &c. les Ephémérides des curieux de la nature, les journaux.
Peut-on espérer d'abord de rapporter tous ces
mouvemens irréguliers à un même genre? Mais
tout cet horizon immense se resserre en considérant seulement les convulsions qui forment
une maladie primitive, et en réduisant leurs
causes variées, soit à quelque irritation physique sur une partie sensible interne ou externe,
soit à quelque affection morale plus ou moins
vive, quelquefois aussi à un dérangement dans
quelque fonction organique, ou bien à un état
de débilité extrême et d'épuisement. Les convulsions dans l'enfance méritent sur-tout d'être
remarquées par leurs variétés et leurs dangers;
et c'est avec raison que le docteur Baume, à qui
nous devons un ouvrage sur cet objet (1), insiste
sur les avantages d'une éducation dure et éloi-
gnée de toute mollesse recherchée, comme le
moyen le plus sûr d'arracher les enfans aux
convulsions qui peuvent leur devenir si funestes.

XXXVII. Le tétanos est encore une des maladies les plus anciennement connues, puisque
Arétée en donne une description exacte et précise, mais qui est bien loin d'être complète,

____

(1) *Des Convulsions dans l'enfance, de leurs causes, de
leur traitement.* Paris, 1789.

puisque des recherches ultérieures et très-modernes ont ajouté beaucoup à nos connoissances sur les espèces et les variétés de cette maladie. Dehaën a discuté avec sagacité ses causes et son traitement, quoiqu'il n'en donne point une histoire aussi étendue et aussi détaillée qu'un autre médecin de Vienne (*Wenceslaï* Tʀɴᴋᴀ *de* Kʀ'zowɪᴛz, *Commentarius de Tetano*. Vindobonæ, 1777). On sait aussi que c'est une des maladies les plus dangereuses et les plus fréquentes des îles de l'Amérique, et que la ci-devant Société de médecine rédigea, d'après un grand nombre de Mémoires qui lui furent communiqués, un *Projet d'instruction*, pour en faire mieux connoître le caractère et le traitement. Le docteur Dazile, qui a exercé la médecine dans nos colonies, a cru devoir s'élever contre certains principes de ce projet (*Observations sur le Tétanos*. Paris, 1788); mais cet auteur ne laisse-t-il point appercevoir une intention trop directe de critiquer ? C'est sur-tout le tétanos par blessure qui a donné lieu à des écrits encore plus récens, et fondés sur des observations faites dans les armées; l'un est du cit. Heurteloup, qui remonte avec sagacité aux causes physiques et morales qui peuvent donner lieu à cette espèce de tétanos; l'autre écrit est du docteur Laurent, et il a pour titre : *Mémoire clinique sur le Tétanos chez les blessés*. Strasbourg, an 5ᵉ. Ce dernier auteur ayant trouvé, dans un grand nombre de cas, des vers dans les intestins des hommes blessés et morts du téta- nos, et d'ailleurs étant parvenu à en guérir plu- sieurs autres par le moyen des vermifuges, nie l'influence d'une irritation nerveuse locale sur la production des affections tétaniques, et il met en doute les expériences contraires qu'on peut lui opposer. Ce dernier auteur n'a-t-il point été séduit par le desir d'établir une opinion nou- velle sur le tétanos, et ne peut-on pas lui re- procher de n'être point tout-à-fait au niveau des connoissances des modernes sur cette maladie? Les observations d'un auteur anglais que j'ai déjà cité ailleurs (Kirkland), sur la chirurgie médicale, ne prouvent-elles pas, de la manière la plus directe, que la production du tétanos est souvent due à une irritation locale par les suites d'une blessure?

XXXVIII. GENRE XLIX. *Epilepsie.* Dans cette maladie, la cause irritante peut avoir son siége dans l'intérieur du cerveau, ou bien dans quelque autre partie du corps : de-là, les divi- sions de l'épilepsie en idiopathique et en symp- tomatique. La première peut être produite dans l'enfance par une forte compression de la tête, un épanchement limphatique, la rétropulsion de certaines affections cutanées, des frayeurs su- bites. Dans l'âge adulte, par des lésions vio-

lentes de la tête, des caries, des exostoses vénériennes des os du crâne, une métastase d'une
matière morbifique..... L'épilepsie symptomatique peut être produite dans l'enfance par la
présence d'un vers dans les intestins, une dentition difficile, l'éruption de la petite-vérole,
des affections vives de l'ame.... et dans l'âge adulte,
par des douleurs violentes, l'irritation de quelque nerf particulier, un sentiment de terreur,
des affections hystériques ou hypocondriaques.

XXXIX. Extrême variété des symptômes de
l'épilepsie ; quelquefois simple étourdissement,
vertige de quelques minutes ; ou bien simple rougeur de la face, avec renversement du corps à
terre, et quelques légers mouvemens convulsifs
dans les yeux. Il arrive assez souvent que les
muscles de la face éprouvent alternativement des
mouvemens convulsifs sans écume à la bouche ;
mais ce dernier symptôme a aussi souvent lieu
avec torsion des membres, de violentes secousses
du tronc, agitation de la tête, gonflement du
thorax, sentiment d'étranglement, aspect hideux, et autres symptômes les plus effrayans et
les plus propres à la communiquer comme par
contagion sur des personnes délicates et sensibles.

XL. Locher, médecin de Vienne, a fait une
suite d'observations sur l'épilepsie dans un hospice consacré au traitement de cette maladie. Il

a reconnu l'inefficacité de la valériane, et dans certains cas les heureux effets du camphre, du quinquina, de l'opium, administrés suivant la nature des symptômes..... Il a essayé les feuilles d'oranger, soit en poudre, soit en décoction, sur quatorze malades, dont les uns ont été guéris, et les autres soulagés ; et il ajoute que de tous les remèdes connus contre l'épilepsie, c'est celui dont il a obtenu les effets les plus constans..... J'ai fait moi-même dans l'hospice de Bicêtre, l'an 3e, un essai sur six épileptiques, devenus tels par des frayeurs durant l'enfance. Je leur ai administré des bols de quinquina et de camphre, en rendant plus actif le quinquina par un mélange de quelques grains de cannelle en poudre. Les résultats de ces observations seront publiés en détail dans une autre circonstance, et je me bornerai ici à remarquer que les effets de ce remède, qui furent nuls pour trois de ces épileptiques, furent très-marqués sur les trois autres ; que l'un d'eux fut cinquante jours sans retomber, et que les deux autres ont paru entièrement guéris : mais l'un d'eux éprouva dans le cours de l'année une rechute, par la frayeur et la secousse que produisit sur lui l'explosion du magasin à poudre de Grenelle.

XLI. Autre moyen externe, quoique indirect, dont j'ai usé toutes les fois que l'invasion n'est point brusque et instantanée. Le malade se pourvoit d'un flacon d'alkali volatil (ammoniaque) et aussi-tôt qu'il sent l'approche de l'attaque, il le présente à ses narines pour le flairer. L'impression en est si forte sur l'organe de l'odorat, que l'attaque en est entièrement prévenue. Ce n'est point sans doute une guérison complète, puisque si le malade manque d'ammoniaque, ou que ce fluide ait été trop affoibli par des inhalations successives, l'attaque se renouvelle ; mais avec des soins constans, on en prévient le développement, comme je m'en suis assuré sur trois personnes différentes. Peut-être que, par la suite, on peut parvenir par-là à une guérison solide et permanente, en détruisant l'empire de l'assuétude. Quarin, médecin de Vienne, rapporte l'exemple d'une jeune personne très-sensible aux charmes de la musique, et qui, par ce moyen, prévenoit toujours ses attaques..... Peut-être faudroit-il employer plus souvent cette méthode d'exciter de fortes impressions sur le physique ou sur le moral, pour prévenir le développement des accès de l'épilepsie.

XLII. Dehaën condamne trop généralement l'ustion du crâne dans l'épilepsie ; ou du moins des observations postérieures montrent que les inconvéniens de cette méthode peuvent être prévenus, en portant le cautère actuel sur les tégumens, vers la partie antérieure de la suture sagittale (*De ustione cranii in epilepsia.* Aut. Jul. Rudolph, 1768). Mais on sent que cette méthode ne convient que dans l'épilepsie idiopathique..... On a obtenu d'heureux effets, et quelquefois même la guérison de l'épilepsie, par l'application des aimans artificiels. On peut consulter sur cet objet les Observations et Recherches sur l'usage de l'aimant en médecine, ou Mémoires sur le magnétisme médicinal, par Thouret et Andry (Mémoires de la Société de médecine, année 1779).

XLIII. Genre L. *Hydrophobie.* Cette maladie a de grandes affinités avec les genres précédens, parce qu'il y a des accès, soit maniaques, soit épileptiques, qui portent avec eux une sorte de fureur aveugle et un instinct destructeur.... Mais un caractère très-général de la rage, qui la fait placer dans un autre ordre, tient à l'horreur de l'eau ou de tout autre liquide, à sa cause la plus ordinaire, qui est la morsure d'un animal enragé, à la différence des moyens curatifs, aux mouvemens convulsifs, qui deviennent mortels lorsque les remèdes sont inefficaces. L'hydrophobie peut être spontanée, symptomatique ou communiquée. La première est produite par une affection vive de l'ame, ou par une cause interne ; la seconde survient dans le cours d'une autre maladie, comme d'une fièvre aiguë, de l'hystérie, de l'épilepsie, de la mélancolie ; la troisième, qui est la plus ordinaire, peut être communiquée par la morsure d'un animal enragé, par les embrassemens d'une personne ou d'un animal attaqué de la rage, par des objets infectés de leur bave et portés à la bouche, par des blessures faites avec des instrumens qui ont servi à tuer des animaux enragés (1). *Symptômes :* Douleur de tête, serrement des tempes, dégoût, insomnie, chaleur brûlante qui se porte de l'estomac à la gorge, difficulté d'avaler, sentiment général de lassitude ; le visage devient rouge, les yeux étincelans, égarés, ou plutôt un regard farouche, avec impression de crainte, tristesse, inquiétude, penchant à mordre et à déchirer, aversion de la lumière, horreur des liquides portée jusqu'à des mouvemens convul-

---

(1) Un des caustiques qui ont été le plus souvent mis en usage pour empêcher les progrès du virus hydrophobique, est le muriate d'antimoine liquide. Pour s'en servir, on fait un pinceau de charpie, on le trempe dans la liqueur, et on le porte exactement sur toute la surface de la morsure ; on réitère cette application plusieurs fois de suite. On peut aussi se servir de tout autre caustique ; par exemple, de l'ammoniaque, dont en général les médecins portent un flacon pour remédier à des événemens imprévus, à des syncopes, à des asphixies. Je connois un exemple manifeste du succès de ce caustique, puisque la personne mordue fut garantie de la rage par ce moyen, tandis que les autres personnes mordues par le même animal enragé moururent hydrophobes.

sifs ; pouls foible, délétère, taciturne ou furieux, et quelquefois nul ; marques d'égaremens de la raison, mais penchant à des actes de férocité...... Ces symptômes offrent beaucoup de variétés dans quelques hydrophobes, quelquefois il n'y a nulle difficulté d'avaler, ni horreur des liquides durant tout le cours de la maladie ; délire tantôt furieux, comme dans les maniaques, tantôt mélancolique ; quelquefois augmentation extrême des forces physiques, d'autres fois abattement pusillanime ; certaines fois la rage est accompagnée de cris perçans, de hurlemens affreux, d'autres fois d'une sorte de léthargie ou de paralysie.

XLIV. Genre LI. *Mouvemens convulsifs.* On peut mettre au nombre des stimulans internes ou externes qui peuvent exciter des convulsions, les drastiques, les vomitifs, les vapeurs délétères, les poisons, des ulcères desséchés, l'éruption de la petite-vérole, les vers intestinaux, les exanthèmes répercutés, les douleurs vives, les emportemens de la colère, le virus hydrophobique, la distension pléthorique des vaisseaux, ou bien, d'un autre côté, un épuisement excessif, des hémorragies immodérées, &c. Pour faire un tableau complet de tous les phénomènes que peuvent offrir les mouvemens convulsifs, il faudroit faire une énumération anatomique de tous les muscles soumis au mouvement volontaire ou involontaire, et parcourir tous les effets qui pourroient résulter de leurs alternatives forcées de contraction et de relâchement ; ce qui seroit immense à décrire et superflu à rapporter, puisque rien n'est plus facile à reconnoître et à constater que l'état convulsif des parties, mais en même temps rien de plus difficile quelquefois ; et cependant rien n'est plus important, pour bien diriger le traitement, que de saisir la maladie primitive, dont les convulsions peuvent être un effet secondaire, ou bien la cause physique ou morale qui peut les déterminer primitivement. Hoffman en donne un exemple frappant à l'égard d'une jeune fille de treize ans, tourmentée depuis plusieurs mois d'une affection qu'on regardoit comme catharrale, et qui finit par tomber dans des mouvemens convulsifs les plus effrayans. Tous les remèdes étant devenus inutiles, Hoffman, en l'examinant avec attention, apperçut une petite tumeur près de la parotide gauche : on appliqua un cataplasme émollient, et peu de jours après il sortit par le meat auditif une quantité excessive d'un liquide jaunâtre et sanieux ; ce qui fut suivi d'une cessation prompte de tous les symptômes spasmodiques.

XLV. Genre LII. *Tétanos*. Il peut être partiel, c'est-à-dire, borné aux muscles de la mâchoire inférieure, aux muscles qui fléchissent le cou sur la poitrine, sur le dos ou sur les épaules. Il peut être universel, c'est-à-dire, affecter tous les muscles, et tenir tous les membres dans un état d'immobilité ou de roideur. Le développement du tétanos peut être lent et gradué, ou bien suivre une marche très-rapide ; il peut aussi être primitif ou secondaire.

XLVI. *Symptômes généraux du début*. Bâillemens, douleurs qui, suivant l'espèce de tétanos, affectent certaines parties, comme la tête, l'arrière-bouche, un des côtés de la poitrine, la région épigastrique, l'abdomen, les lombes ou les extrémités..... quelquefois ptyalisme, syncope, tremblement des membres ; d'autres fois tension des muscles, distorsion de la face ou ris sardoniques, contractions de la mâchoire inférieure, déglutition difficile ou impossible.

XLVII. Dans le tétanos développé, il y a roideur et immobilité du tronc et des membres, comme si tout le corps n'étoit composé que de parties dures et solides, ou bien le corps est plié en avant, en arrière ou sur un des côtés, en forme d'arc ; la couleur du visage est quelquefois pâle, d'autres fois rouge ; les yeux sont larmoyans, fixes, avec des mouvemens convulsifs. Il y a tension de l'abdomen, contractions vives et permanentes des muscles, associées quelquefois avec des tremblemens des muscles, des soubresauts des tendons, &c. Les douleurs y sont

quelquefois des plus vives, avec des cris perçans ;
le malade a des insomnies opiniâtres : le plus
souvent l'exercice de la pensée et des fonctions des sens est libre ; mais quelquefois trouble
dans les idées, délire, ou même aliénation d'esprit complète, lésion plus ou moins marquée,
de la voix, de la digestion, de la respiration.

XLVIII. Dans le déclin, le malade éprouve une
sorte de prurit ou de formication à l'épine du dos
un sentiment comme d'un liquide qui coule depuis le dos jusqu'au sacrum. Les contractions
spasmodiques des muscles cessent d'une manière
graduée et dans un ordre varié ; les autres symptômes diminuent aussi par degrés, ou la mort
survient. L'observation a constaté les diverses
causes qui peuvent produire le tétanos, comme
des affections vives de l'ame, certains alimens,
des poisons, des vers intestinaux, des évacuations abondantes, des métastases, des fièvres,
des luxations, des plaies, l'irritation de quelques nerfs. On sent combien le traitement
doit être diversifié suivant la variété de ces
causes.

XLIX. Le médecin allemand dont j'ai parlé ci-
dessus, et qui a publié un ouvrage très-détaillé sur
le tétanos, donne plusieurs exemples du succès
qu'on a tour-à-tour obtenu de l'usage des anti-
spasmodiques, comme des sudorifiques, du quinquina, du musc, du castoreum, de l'opium, du

mercure. Il rapporte aussi une observation très-
singulière sur un tétanos guéri par un emphysème artificiel, c'est-à-dire, produit par une
insuflation d'air dans le tissu cellulaire.

ORDRE III.

Anomalies locales des fonctions nerveuses.

L. Des affections nerveuses vagues et irrégulières, la sensibilité, tantôt en excès, en défaut ou dans un état de perversion, des spasmes
violens et prompts à répandre le trouble ou le
désordre dans diverses fonctions de l'économie
animale, ensemble ou successivement ; les organes de la respiration, de la digestion, de la
reproduction, de la vue, de l'ouïe, des muscles
soumis aux mouvemens vitaux ou volontaires,
tour-à-tour dans un état d'excitation, d'affaissement ou de désordre de leurs fonctions organiques : c'est sans doute l'image du chaos et de
la confusion, soit par l'instabilité des phénomènes qui en résultent, et leurs variétés innombrables, soit par la nature des causes cachées qui
leur donnent naissance. Les Nosologistes, livrés
à leurs rapprochemens forcés et laborieusement

méthodiques, ont distribué ces objets en diverses classes disparates, anhélations, foiblesses,
douleurs, folies, sans faire attention que la nature se refuse à ces distributions arbitraires, et
que souvent le même individu offre tour-à-tour
des symptômes qui devroient être renvoyés à
diverses classes. C'est donc à l'observation et à
l'expérience à faire éviter cette méthode de mor-
celer et d'isoler des objets analogues, à prendre
pour fondemens de ces divisions génériques les
fonctions nerveuses des organes particuliers,
quels que soient leurs écarts et leurs déviations
de l'état naturel, puisque telle est la nature de
ces affections, que les plus opposées naissent souvent de causes analogues, qu'elles se succèdent
ou s'alternent avec des variétés singulières, et
que par leurs diverses transformations elles semblent se jouer de toute autre division systéma-
tique. Médecin d'un hospice de femmes, et souvent consulté au-dehors pour des cas singulièrement variés et hors de la sphère des maladies
ordinaires, j'ai eu peut-être plus que personne
l'occasion de connoître ces anomalies nerveuses;
et pour en donner une juste idée, je fais choix d'un
exemple d'autant plus instructif, que la malade
qui en est le sujet est pleine d'esprit et de sagacité, et que, dans un Mémoire très-détaillé,
elle rapporte tout ce qu'elle a éprouvé au moral
et au physique depuis son enfance, ainsi que les

affections nerveuses qui ont fait le tourment de sa vie. Je me borne à un extrait très-abrégé de ce Mémoire.

LI. Son père attaqué de légers accès de goutte et d'asthme, et sa mère sujette à la gravelle ; vivacité extrême et pétulance dès l'âge le plus tendre, sensibilité excessive et exaspérée dès cette époque de la vie, par la contrainte la plus dure et des contrariétés ; développement très-précoce au moral et au physique ; consternation et sorte de désespoir à l'âge de dix ans, par la perte d'une mère chérie: dans la suite, tissu continu de peines, de sentimens douloureux, de calamités ; goût décidé, desir insatiable de s'instruire, beaucoup d'aptitude, mais nouveaux obstacles à vaincre, et contrariétés à dévorer: de-là une nouvelle énergie de ses facultés morales, avec une exaspération sans cesse croissante de son caractère, par des événemens et des situations propres à remplir ses jours d'amertume. Première menstruation à l'âge de douze ans, c'est-à-dire précoce, mais point laborieuse ; aveu fait par elle-même de l'empire puissant que prirent dans la suite sur son ame deux passions tyranniques, l'amour et l'ambition, non celle de la fortune, mais celle de la gloire ; violence de ces passions, portées jusqu'au délire par leur essor toujours croissant et toujours comprimé. A l'âge de dix-neuf ans, fièvre aiguë très-grave, mais heureusement terminée; depuis cette époque, toujours succession continuelle de peines d'esprit, de chagrins profonds, d'idées sombres et les plus mélancoliques; alternatives d'une gaîté mensongère par un espoir trompeur, et d'une tristesse concentrée par des maux réels, mille changemens brusques et inattendus dans sa situation, incertitudes, vacillations, nul principe fixe, sorte de désorganisation morale. Cette destinée de malheur loin d'être changée à l'époque du mariage, exaltation orageuse de l'affection mélancolique lors de la grossesse, avec l'impulsion la plus violente au suicide; pertes, bouleversemens de fortune, froissemens sans nombre par des événemens de la révolution. Un enfant qu'elle met au monde manifeste au sevrage un caractère plein d'aigreur, et cinq années passées infructueusement à son institution ne font que porter la mère au plus haut point d'irascibilité; elle passe toutes les années qui suivent dans des alternatives continuelles de passages brusques du chagrin à la mélancolie, de cet état à la fureur, de la fureur à l'anéantissement, puis au désespoir, enfin au desir violent et répété de sa destruction. Perte d'une amie tendre et confidente unique de ses chagrins, vide du cœur immense, souvenir le plus amer des malheurs passés, perspective effrayante pour l'avenir, dégoût extrême de la vie, retours irréguliers de fureur, de haine, de désespoir; mort ardemment desirée, comme un dernier terme de calamités; mais au milieu du tumulte des sens et des passions les plus orageuses, libre exercice des facultés intellectuelles; habileté rare, profondeur de dissimulation pour tout cacher aux yeux les plus clairvoyans, discrétion, prudence, décence, heureux voiles de la nature la plus troublée et la plus désordonnée. J'ai donné une légère exquisse de l'état moral; il est utile, pour le progrès de la médecine philosophique, de voir quels en ont été les résultats au physique pour les anomalies nerveuses.

LII. A l'âge de treize ans, à la suite d'une scène violente, sorte de transpiration abondante sous les aisselles, éprouvée pour la première fois, et en même temps renversement subit dans les idées, bouillonnement dans le sang, tremblemens, frémissemens, sorte d'anéantissement et de stupeur; ces symptômes souvent reproduits depuis cette époque, et même beaucoup accrus; retours périodiques du sentiment intérieur d'une humeur noire, dans laquelle le cœur semble abreuvé, ce qui est encore plus intolérable aux approches de la menstruation ou à l'approche des exacerbations irrégulières de l'affection mélancolique, source intarissable de tourmens d'esprit les plus destructeurs; vains efforts de la raison pour échapper à cet état désespérant : tout est

impuissant contre ces sentimens profondément
douloureux. « Je ne puis expliquer, dit la ma-
» lade, une partie de ces phénomènes mélanco-
» liques que de la manière suivante : C'est comme
» si dans mon ventre étoit placé un ressort au-
» quel tinssent tous les filamens, toutes les fibres
» de ma poitrine, de mon dos, de mes reins, de
» mes jambes, &c. et qu'une certaine secousse
» feroit tout mouvoir à la fois ». Depuis huit
ans, dartres farineuses fixées d'abord sur le front,
les sourcils, puis sur les mains et les coudes,
avec rougeur et chaleur dans ces dernières parties ; peu après, jaunisse imparfaite, mal-aise
général à la suite de quelques événemens d'un
souvenir très-amer ; cette jaunisse marquée
par une perversion des goûts naturels ; appétit
dépravé pour toute espèce de farineux crus, de
graines de chenevis, de millet, de gruau, de riz,
sorte de respiration avec délice de toute espèce
de poussière. Ces goûts bizarres continuent encore, mais ils sont repoussés et combattus avec
courage. Durée de cette jaunisse pendant deux
ans, et depuis cette époque douleurs aiguës aux
talons, ce qui revient par intervalles, et produit des picotemens très-vifs ; par la chaleur du
lit, douleurs sourdes, engourdissement dans les
membres, comme dans le rhumatisme ou la
goutte. Le conduit intestinal devenu si irritable,
que toutes les sensations semblent avoir là leur

siége ; la moindre contrariété les offense, les
agite, les contracte à un degré inoui. « Le prin-
» cipe de tous mes maux, dit la malade, est dans
» mon ventre; il est tellement sensible, que
» peine, douleur, plaisir, en un mot toute espèce
» d'affection morale, ont là leur principe. Un
» simple regard désobligeant me blesse dans cette
» partie, si sensiblement que toute la machine
» en est ébranlée; au même instant, chaleurs
» dans le dos, sueurs aux aisselles, tremble-
» mens, &c. Je pense par le ventre, si je puis
» m'exprimer ainsi ». Après la moindre contention d'esprit, sur-tout après le repas, diarrhée
avec palpitations du cœur, extrême débilité et
transpiration abondante sous les aisselles; alors
nécessité du calme et d'une position horizontale
pour faire cesser l'agitation intérieure qui semble
partir au-dessous du cœur, mais au milieu de
toutes ces secousses nerveuses, sentiment subit
de chaleur, qui, du ventre, du dos, des reins,
se propage vers la tête et rend très-irascible;
retour assez régulier des vapeurs mélancoliques
à l'heure du réveil, avec une idée désagréable
qui s'empare de l'ame toute entière, qui retrace
le passé sous les couleurs les plus noires, et qui
trouble ou bouleverse toutes les facultés de l'entendement. Survient-il quelque sujet de contrariété, d'aversion ou de frayeur, aussi-tôt
tremblement violent des bras et des jambes,

extrême lassitude, palpitations du cœur, gonflement de poitrine; dans la société, commotions
sympathiques ou antipathiques à la seule ins-
pection de la physionomie, et par conséquent
source bien moins féconde de jouissances que de
sentimens pénibles; débilité, pâleur, flatuosités,
bâillemens et autres symptômes anomaux au
moindre écart du régime; contractions spasmodiques de la poitrine au moindre chagrin, sentiment d'oppression au moindre resserrement
et à la moindre ligature; de temps en temps
sentiment intérieur d'un objet qui se porte au
cœur, le comprime, intercepte la respiration,
et fait craindre la suffocation et la mort; d'autres
fois, avidité de respirer un air froid, et de faire
tenir les fenêtres ouvertes, même pendant la
saison la plus rigoureuse; mais, depuis dix mois,
perte de l'appétit, aigreurs de l'estomac, tension,
gonflement du ventre, poitrine plus délicate,
plus de sensibilité à l'impression du froid; très-
souvent, par un temps humide ou en revenant
du bain, simulacre d'un manteau rhumatismal
qui engourdit le tronc, depuis le cou jusqu'à la
ceinture, et que la chaleur du soleil ou du feu
parvient à dissiper; pendant cinq ans, études
pénibles et désagréables, soit par le choix de la
matière, qui ne convenoit nullement à une imagination ardente, soit par la gêne et la contrainte
qui les accompagnèrent; cette contention d'es-

prit forcée a affoibli la constitution et amené
une sorte d'épuisement, en sorte que depuis
cette époque la moindre conversation excéde et
fatigue : d'ailleurs, constitution originaire très-
forte et très-active; l'exercice du dehors très-
nécessaire, et facilité à soutenir un voyage de
six ou huit lieues sans fatigue; mais dans l'intérieur de la maison, au milieu même des occupations domestiques les plus variées, surabondance
d'activité qui n'est point exercée, fluctuation
entre le besoin ou le desir de l'exercice et le
choix de celui qui convient le mieux, entre celui
de la solitude qui empoisonne tous les momens de
l'existence, et des sociétés nombreuses qui excè-
dent et accablent. Veut-elle s'occuper de la cou-
ture? la poitrine se gonfle, la tête se prend, toux
sèche, bâillemens accélérés, vertiges, ardeurs
erratiques dans toutes les parties du corps, très-
grande sensibilité au moindre bruit imprévu,
saisissement universel, tremblemens, cris perçans; mais nulle commotion par les sons les
plus bruyans, lorsqu'ils sont attendus ; cinq
ou six bains pris de suite, il y a quelques
années, portèrent à un point extrême la sensibilité physique et morale; de-là, une mélancolie
profonde, une sorte de bouleversement dans
toutes les idées, une vive crainte d'une attaque
d'épilepsie, et mouvemens impétueux pour se
porter à des écarts les plus extrêmes si la raison

n'avoit conservé son empire. Un autre fait bien
plus extraordinaire, et qui est rapporté par la malade avec une candeur rare, mérite de terminer
cette suite bizarre d'anomalies nerveuses. « Je
» cède, dit-elle, au desir de rendre compte d'une
» sorte de phénomène dont je me garderois bien
» de donner connoissance à l'homme peu ins-
» truit ; il me riroit en face : mais je le crois digne
» d'être communiqué à l'observateur philosophe,
» s'il veut bien se persuader que je respecte trop
» ses lumières pour vouloir les exercer sur des
» rêveries. Le matin à mon réveil, et le soir
» avant de m'endormir, les artères de ma tête
» étant plus vivement agitées, j'entends très-
» distinctement, vers le derrière ou au sommet
» de ma tête, une voix (je manque d'autre expres-
» sion, ou plutôt je sens que celle-là seule est
» exacte) ; cette voix donc rend des sons fran-
» chement articulés, construit des phrases qui
» présentent toujours un sens rarement obscur ;
» levée ou sur mon séant, cette voix cesse de se
» faire entendre. Quoi qu'il en soit de cette sin-
» gularité, je proteste que mes idées ni aucune
» de mes facultés pensantes n'y ont sciemment
» part ; et c'est en quoi cette bizarrerie devient
» pour moi quelque chose d'inexplicable. Cette
» singularité m'a fait naître une réflexion sur les
» temps d'enthousiasme et de crédulité, et j'en ai
» conclu qu'inspirés, possédés, béates, illumi-

» nés, en un mot que toute la classe à révélation
» n'avoit pu avoir pour tout commerce surna-
» turel ou céleste que de semblables conver-
» sations avec leur cerveau échauffé, électrisé
» par une cause toute corporelle ; cause difficile
» à découvrir, mais qui n'en est pas moins
» certaine par les faits dont je retrace l'image
» fidelle ».

LIII. Cet exemple rapproché d'une foule
d'autres analogues puisés dans les Traités particuliers sur les maladies nerveuses, les Recueils
d'observations, et dans l'exercice journalier de la
médecine, ne montre-t-il point l'influence puissante ou plutôt les perversions et les bouleversemens particuliers que produisent sur l'économie
animale les contrariétés, l'aigreur, les chagrins
concentrés, par leur vivacité, leur prolonge-
ment, leur fréquence ? Sénèque (épît. CXVI)
examine s'il faut abdiquer toutes les passions ou
n'en avoir que de modérées, et on présume bien
qu'en sectateur ardent du stoïcisme, il opine
pour les principes les plus rigides et le dépouil-
lement absolu de toutes les affections humaines.
La médecine qui peut seule fixer d'une manière
invariable les loix éternelles de la morale, auroit
pu éclairer la philosophie de Sénèque, faire
analyser les effets des diverses passions sur toutes
les fonctions organiques, et apprendre à distinguer celles qui sont nuisibles, indifférentes ou

nécessaires au maintien de la vie et du bonheur.
Sans donner, en effet, dans les écarts et les principes trop généraux de la médecine de Brown,
peut-on nier l'influence puissante ou même la
nécessité des stimulans physiques ou moraux
sur l'économie animale ? Le sang stimule le
cœur ; l'air, les poumons ; le suc gastrique et les
alimens, l'estomac ; la bile et le suc pancréatique,
les intestins ; l'action nerveuse, les viscères et
les muscles. Au moral, l'exercice et l'activité
de la pensée, l'amour de la liberté et de l'indépendance, l'enthousiasme pour les sciences, les
lettres et les beaux-arts, la joie, l'amitié, les
jouissances domestiques, la culture de tous les
sentimens sociaux, ne semblent-ils point faire
circuler dans tous les replis de notre être (1) un
principe vivifiant, nous retirer sans cesse de
l'engourdissement et de l'apathie, et remonter
pour ainsi dire l'existence ? Mais qu'il en est
autrement des passions tumultueuses qui pul-
lulent au centre de l'agitation, des intrigues,
d'une ambition sans bornes, de l'amour désor-
donné des plaisirs, du choc orageux des intérêts
contraires, et des combats de l'amour-propre !
Quels ravages ne produisent point sur une ou

____

(1) *Tota vita quanta est in stimulo consistit et vi vitali*, a dit
un auteur avant Brown ; et il pose pour principe fondamental que la vie animale est le produit de l'action des
forces externes sur le principe de la vie.

sur plusieurs fonctions de la vie ces commotions profondes et réitérées, ces impulsions concentrées ou sans cesse dans un état d'explosion violente!

LIV. Anomalies singulières de l'action nerveuse sur des muscles déterminés, et phénomènes variés de la contraction musculaire, plus ou moins altérée, détruite, ou vivement excitée; et de-là des paralysies partielles, des tremblemens des membres, la danse de St.-Guy, l'obstipité, la contracture; dans la poitrine, gêne dans la respiration, resserremens spasmodiques variés, sentimens d'oppression, palpitations du cœur, suffocations imminentes ou passagères; tableau analogue des lésions en excès ou en défaut des organes de la digestion, quelquefois dans un état de langueur, et avec perte du sentiment de la faim ou de la soif; d'autres fois livrés à des goûts capricieux et bizarres, ou bien à une irritation qui exaspère l'un de ces sentimens, ou en crée d'autres encore plus intolérables, comme la boulimie, la pyrose, la cardialgie. Aberrations analogues dans les organes de la reproduction, soit par une débilité et une extinction flétrissante de l'appétit vénérien, soit par une sorte de fureur qui, sans garder aucune proportion avec les besoins de la nature, mène promptement à l'épuisement et à une nullité destructive. Les organes des sens, ceux sur-tout

de la vue et de l'ouïe, les plus féconds en sensations claires et distinctes, et dont la culture
enfante tant de prodiges dans les sciences et les
beaux-arts, peuvent aussi éprouver les plus
grandes anomalies dans l'action nerveuse, quelquefois dénaturée, affoiblie ou détruite; d'autres
fois exaspérée, douée d'une délicatesse excessive,
et mise hors d'état de soutenir les impressions
les plus légères, sans courir le danger de la
douleur la plus vive, ou de convulsions violentes.

LV. N'est-ce point être injuste envers la
médecine que d'exiger d'elle ce qui est souvent
au-dessus de toutes les ressources de l'industrie
humaine, le pouvoir de ranimer des organes
usés et flétris, de remonter des ressorts dété-
riorés et sans énergie, de réparer, en un mot,
tous les désordres ou les ravages des mauvaises
mœurs, de l'abus des plaisirs, ou d'une manière
de vivre la moins naturelle et la plus extrava-
gante? La guérison, si elle est encore au pouvoir de la nature humaine, peut-elle être tirée
des foibles ressources de la pharmacie? et ne
tient-elle pas le plus souvent à une réforme
courageuse, à une sorte de nouvelle organisation morale dont un esprit pusillanime s'effraie,
mais dont une raison éclairée fait une loi im-
périeuse. Multiplicité de causes physiques ou
morales, internes ou externes, qui peuvent al-

térer les fonctions nerveuses des muscles, des viscères, des organes des sens; mais combien l'étude de ces changemens et de ces altérations demande de faire marcher de front les connoissances de l'anatomie et de la physiologie, les plus fines et les plus déliées? Quels rapports immédiats n'a point sur-tout cette étude avec la philosophie, ou plutôt avec l'histoire naturelle de l'espèce humaine, destinée à éclairer sans cesse la médecine? C'est en parcourant les extrêmes les plus opposés, c'est-à-dire l'histoire de la vie la plus agreste et la plus sauvage, et celle des arts sédentaires, de la mollesse efféminée et des langueurs de l'opulence; c'est en mettant en opposition le luxe insensé et l'extravagance des petits soupers de Néron avec les macérations et les abstinences des anachorètes, qu'on peut mesurer tous les degrés intermédiaires, et remonter au vrai principe des affections nerveuses les plus anomales.

LVI. Genre LIII. *Asthénie musculaire.* On ne peut que faire honneur à la sagacité profonde de Stahl, d'avoir entrevu les résultats des recherches modernes sur la sensibilité et sur l'irritabilité, et de les avoir décrites en partie, en exposant les phénomènes du mouvement tonique (*motus tonicus vitalis*). Ce même auteur a senti aussi avec finesse, en traitant de la lésion ou des défauts du même mouvement,

qu'il falloit rapprocher, comme sous un genre
naturel, la débilité, la paralysie, les tremblemens (*tremula partium impotentia*), ce qui
comprend la danse de St.-Guy, enfin l'hémiplégie.... Je m'écarte seulement de sa distribution
en renvoyant ailleurs l'apoplexie, qui, à raison
d'autres symptômes, appartient proprement à
l'ordre des maladies soporeuses. Je crois aussi
devoir faire entrer dans le même genre l'obstipité et la contracture, dont les phénomènes
analysés avec soin se rapportent à des affections
paralytiques.

LVII. 1°. *Débilité des mouvemens volontaires.* On imagine bien que j'écarte de cette espèce
tout ce qui est symptôme d'une autre maladie,
comme d'un hydrocéphale, du scorbut, de la
fièvre, d'un état cachétique, &c. J'omets aussi
la débilité qui provient de causes évidentes,
comme de travaux excessifs, d'évacuations abondantes, d'inanition, d'un défaut de sommeil, &c.
puisque leur nature même indique le remède.
Je m'arrête à celle qui naît de l'inertie, de l'apathie, du découragement, de différentes affections tristes. Exemples fréquens de cette débilité dans les hospices publics. Ses effets naturels, la paralysie ou l'apoplexie, la consomption et une extinction graduée des forces vitales.
Combien il seroit avantageux, dans ces mêmes
hospices, de relever le courage abattu, d'exciter

au travail, de ranimer l'industrie par l'appât de quelque lucre !

LVIII. 2°. *Paralysie.* La suspension ou cessation de la contractibilité musculaire peut affecter seulement les muscles des bras, des mains, des paupières, de la face, du pharinx, de la langue, différentes parties du conduit alimentaire, ou les muscles des organes de la génération.... De-là la lésion de certaines fonctions de l'économie animale, suivant la partie affectée.... Causes nombreuses de la paralysie exposées dans les livres élémentaires, suspension du flux hémorroïdal, du flux menstruel, des lochies, de la sueur, des écoulemens séreux par les yeux, les oreilles, &c. le dessèchement d'un émonctoire, d'un ulcère ancien ; l'administration inconsidérée du mercure, la colique du Poitou, des convulsions, un sentiment de terreur, une chute, un coup sur la tête. Le traitement de la paralysie varie en général suivant les muscles particuliers qui en sont frappés, et la nature des causes qui l'ont produite. Usage judicieux des stimulans et des toniques ; les eaux thermales propres à produire une sorte de fièvre artificielle. On ne peut nier aussi que l'électricité n'ait guéri certaines paralysies ; mais pour en assurer les succès, il importe de bien choisir les cas susceptibles de guérison, et faire un usage judicieux des moyens secondaires. La res-

piration de l'air oxygène mêlé à l'air atmosphérique, dans la proportion d'un à vingt, a guéri
en six semaines une paralysie contractée par la
boisson du vin où entroit la litharge ou acétite
de plomb. On trouve dans les auteurs plusieurs
exemples de l'influence heureuse des affections
vives de l'ame, comme de la joie, de la frayeur,
de la colère, sur la guérison de l'hémiplégie, ou
paralysie d'un des côtés du corps.

LIX. 3°. *Tremblemens.* J'omets de parler des
tremblemens symptomatiques, de celui qui tient
à la vieillesse, à un état de convalescence, à
un excès de fatigue. Je me borne à celui que
produisent l'abus des liqueurs fermentées ou des
narcotiques; le travail des mines de plomb, de
mercure, ou d'autres métaux; des affections
vives de l'ame, comme la peur, la colère, la
tristesse..... Le beriberi des Indes dont parlent
Bontius (*Medicina Indorum*), et Tulpius dans
son Recueil d'observations (chap. V, liv. IV.),
n'est-il point une variété du tremblement du
tronc et des membres, ou plutôt une nuance
d'une affection paralytique, puisque les symptômes sont analogues, et que pour les guérir
on emploie avec succès les bois sudorifiques,
et à l'extérieur les huiles aromatiques ?... N'en
est-il pas de même de la danse de St.-Guy, dont
Sauvage et Cullen font un genre particulier ?
C'est le côté gauche qui est le plus souvent frappé

de paralysie, sans doute parce qu'il est moins nourri, moins exercé, et peut-être moins fort que le droit. De Haën et Gardane ont aussi observé que la danse de St.-Guy attaque plus particulièrement ce côté.... L'électricité n'a-t-elle pas quelquefois réussi dans les tremblemens, la danse de St.-Guy et la paralysie. (Observation en faveur de la médecine électrique par Gardane. *Paris*, 1768.)

LX. 4°. *Contracture ou immobilité dans les bras et les jambes par la contraction spasmodique des muscles fléchisseurs.....* Les muscles extenseurs, toujours plus grêles, plus foibles, et moins exercés que les fléchisseurs; si donc, par un état d'hypocondrie, de rhumatisme chronique ou de scorbut, l'irritabilité des muscles d'un membre éprouve une lésion remarquable, cette lésion sera moindre pour les muscles fléchisseurs que pour les extenseurs; la contractilité des fléchisseurs ou leur force tonique n'étant plus contrebalancée, pourra augmenter graduellement, au point de finir par opposer une force insurmontable...... J'ai vu à Bicêtre des scorbutiques dont la force contractile des muscles fléchisseurs des jambes avoit tellement prévalu, que les talons touchoient aux fesses, sans qu'il fût possible, par une force quelconque, d'opérer l'extension de la jambe; les muscles extenseurs trop long-temps dis-

tendus, étoient frappés d'une sorte de paralysie.

LXI. 5°. *Obstipité ou torticoli.* Deux cas
bien constatés font connoître en même temps
les moyens propres à la guérir. L'un est dû à
Winslow, et rapporté dans le Traité d'anatomie de M. Sabatier. La tête étoit inclinée sur
le côté gauche, et le visage tourné de ce côté.
Winslow vit avec sagacité que l'affection paralytique étoit dans le muscle sterno-mastoïdien
du même côté, et que c'étoit là qu'il falloit appliquer les stimulans, en secondant leur effet
par un bandage convenable.... Dans l'autre cas,
que j'ai rapporté dans la traduction abrégée des
Transactions philosophiques, la tête étoit reti-
rée sur l'épaule droite, et la face tournée obli-
quement sur le côté opposé. L'électricité appliquée aussi sur la partie affectée produisit la guérison.

LXII. GENRE LIV. *Contractions spasmodiques des organes de la respiration.* 1°. *Convulsion des muscles de la voix et de la parole.*
Affection nerveuse qui empêche de parler à volonté ; efforts inutiles pendant quelques minutes
pour articuler des sons ; mais difficulté de garder le silence dès qu'on a commencé à parler.
Souvent des sons extraordinaires indépendans
de la volonté, sur-tout lorsque quelque objet
fixe l'attention. Passage rapide du grave à l'ai-

gu, souvent avec des sons intermédiaires plus
ou moins continus, et semblables à ceux de
quelque animal. Exemple de ce genre rapporté
par le docteur Portal (Mémoires de la Société
méd. d'Emulation. *Paris, an 6*). Ce médecin re-
marqua, en considérant les mouvemens du larinx, qu'ils étoient précipités et fort grands ;
le larinx parcouroit l'espace d'un pouce environ, savoir demi-pouce en montant, demi-
pouce en descendant, avec une telle rapidité,
que l'œil pouvoit à peine en suivre les mouvemens ; il en résultoit que le conduit de la tra-
chée-artère et celui de l'arrière-bouche étoient
tantôt raccourcis, tantôt alongés ; il devoit aussi
en résulter que, dans cette irrégularité de contraction et de relâchement des muscles, ceux
destinés à étendre les cordes vocales, et à les
rapprocher pour rendre l'ouverture de la glotte
plus ou moins étroites, agités par les spasmes,
devoient produire des sons plus ou moins aigus
ou graves, plus ou moins forts, plus ou moins
irréguliers, comme dans l'hydrophobie qui fait
rendre quelquefois des sons si extraordinaires,
qu'on les a comparés à la voix de plusieurs animaux, ce qui a fait donner à cette maladie le
nom de lycanthropie, ou cynanthropie. Cette
maladie, traitée par les antispasmodiques, a été
guérie.

LXIII. 2°. *Paralysie des organes de la voix.*

Femme qui avoit éprouvé une hémiplégie à la suite d'une couche, et qui avoit été guérie en faisant le voyage des eaux de Bourbonne, et en employant un traitement méthodique. Deux années après elle perdit tout-à-coup l'usage de la parole; elle conservoit le libre exercice de l'entendement; elle témoignoit par ses gestes, et même elle écrivoit qu'elle entendoit bien ce qu'on disoit, mais qu'il lui étoit impossible de répondre. Pouls plein et dur, sorte d'assoupissement et de stupeur; nulle altération dans la bouche ni l'arrière-bouche; ni dureté ni gonflement apparent au cou, et la déglutition, quoiqu'un peu difficile, continuoit d'avoir lieu. Le docteur Portal regarda aussi cette suppression de la voix comme un effet de la paralysie dans les muscles qui concourent à sa formation, c'est-à-dire, comme l'effet d'une extrême diminution dans la sensibilité et dans le mouvement de ces muscles. Application des sangsues au cou, doses répétées d'ipécacuanha, les sons que la malade rendit acquirent en peu de temps plus de netteté; d'abord prononciation distincte et graduée de certaines voyelles, puis de ces voyelles unies à des consonnes; le retour de la voix fut alors si prompt, qu'on ne put parvenir à bien saisir l'ordre dans lequel la malade parvint à prononcer des mots entiers et des phrases. Le traitement a été terminé par l'usage des eaux de Balaruc, prises à un ou deux verres tous les matins pendant une quinzaine de jours.

LXIV. 3°. *Crampes nerveuses de la poitrine.* Cés contractions, qui se font quelquefois par mouvemens convulsifs dans les accès, et avec une sorte de sifflement, peuvent être accompagnées de contorsions dans les bras, dans les jambes, d'une roideur singulière du tronc. Ces affections nerveuses peuvent aussi n'affecter que la poitrine. Après l'usage vain des antispasmodiques pour faire cesser ces crampes, on les a vues céder à l'action magnétique, en appliquant un aimant artificiel en forme de fer à cheval sur la poitrine, et une autre plaque aimantée dans un des souliers, ou les deux ensemble. Les mêmes moyens ont quelquefois eu des succès marqués contre les palpitations du cœur qui tiennent à une affection purement nerveuse, et qui peuvent être très-violentes et accompagnées d'un sentiment de suffocation ; mais quelquefois aussi l'application des aimans artificiels, dans des cas semblables, a produit de l'oppression dans la région précordiale, avec des spasmes dans les parties supérieures, la pâleur, un sentiment de défaillance, auquel succéda un véritable état de syncope. (*Observations et recherches sur l'usage de l'aimant en médecine*, &c. *Mém. de la Soc. de méd. an. 1779.*)

LXV. 4°. *Asthme convulsif* (1). Ses accès le plus souvent aux approches de la nuit ; son invasion subite est marquée par un resserrement spasmodique de la poitrine ; le malade forcé de se tenir debout, et de respirer un air froid ; inspiration et expiration avec sifflement, ou même embarras dans l'articulation des sons ; pouls souvent naturel ou légèrement fébrile, urines abondantes et peu colorées ; visage quelquefois pâle et traits altérés, d'autres fois avec gonflement et rougeur. *Cours de l'accès.* Continuation des symp-

______

(1) Traits distinctifs de l'asthme convulsif, habilement dessinés par Arétée, quoiqu'il ait été réservé aux modernes d'en compléter l'histoire. « *Dans le commencement*, » inertie, lenteur dans les travaux ordinaires, respiration » difficile à la moindre course, enrouement, toux, éruption » de flatuosités par le haut, &c. *Dans les progrès*, rougeur » des joues, les yeux saillans, respiration stertoreuse » durant la veille, et bien plus encore durant le sommeil, » son confus de la voix, desir de respirer un air froid, et » de se promener au dehors. *Dans le déclin*, toux moindre, » expectoration plus facile, voix plus claire et plus sonore, » sommeil plus prolongé ». Exemple rare parmi les auteurs d'un asthme primitif et purement spasmodique ; au contraire, exemples nombreux d'affections asthmatiques dont le caractère spécifique est vague et mal déterminé. Floyer lui-même, dans son Traité particulier sur l'asthme, tombe dans ce défaut, en sorte qu'il règne autant de confusion dans l'énumération des symptômes que d'incertitude dans les principes du traitement, que des formules compliquées rendent encore plus incertain.

tômes pendant la nuit et une partie de la matinée ; alors respiration moins laborieuse et plus développée ; expectoration plus aisée ; urine d'une couleur plus foncée, et quelquefois avec sédiment ; sommeil tranquille ; au réveil et durant le reste de la journée, respiration moins gênée ; mais toujours sentiment de constriction du thorax, anhélation dans une position horizontale ou au moindre mouvement ; après le dîner, tension flatueuse de l'estomac, assoupissement, renouvellement de l'accès vers le soir, ordinairement entre minuit et deux heures du matin ; mêmes symptômes pendant plusieurs nuits ; mais les rémissions peu à peu plus marquées, sur-tout lorsque l'expectoration vers le déclin de l'accès est plus copieuse. Il seroit superflu de rappeler ici ce qu'on trouve dans tous les auteurs sur l'usage des antispasmodiques dans les cas d'asthme convulsif ; mais je dois rappeler les effets heureux qu'on a retirés en Angleterre de l'inhalation des airs factices, tant sur l'asthme convulsif que sur l'asthme pituiteux ou muqueux ; on a non-seulement fait inhaler un mélange d'air oxygène et d'air atmosphérique, mais encore on a essayé de faire respirer un pied cubique d'air oxygène récent et sans mélange ; il s'en est suivi une sensation semblable à celle que produit la boisson d'eau de menthe poivrée, une agréable chaleur dans la poitrine,

et un sommeil tranquille et nullement troublé
par la toux. Après quatre mois de l'usage de
ce remède, la malade, qui éprouvoit l'asthme
pituiteux, avoit été guérie de sa dyspepsie : elle
faisoit seule son lit, ce qu'elle n'avoit pu faire
depuis dix ans; elle avoit acquis aussi de l'embonpoint, et la lividité de ses doigts avoit disparu.

LXVI. 5°. *Angine de la poitrine* (1). Constriction douloureuse de la poitrine avec un sentiment d'étouffement ou de strangulation, soit
quand on marche, soit quand on est en repos;
variations du siége de la douleur, qui peut être
à la partie supérieure, moyenne ou inférieure
du sternum; quelquefois douleur spasmodique
à l'un des bras ou aux deux ensemble, sur-tout
au lieu de l'insertion du muscle pectoral à l'hu-

____

(1) Toux convulsive des enfans; elle consiste dans une secousse subite des poumons et du diaphragme, avec l'expul-
sion sonore de l'air par la bouche. Ce qui en fait le caractère
particulier est une affection spasmodique des poumons, en
sorte qu'une seule inspiration est suivie de cinq ou six expi-
rations successives, avec une sorte de sifflement et des
anxiétés; c'est souvent une maladie épidémique. L'irritation
des poumons ne paroît ici que secondaire ou sympathique,
et le principe primitif en est dans l'estomac; et de-là l'utilité des évacuans, et ensuite celui des anti-spasmodiques et
des toniques, pour faire cesser l'extrême sensibilité de l'estomac. (Hoffman, Baglivi, Sidenham, Werlhoff, Roses-
tein, &c.)

mérus, d'autres fois à l'avant-bras ; renouvellement du paroxysme quelquefois après un repas
copieux, d'autres fois quand on est assis ou couché ; sa durée peut être d'une ou de deux heures
avec un danger imminent de suffocation. On
trouve plusieurs exemples de cette maladie dans
divers recueils anglais d'observations. Macbride
en fait l'histoire dans son *Introduction méthodique à la pratique de la Médecine ;* divers
motifs l'ont engagé à la regarder comme une
maladie spasmodique ; le long intervalle de calme,
et le soulagement que le vin et tous les cordiaux
spiritueux procurent, l'influence que les passions de l'ame ont sur elle, les années pendant
lesquelles la maladie persiste sans que la santé
en soit autrement dérangée; le bien que les malades éprouvent de l'exercice du cheval ou du
cahot d'une voiture, circonstance qui distingue
les douleurs spasmodiques de celles qui proviennent d'ulcérations aux poumons, et enfin
l'invasion de la douleur, qui le plus souvent
paroît après un bon repas, ou la nuit immédiatement après le sommeil, temps où l'incube,
l'asthme convulsif, et toutes les affections nerveuses ont coutume de se renouveler.

LXVII. Genre LV. *Névrose du conduit alimentaire. Notions préliminaires.* Ces affections
peuvent tenir à l'hypocondrie ou à l'hystérie,
et être pour ainsi dire secondaires, ou purement

symptomatiques. Je dois principalement m'arrêter ici sur celles qui sont primitives, et qui
tiennent à la manière de vivre, dont la latitude
est immense dans l'espèce humaine, suivant l'âge,
le sexe, le climat, la coutume ou l'empire de
l'habitude; différens excès, soit d'intempérance,
soit d'une abstinence extrême et destructive.
Luxe, profusion, somptuosité de la table des
riches modernes effacés par les anciens (*Vies de
Marc-Antoine et de Lucullus par Plutarque*);
débauches, systême insensé de voluptés, extravagance des petits soupers de Néron (*Titi Pe-
tronii Satyricon*); orgies portées en France jusqu'à une ivresse dégoûtante sous la régence du
duc d'Orléans (*Mémoires secrets sur les règnes
de Louis XIV et Louis XV, par Duclos*);
macérations, jeûnes, abstinences des bramines,
des fakirs, des anciens anachorètes de la Thébaïde (*Epít. de S. Chrysostóme*). La philosophie a marché avec sagesse entre ces deux
extrêmes également destructeurs; elle aime, à
l'exemple d'Horace, à dérider quelquefois son
front avec des amis choisis, et autour d'une
table où règne, non une profusion fastidieuse,
mais le goût, l'élégance, une nourriture saine;
elle se fait d'ailleurs une heureuse habitude de
la sobriété, et regarde, avec Pythagore, les fonctions de l'estomac comme le premier mobile de
l'économie animale, le plus ferme soutien de

la santé, de la sérénité d'ame et du bonheur. Le régime de Pythagore consistoit en général à s'abstenir de viandes et de liqueurs fermentées, et à se borner à l'usage des végétaux, racines, feuilles, fleurs, fruits, semences ; le lait, le miel entroient dans ce régime, et par intervalles, des viandes saines et tendres ; régime sans doute trop rigoureux pour nos climats, mais très-utile pour la guérison de plusieurs maladies (*Discours d'Antoine Cocchi sur le régime pythagoricien à l'usage de la médecine*). Le médecin habile tire aussi ses principaux moyens des règles de la diététique à l'exemple d'Hippocrate: extension et développement donnés à ce principe par Arbuthnot (*Essai sur la nature et le choix des alimens suivant les différentes constitutions*. Paris, 1755); et moyens proposés d'y trouver souvent un heureux supplément à l'usage des substances médicamenteuses.

LXVIII. 1°. *Le hoquet ;* secousse brusque de la poitrine, avec élévation du thorax et de l'abdomen, d'où résulte un son aigu ; il est formé par la contraction spasmodique du diaphragme, et par conséquent durant l'inspiration (1) ; mais le son qu'il produit vient-il d'une explosion de

---

(1) *Tulpius*, *Marius Catinaria*, *Hercules Saxonia*, rapportent des exemples de hoquet qui a duré douze jours. Il seroit bien difficile de rendre raison de ce période.

l'air contenu dans l'estomac et l'œsophage, ou de toute autre manière ? Le hoquet peut devenir une affection spasmodique très-incommode qui dure des semaines, des mois entiers, des années, comme l'attestent des observations de *Rivière*, *Bartholin*, *Marcellus Donatus*, *Shenkius Forestus*, *Fernel*, *Tulpius*, &c. Ses causes peuvent être des affections morales, l'abus des topiques dans la goutte, celui des astringens dans la dysenterie ou la diarrhée, &c. Une irritation dans les narines qui provoque l'éternuement, et par conséquent une forte expiration, peut délivrer le diaphragme du spasme qui l'affecte, et arrêter un hoquet opiniâtre ; il en est de même d'un sentiment de surprise, d'une nouvelle inopinée, d'un objet qui fixe fortement l'attention.

LXIX. 2°. *Spasme de l'œsophage*. Si c'est à la partie supérieure, déglutition douloureuse ou même impossible, sentiment de strangulation, ou même aphonie par l'affection simultanée du larynx (Hoffman, *de motibus œsophagi spasmodicis* ; Dehaën, *de deglutitione vel deglutitorum in cavum ventriculi descensu impeditiore*. An. 1750). Dans les spasmes du reste de l'œsophage, déglutition assez aisée ; mais le bol alimentaire arrêté dans la partie moyenne ou inférieure de ce conduit, avec douleur entre les épaules, et quelquefois vomissemens. Guérison opérée par Hoffman, en faisant prendre deux scrupules de camphre dissous dans l'huile d'amandes douces. Parmi les causes de ces affections spasmodiques, un emportement violent de colère suivi d'une boisson froide, un objet qui frappe fortement l'imagination, l'action d'un poison, la présence des vers dans l'estomac, &c.

LXX. 3°. *Vomissement.* Mouvement péristaltique de l'estomac qui se fait dans un mouvement rétrograde, c'est-à-dire en partant du duodenum ou du pylore, et en se dirigeant vers l'œsophage, ce qui fait rejeter les matières contenues dans la première cavité. Outre les vomissemens symptomatiques ou secondaires, il y en a qui tiennent à une extrême sensibilité, et pour les femmes, souvent à quelque dérangement dans l'évacuation sexuelle. Importance de bien distinguer les diverses espèces de vomissemens dans l'ordre judiciaire, par rapport à l'accusation d'empoisonnement (*Art. Enterite, classe II*). Le merycisme, ou apparence de rumination à laquelle certains hommes sont sujets, a aussi un caractère convulsif (*Merycologia sive de ruminantibus , Ant. Conrad. Peyer*). Autre exemple de cette sorte dans les écrits de *Fabrice d'Aquapendente.*

LXXI. 4°. *Anorexie , diminution très-notable ou perte de l'appétit.* Parmi les causes les plus ordinaires, une sécrétion plus abondante du *mucus* de la membrane interne de l'estomac ;

résultats fréquens de la vieillesse, ou d'une vie trop sédentaire ; affections tristes de l'ame, comme les tourmens de l'ambition, la crainte, la jalousie ; épuisement par l'abus des plaisirs de l'amour ; habitude d'une vie intempérante ; excès dans l'étude et les travaux du cabinet ; extases, jouissances mystiques d'une vie contemplative : remonter à l'origine de ces affections de l'estomac, c'est en indiquer le remède.

LXXII. 5°. *Boulimie ou faim canine.* C'est quelquefois l'effet de la convalescence d'une longue maladie, ou bien une suite de l'état de grossesse. Cette excitation extrême de l'appétit peut aussi être produite par une course forcée durant la saison rigoureuse du froid (*Vie de Brutus par Plutarque*), ou être la suite d'un état morbifique, comme d'une sécrétion surabondante du suc gastrique, avec un sentiment de goût acide dans la bouche, ce qui indique l'usage de la magnésie, ou de toute autre terre absorbante.

LXXIII. 6°. *Pyrosis, ou ardeur extrême dans la région épigastrique.* Incommodité quelquefois passagère, et le résultat des vices de la digestion de certains alimens acides ; elle est ordinaire aux habitans des montagnes du Nord, par l'usage habituel des viandes salées et fumées ; elle peut être aussi un des symptômes de l'inflammation de l'estomac ou des intestins, et les boissons mucilagineuses, si toutefois le malade peut les supporter, peuvent seules convenir. Dans un cas de pyrosis rapporté dans les Ephémérides des curieux de la nature (*Dec. I^a anni III*), et produit par un excès de boisson du vin du Rhin, le mucilage des pepins du coing fut sans effet, et une boisson nitrée produisit, dans moins d'un quart-d'heure, une guérison parfaite.

LXXIV. 7°. *La cardialgie* est distinguée de la gastrodinie par une certaine anxiété et un resserrement douloureux dans l'épigastre, avec un sentiment de défaillance. Les nourrices un peu épuisées par l'alaitement sont sujettes à la cardialgie, et alors le remède est simple, puisqu'il consiste dans l'usage des restaurans; ses autres causes sont l'action d'un poison, d'un émétique trop violent ou d'un drastique (1);

---

(1) L'action nerveuse de l'estomac est sans doute un des premiers mobiles de l'économie animale. Van-Helmont, à travers toutes les incorrections d'un style figuré et d'une foule de termes abstraits pris pour des réalités, fait jouer le plus grand rôle à ce qu'il appelle son archée (*Morborum sedes in anima sensitiva*). Or, le siége de cet archée est, suivant lui, dans l'estomac : un observateur bien plus exact et plus digne de servir de guide, Wepfer, dans son excellent Traité (*De Cicutá aquaticá*), fait les remarques les plus judicieuses sur l'action nerveuse de l'estomac qu'il a pour ainsi dire personnifiée, en la regardant comme un surveillant actif de tout le système nerveux : *Præses systematis nervosi.*

des affections vives de l'ame, les anomalies de
l'évacuation sexuelle, la suppression des hémorroïdes, la dysenterie, la présence des vers,
l'atteinte d'une fièvre exanthématique ou inflammatoire, la goutte. Le mot de cardialgie est
peut-être impropre, puisqu'il suppose que l'affection indiquée a son siége dans l'orifice supérieur de la matrice, au lieu que plusieurs faits
recueillis par Hoffman attestent que le principe
en est au pylore.

LXXV. 8°. *Colique du Poitou.* Maladie inconnue aux anciens, et dont Citois, médecin
de Louis XIII, a donné une description exacte
(*Diatriba de novo, et populari apud Pictones
dolore colico*). Dehaën, qui avoit publié en 1745
une dissertation sur cette colique, en a beaucoup mieux approfondi la nature dans son ouvrage de clinique (*Ratio medendi, tom. V*).
Un autre observateur très-exact, Huxham, l'a
décrite dans ses épidémies (*De morbo colico
Dammoniorum*), et il est entré dans le détail
de toutes les circonstances locales qui ont pu
concourir à la produire. Tronchin a écrit sur
cette colique, et on connoît la critique amère
qui a été faite de sa dissertation par un médecin
de Paris, année 1758 ; critique qui annonce bien
plus l'intention directe de contredire, que celle
d'éclaircir l'objet particulier de la discussion.
On connoît l'opposition singulière qui règne sur

les principes du traitement entre la méthode de
Dehaën et de Tronchin, et celle qui est suivie
depuis tant d'années dans le ci-devant hôpital
de la Charité, puisque les premiers s'en tiennent
aux adoucissans ou mucilagineux, et qu'ils sont
bien loin de faire usage de toutes les batteries
d'une polypharmacie active. D'un autre côté,
témoignage en faveur d'une sorte d'empyrisme
consacré par une longue suite de succès, puisque, d'après le relevé des registres durant douze
années, il n'est mort que soixante-quatre malades sur mille trois cent cinquante-trois. Bordeu cherche à concilier les deux partis d'après
des vues profondes sur l'économie animale; il
distingue trois périodes dans cette maladie, et
il propose l'usage des adoucissans dans le premier période et une partie du deuxième, et celui
des drastiques vers la fin du deuxième et durant tout le troisième; mais il paroît qu'il s'est
renfermé encore dans les bornes d'un doute
philosophique, puisqu'il a ajouté : « Il y a bien
» des choses, et plus qu'on ne pense, à éclaircir
» sur cette maladie ». Il semble que Stoll ait
profité de cet avis, puisqu'il a fait de nouvelles
recherches sur la colique de plomb (*Colica sa-
turnina*), et qu'il a non-seulement mieux décrit la variété de ses symptômes, mais encore
analysé et simplifié les principes du traitement,
qu'il réduit à l'usage alternatif des doux laxa-

tifs et des narcotiques. Enfin le dernier ouvrage qui a été écrit avec sagacité sur la colique de plomb est celui du docteur Luzuriaga, médecin de Madrid (1) ; ce dernier auteur a sur-tout développé avec soin l'action particulière de ce métal et de ses préparations sur l'influence nerveuse et les fibres musculaires, et il rend ainsi raison de l'abattement, de l'atonie, et de l'état de langueur qu'on éprouve dès l'invasion même de la maladie.

LXXVI. Genre LVI. *Névrose aphroditique, ou des parties de la génération. Notions préliminaires.* Avantage de porter ses vues sur la question de la reproduction des animaux considérée dans toute son étendue, et de contempler les singulières variétés qu'offrent la structure et la conformation des parties de la génération dans diverses classes du règne animal ; les circonstances de l'accouchement, le retour périodique de leur amour, l'impulsion violente qui porte certaines espèces à l'union des sexes, &c. immenses recherches qu'avoit déjà faite sur la génération le célèbre Aristote dans son histoire

______

(1) *Dissertation medica sobre el colico de Madrid, inserta en las Memorias de la real academia medica de Madrid, por el doctor don Ignacio-Maria Ruiz de Luzuriaga, socio de las reales sociedades de medecina è historia natural de Edimburgo, &c. Madrid, 1796.*

des animaux, dont Buffon fait avec raison un
si bel éloge. En général, tous les animaux que
l'homme n'a point subjugués, ou fait servir à
ses besoins et à ses caprices, suivent en paix,
durant certaine saison, les loix de la nature,
sans provoquer leurs desirs, ni se livrer à des
goûts pervers et destructeurs. L'homme sauvage
aussi, dans sa vie errante et libre, n'écoute que
l'instinct du besoin, et ne se livre aux plaisirs
de l'amour que certains jours du mois (1).

Il est consolant pour le médecin philosophe
de voir que les $\frac{9}{10}$ de l'espèce humaine répandue
dans les campagnes, remplissent encore le vœu
de la nature pour la reproduction. Les exemples
de dépravation, de licence des mœurs, et de
tous les maux qu'entraîne l'abus des plaisirs, ne
se trouvent guère que dans les villes, au sein

---

(1) Il importe beaucoup, pour approfondir le principe
des maladies chroniques, de remonter aux mœurs des sauvages, de connoître les détails de leur vie domestique, de
leurs exercices, de leur nourriture, de leurs méthodes de
traitement durant leurs maladies, &c. (*Histoire de l'Amérique, de Robertson*, trad. de l'anglais). C'est en mettant en
opposition toutes les duretés de la vie sauvage avec les jouissances énervantes d'un luxe recherché, qu'on peut mesurer
toute l'étendue de la dégénération de l'espèce humaine, et
non desirer d'aller habiter dans les bois, comme le veut
Rousseau, mais profiter de tous les avantages de nos sociétés
policées, sans porter une atteinte funeste à nos facultés
physiques.

d'une vie oisive et énervée. Les Orientaux joignent à ces causes la puissante influence du climat, et par les excès où ils se plongent durant leur jeunesse, le reste de leur vie se passe dans les alternatives d'un état de stupeur, et des élans convulsifs de l'amour produits par l'usage des stimulans. L'opium seul, ou mêlé avec des substances aromatiques, forme pour eux ce qu'ils appellent remède de magnanimité (*Kœmpferi Amœnitates exoticæ*) (1).

LXXVII. 1°. *Anaphrodisie*, abolition de l'appétit vénérien. Cette débilité de l'action nerveuse des parties de la génération peut être la

----

(1) Le prince, dit Kempfer, ambitionne la gloire de la virilité, et pour n'avoir point à rougir de son impuissance, il a recours à la médecine. On prépare pour son usage une composition où entrent l'opium, le musc, l'ambre, et d'autres aromates qu'on mêle avec soin pour en former des pilules très-petites, et qu'on lui donne à avaler par intervalles. S'il répugne à prendre ce médicament solide, on lui prépare une eau distillée avec des fleurs aromatiques, et on y fait macérer pendant quelques heures des têtes de pavot; et pour rendre cette boisson plus agréable, on l'édulcore avec du sucre ambré et aromatisé; ces liqueurs deviennent si nécessaires, que les grands ne peuvent passer un seul jour sans en prendre. Ces préparations produisent d'abord une sorte d'ivresse délicieuse, et excitent vivement aux plaisirs de l'amour; mais peu d'heures après succèdent la timidité, la tristesse, et leur usage habituel entraîne la débilité, la stupeur et une vieillesse précoce.

suite d'une apoplexie , d'une hémiplégie ; elle peut être aussi la suite des excès malheureux de l'onanisme. On ne doit point omettre parmi ses causes la force de l'imagination , que des esprits crédules prennent pour un sortilége. Exemple frappant de ce genre , qui est rapporté dans les Essais de Montaigne. Supercherie heureuse qu'employa cet écrivain philosophe pour rendre tous les droits de la virilité à un nouveau marié. Dans des cas semblables il dit sagement : « Qu'il vaut mieux faillir indécemment à étren- » ner la couche nuptiale pleine d'agitation et » de fièvre , en attendant une autre commodité » moins alarmée ». Heureux succès d'un moyen que j'ai autrefois employé pour guérir une prétendue impuissance que croyoit avoir un jeune homme la veille de son mariage : on en peut voir les détails que j'en ai donnés dans la gazette de santé , année 1786.

LXXVIII. 2°. *Dyspermatisme*. Emission lente, difficile ou nulle de la liqueur spermatique. Elle peut provenir de différens vices organiques que je ne dois point ici examiner. Quelquefois elle tient à un excès de vigueur et de tension dans le membre viril, comme dans l'exemple du Vénitien cité par Sauvages. Une cause opposée , c'est-à-dire la débilité des parties , peut aussi la produire, comme *Amatus Lusitanus , Marcellus Donatus , Schenkius , Forestus ,* &c. en donnent des exemples. Dans ces cas recourir aux restaurans, aux fomentations aromatiques, à l'exercice du corps, aux autres moyens propres à fortifier. On sent qu'il faut joindre à cela des mœurs plus régulières, et l'éloignement du libertinage.

LXXIX. 3°. *Satiriase.* Desir insatiable de jouir des plaisirs de l'amour. Il peut offrir la marche d'une maladie aiguë, et tenir à un état inflammatoire des parties génitales. C'est celui qui a été décrit par Arétée, et dont Sauvages a donné la traduction, sans imiter son style précis et laconique. Dans cette maladie, rougeur de la face avec sueur, disposition à se tenir courbé, à se serrer le ventre; tristesse, abattement; quand le mal est extrême, propos obscènes, agitations, inquiétudes, soif ardente, écume à la bouche comme les cerfs qui sont en rut. Satiriase où tombent quelquefois les hommes usés et affoiblis. J'ai cité ailleurs l'exemple d'un homme marié et père de six enfans, qui éprouva vers l'âge de quarante ans ce satiriase, et qui passa par tous les degrés du dépérissement, en se livrant avec sa femme à ses desirs effrénés. On peut opposer à cette variété du satiriase celui d'un pieux cénobite qui, doué d'un tempérament fougueux, et cherchant à combattre ses passions par les macérations, le jeûne, la prière, ne pouvoit se coucher dans son lit sans éprouver toutes les fureurs de ce qu'il appeloit *le démon de la chair*, et qui finit par tomber dans un écoulement involontaire de la liqueur spermatique. Ce fut sur-tout par un exercice soutenu du jardinage que je parvins à le guérir.

LXXX. 4°. *Priapisme*. Erection incommode du membre viril sans plaisir et sans délectation amoureuse. C'est le plus souvent le symptôme d'un calcul dans la vessie, ou d'une maladie vénérienne. Elle peut être aussi une affection primitive produite par l'usage imprudent des cantharides prises à l'intérieur pour s'exciter au plaisir de l'amour. Des observations, malheureusement trop nombreuses, ont appris combien ce priapisme est souvent funeste.

LXXXI. 5°. *Nymphomanie, ou fureur utérine*. Irritation nerveuse des parties de la génération, qui est pour les femmes ce que le satiriase est pour les hommes. Elle doit être considérée dans ses trois périodes. Dans le premier, imagination sans cesse obsédée par des objets lascifs et obscènes. Tristesse, inquiétude, taciturnité, recherche de la solitude, perte du sommeil et de l'appétit, combat intérieur entre des sentimens de pudeur et l'impulsion des desirs effrénés, &c. Dans le deuxième, sorte d'abandon à ses penchans voluptueux, plus de combat pour les réprimer; oubli de toutes les règles de la pudeur et de la bienséance; regards, propos agaçans; sollicita-

tions, instances à l'approche du premier venu;
gestes pleins d'indécence, efforts pour se jeter
dans ses bras; menaces, emportemens si l'homme
résiste, ou s'il veut se défendre. Dans le troisième, aliénation d'esprit complète, obscénité
dégoûtante, espèce de fureur aveugle, desir de
frapper et de déchirer, châleur brûlante sans
fièvre; enfin tous les symptômes divers d'un
état maniaque violent. Exemples nombreux de
ce genre dans les hospices de femmes insensées, sur-tout dans les pays méridionaux. On
peut voir dans le *Traité de la nymphomanie
par Bienville*, des histoires particulières de
cette maladie. On devroit desirer dans cet ouvrage un style moins diffus, une méthode descriptive plus correcte; enfin une crédulité moins
confiante dans ses formules compliquées, et une
bien plus grande importance attachée aux vrais
principes de l'hygienne.

LXXXII. Genre LVII. *Névroses ophtal-
miques, ou de l'organe de la vue. Notions préliminaires.* Le sens de la vue, celui par lequel nous
recevons le plus d'impressions, celui par conséquent dont la culture est la plus importante dans
l'enfance pour n'admettre que des idées claires
et distinctes. Locke et Buffon, &c. pensent que
c'est au tact à redresser les idées fautives qui
nous viennent par l'organe de la vue sur la grandeur, l'éloignement, la figure, &c. des objets.

Je suis d'avis avec Condillac (*Essai sur l'origine des connoissances humaines*) que l'exercice seul de l'œil peut le rendre propre à saisir ces propriétés des corps, suivant que l'habitude apprend à donner plus ou moins de concavité à la cornée, plus ou moins de contraction ou de dilatation à la prunelle ; suivant enfin que par la contraction des muscles, l'humeur aqueuse éprouve des changemens de forme, et que les impressions sur la rétine sont plus exactes. La théorie de la vue offre un des exemples les plus frappans de l'étroite connexion de l'art de guérir avec la physique, puisqu'on ne peut analyser les fonctions de l'œil, sans embrasser, pour ainsi dire, toute l'optique. Découverte de Newton sur cet objet (1), monument éternel de sagacité et de génie, et peut-être plus étonnant que ses Principes mathématiques de philosophie naturelle. Smith, dans son Traité d'optique, a donné le plus grand développement aux découvertes de Newton, et en a fait les applications les plus heureuses. Les artistes eux-mêmes, seulement livrés à la mécanique de l'optique, ont une foule de connoissances sur le choix des verres relatifs aux différens vices de la vue, sur les verres convexes propres aux vues longues,

-----

(1) *Optics or a Treatise of the reflections, refractions, inflections and colours of Light, by sir Isaac Newton.* 1730.

sur les différentes espèces, soit de vues longues,
soit de vues courtes ; le loucher des enfans, la
duplicité de la vue, le rétablissement de la vue
dans quelques personnes avancées en âge, &c. (1).
Ce n'est point à moi à indiquer les autres lésions
organiques de la vue, et les recherches de plusieurs hommes célèbres, Petit, Lecat, Louis,
Daviel, Pouteau, &c. puisque ces objets appartiennent à la chirurgie oculaire.

LXXXIII. 1°. *Indices tirés des lésions nerveuses des yeux dans les maladies aiguës.* Les
anciens, par l'imperfection de la physique et de
l'anatomie, ont laissé presque tout à faire aux modernes sur les lésions de la vue ; mais on ne peut
trop louer leur exactitude à observer, dans les
maladies, les affections nerveuses des yeux
comme un des fondemens les plus sûrs du
prognostic ; de-là les signes tirés de leur éclat,
de leur dessèchement, d'une apparence pulvé-
rulente sur la cornée, de la perversion du mouvement dans différentes parties des yeux, de
leur protubérance hors des orbites, ou bien de
leur enfoncement ; de la dilatation, ou bien de

---

(1) *Traité d'optique mécanique*, dans lequel on donne les
règles et les proportions qu'il faut observer pour faire toutes
sortes de lunettes d'approche, microscopes simples et composés, et autres ouvrages qui dépendent de l'art ; avec une
instruction sur l'usage des lunettes ou conserves pour toutes
sortes de vues, par Thomin. *Paris*, 1749.

la contraction de la pupille ; de l'obscurcissement de la vue, ou de son extrême sensibilité
aux rayons de la lumière.

LXXXVI. 2°. *Affections nerveuses de l'iris.*
Des considérations sur l'irritabilité de l'iris importantes pour la connoissance de l'amauroze
ou goutte sereine. Contraction ou dilatation de
la prunelle, suivant la vivacité plus ou moins
grande de la lumière, ou l'éloignement de l'objet
qu'on fixe ; or les mouvemens alternatifs se
font suivant que l'iris, qui forme une sorte
d'anneau autour de la prunelle, s'élargit ou se
contracte par l'action de la lumière, qui est le
stimulant spécifique de l'organe de la vue. Un
irritant quelconque, mécanique ou chimique,
porté sur l'iris, n'y produit aucun mouvement,
ce qui doit la faire exclure du nombre des substances musculaires. D'un autre côté, les mouvemens alternatifs de l'iris se perdent si on porte
atteinte à la sensibilité de la rétine; ce qui arrive
dans la paralysie, ou aux approches de la mort.
Il en a été de même à l'égard des animaux à
qui on avoit fait prendre de l'opium à l'intérieur.... Des feuilles de belladonne [*atropa bel-*
ladonna, L.] appliquées sur un petit ulcère chan-
creux au-dessous de l'orbite, ont produit le même
symptôme, mais d'une manière passagère. Si on
admettoit dans l'iris des fibres orbiculaires con-
centriques et d'une nature musculaire, comme

l'ont fait Boerhaave, Ruisch, &c. il seroit facile
d'expliquer les mouvemens alternatifs de l'anneau par l'action de la lumière sur la rétine;
ainsi, par exemple, on diroit que lorsque la
rétine est excitée par une vive lumière, les petits filamens nerveux qui se portent à l'iris y
produisent une contraction des fibres orbiculaires, et par conséquent un resserrement de
la prunelle; l'absence de la lumière par un défaut de stimulant, devroit produire le relâchement des fibres orbiculaires de l'iris, et par conséquent la dilatation. Il est malheureux que cette
explication soit entièrement détruite par les faits,
et on sait que les anatomistes modernes, depuis
Haller, rejettent les fibres orbiculaires et prétendues musculaires de l'iris. C'est donc par le simple
jeu des fibres radiées de cet anneau que doivent
s'opérer les alternatives de contraction et de dilatation de la prunelle; mais alors ces fibres se
contractent en sens inverse des muscles; car,
par l'action de la lumière, ces fibres s'alongent,
puisque la prunelle ne peut se contracter sans
que la largeur de l'anneau de l'iris n'augmente.
Par l'absence de la lumière ces fibres se contractent, puisque la prunelle ne peut se dilater
sans que l'anneau de l'iris ne diminue de largeur. Les fibres radiées de l'iris observent donc
des loix opposées à celles des muscles en général, et c'est ce qui les rend un des objets les

plus délicats et les plus difficiles de la physiologie. On ne peut le concevoir qu'en admettant dans les fibres radiées, par l'action de la lumière sur la rétine, une sorte de turgescence et d'alongement, analogue peut-être à ce qu'éprouve le membre viril dans l'homme par l'action d'un stimulus moral ou physique.

LXXXV. *Amauroze nerveuse.* Perte des mouvemens alternatifs de l'iris, sans qu'on observe aucun autre vice organique du globe de l'œil. Cette perte, précédée quelquefois de douleurs vers le front, de vertiges, d'un obscurcissement gradué de la vue. Quelquefois elle vient subitement; elle est marquée par une sorte de langueur et d'inertie dans tout l'organe, par une dilatation de la prunelle, et une sorte de rétraction de l'anneau de l'iris. Elle tient à un état d'insensibilité de la rétine, souvent produite par un vice dans le nerf optique, comme Vesale, Cheselden, Bonnet, Wepfer, Plater, Scultet, &c. en donnent des exemples. Ses causes peuvent être une métastase qui peut empêcher l'action nerveuse du nerf optique, ou directement celle de la rétine; l'impression du froid, un épanchement lymphatique dans les ventricules du cerveau, produisent aussi l'amauroze; elle peut être aussi la suite d'une fièvre continue ou d'une fièvre intermittente. On connoît ses autres causes, comme des convulsions, l'abus des plaisirs de

l'amour, un emportement de colère, une frayeur,
l'action d'un narcotique, l'impression d'une trop
forte lumière. Dans le Nord, où la neige éclairée
par le soleil éblouit les yeux, on se sert d'un
crêpe pour n'être point aveuglé ; il est même,
dit Buffon, des plaines sablonneuses de l'Afrique
où la réflexion de la lumière est si vive, qu'il
n'est pas possible d'en soutenir l'effet sans ris-
quer de perdre la vue. On doit conclure que les
personnes qui écrivent ou qui lisent trop long-
temps de suite doivent, pour ménager leurs yeux,
éviter de travailler à une lumière trop forte ; des
blessures quelquefois très-légères dans les sourcils
ou au-dessous des orbites, peuvent produire l'a-
mauroze, comme Morgagni (Epist. XVII) en rapporte un exemple. On en a vu, l'année dernière,
un exemple à l'hospice de perfectionnement de
l'école de médecine. L'amauroze est souvent incurable, lors même qu'elle est susceptible de
traitement ; il faut une grande sagacité dans certains cas pour remonter à la cause cachée qui a
pu la produire. On voit, par exemple, que si c'est
par la rétropulsion d'un exanthème, par une
suppression inconsidérée du flux hémorroïdal,
par un traitement du mal vénérien, &c. il faut,
suivant la nature de ces diverses causes, varier
sa méthode.

LXXXVI. GENRE LVIII. *Névroses Acoustiques. Notions préliminaires.* Que d'objets de

physique sur la propriété des corps sonores, sur la vibration de l'air, sur la construction des instrumens acoustiques, &c. sont nécessairement liés aux considérations de ce genre ! Comment peut-on entendre tout ce qui se rapporte aux lésions nerveuses de l'ouïe, si on n'a une idée exacte de la structure de cet organe, &c.? L'état actuel de nos connoissances physiologiques sur ce point, doit être sur-tout déterminé pour éviter l'explication erronée que Sauvages, Buffon, &c. donnent du mécanisme de l'ouïe, en admettant que le labyrinthe est rempli d'air, que c'est à la lame spirale de limaçon qu'il faut rapporter la sensation du son, que c'est par diverses vibrations de ses fibres plus ou moins longues qu'on reçoit la perception des divers sons, &c... Valsalva et Vieussens avoient cru l'intérieur du labyrinthe lubréfié par une humeur volatile. Cotunni alla plus loin; et dans une dissertation imprimée à Naples en 1760 (*De aquæductibus auris humanæ internæ,*) il fit voir que dans l'état naturel le labyrinthe est rempli d'un liquide, que c'est aux ondulations de ce liquide qu'on doit la dernière perception des sons, &c. Haller, Caldani, Albinus, &c. ont admis la même vérité; mais on n'en trouve nulle part le développement aussi complet que dans une dissertation publiée par Meckel fils, en 1777 (*De Labyrinthi auris contentis*).

J'ai été témoin moi-même de la plupart des recherches et des observations de cet habile anatomiste, et je ne puis que rendre justice à l'extrême exactitude et à la sagacité avec laquelle il a varié ses essais ; il a fait voir, par les preuves les plus irréfragables, que le liquide du labyrinthe existe dans l'état naturel, et qu'il n'est point le produit d'un épanchement postérieur à l'état de mort. Il expose d'abord les précautions à prendre pour séparer l'os temporal du crâne, et pour pénétrer ensuite dans le labyrinthe. Il fait voir l'avantage qu'il y a de comparer ces parties dans le fœtus et dans l'adulte..... Il exposa l'os temporal à un froid rigoureux, et il trouva ensuite dans le labyrinthe une congélation, dont la forme correspondoit à celle de l'intérieur du labyrinthe. Nouvelle confirmation par des exemples pris de l'anatomie, comparée d'après des recherches faites sur des têtes de veau, de brebis, de cochon, de cerf, de chats, de jeunes loirs ; preuves indirectes de l'existence du liquide dans le labyrinthe, en démontrant qu'il n'y a aucunes parcelles d'air dans cette cavité, puisqu'en tenant plongée sous l'eau la tête d'un jeune chat qu'on venoit de faire périr et en ouvrant l'extrémité du limaçon, il ne s'est élevé aucunes parcelles d'air à la surface de l'eau. Mais comment accorder l'existence d'un liquide dans le labyrinthe avec celle de l'air atmosphérique dans la cavité du tympan, si

ces deux cavités avoient entr'elles une communication par une prétendue fente de la fenêtre ovale ? L'auteur fait voir que cette prétendue communication est nulle, puisqu'en remplissant le labyrinthe de mercure, il n'en passe pas la moindre parcelle dans la cavité du tympan.....
Mais quelle est l'origine du liquide du labyrinthe ? Il est probable qu'il exsude des extrémités artérielles qui aboutissent à la surface des membranes, dont est tapissé l'intérieur du labyrinthe. Ce liquide est composé de gélatine très-délayée, autant qu'on en a pu juger par l'action de l'acide sulfurique. Autre partie importante à considérer pour concevoir la perception des sons : c'est une duplicature du périoste, qui est comme flottante dans l'intérieur du vestibule qui divise imparfaitement cette cavité en deux, et entre les nerfs de laquelle se trouvent des expansions du nerf acoustique ; c'est ce que Meckel appelle *septum vestibuli nervoso-membranaceum*. Comment concevoir maintenant la perception des sons transmis par des vibrations de l'air ? Ces vibrations concentrées par l'oreille externe , frappent d'abord le tympan, dont les trémoussemens sont communiqués à la fenêtre ovale par la série des quatre osselets de l'ouïe, ainsi que par l'air contenu dans la cavité du tympan ; de-là des ondulations correspondantes du fluide du labyrinthe, et l'impression sur l'expansion que

Meckel appelle nerveo-membraneuse. Ce sont ces
nerfs qui paroissent être les organes immédiats
de la perception des sons, et on ne peut pas plus
expliquer la diversité de ces mêmes sons, qu'on
ne peut rendre raison des sensations diverses des
couleurs produites par des impressions de la lumière sur la rétine. Je n'ai pas besoin de rappeler ici les aqueducs découverts par Cotunni,
et destinés à faire communiquer le liquide du labyrinthe avec la cavité du crâne. Si on ajoute
aux recherches de Meckel celles qui ont été faites
postérieurement par un anatomiste italien,
(Comparetti) sur la structure de l'organe de
l'ouïe, dans les diverses classes d'animaux (*Con-*
sultez l'extrait que j'en ai donné dans le Journal
de Physique, année 1788), on aura une idée de
la sagacité qu'on a mise à développer la structure
admirable et les variétés de l'organe des sons,
quoiqu'il reste encore beaucoup à faire pour en
connoître le vrai mécanisme. L'ouïe atteste
le degré de perfection et de finesse auquel nos
sens peuvent s'élever par une culture assidue;
de-là les progrès étonnans de la musique chez
certains peuples...Pythagore a eu soin de l'incor-
porer, pour ainsi dire, avec la philosophie, et
de la faire servir au maintien de la pureté des
mœurs et de la santé. Platon lui-même, dans sa
république, met la plus grande importance à la
culture de la musique, et défend toute innovation

qui pourroit la faire dégénérer. (Dialogue III.) Quels prodiges n'a point produits la musique dans nos armées pour faire triompher la cause de la liberté ? Tous les médecins observateurs donnent à la musique un rang distingué dans la classe des remèdes propres à entrer dans le traitement de la plupart des maladies nerveuses.

LXXXVII. *Lésions nerveuses de l'ouïe.* Des connoissances exactes de physiologie et d'anatomie sur l'organe de l'ouïe ne peuvent que rendre très-réservé sur la théorie des lésions nerveuses de cette partie......... Sauvages a fait un genre particulier de la dysécée ou dureté d'oreille, et il expose les moyens d'y remédier par les cornets acoustiques ; mais qui peut répondre que ce qu'il appelle dysécée par atonie du tympan, ne puisse aussi dépendre d'un vice organique de quelques parties contenues dans la cavité du tympan, dans le labyrinthe, ou d'une affection du nerf acoustique ? Quant à la paracousie ou fausse ouïe, soit qu'on entende confusément les paroles à haute voix pendant que la perception des sons foibles est distincte, soit que la perception d'un son foible soit douloureuse, soit encore que la perception d'un son quelconque soit double, ou bien qu'on n'entende un son ordinaire qu'à l'aide d'un grand bruit concomitant, il me paroît bien difficile de déterminer les parties où réside primitivement ce vice organique..... Enfin, la surdité complète ne peut-elle point provenir d'un vice du tympan, d'une lésion des osselets de l'ouïe, du liquide contenu dans le labyrinthe, de la cloison nerveo-membraneuse du vestibule, d'une perte de sensibilité dans le nerf acoustique par une cause quelconque? Il y a donc beaucoup de recherches à faire sur cet objet, d'après des histoires exactes des lésions des organes de l'ouïe comparées avec les résultats des ouvertures des corps. L'hospice de la Salpêtrière peut présenter plusieurs de ces cas, sur-tout relativement au progrès de l'âge; et je me propose de n'omettre aucune occasion propre à répandre quelque lumière sur une partie des plus obscures de l'histoire des maladies.

LXXXVIII. Genre LIX. *Affections arthritiques. Notions préliminaires.* S'il y a dans la nature une maladie d'un caractère nerveux bien marqué, d'une sorte de disposition mobile qui puisse lui faire changer de siége en un clin-d'œil, et lui faire prendre la forme de toute autre maladie nerveuse, comme de l'apoplexie, de l'hypocondrie, de la mélancolie, des convulsions, des affections spasmodiques du thorax, de l'abdomen, &c. point de doute qu'une semblable maladie ne doive être placée dans la classe des maladies nerveuses. Or, l'arthritis, qui comprend en général les maladies goutteuses, est cette maladie, comme l'apprend l'histoire exacte de ses symptômes ; Sauvages l'a placée dans l'histoire si vague et si indéterminée des douleurs........ Cullen l'a rapportée aux maladies inflammatoires ; Stahl, dirigé par des vues bien plus profondes, l'a placée à la suite de l'épilepsie, et il en trace tous les symptômes avec une sagacité rare, en profitant de la description que Sydenham en avoit donnée. Avantage de s'élever ainsi à la lecture et à la méditation des auteurs originaux, où brille le vrai talent de l'observation. Ennui, dégoût qu'inspirent toutes ces compilations qui fourmillent en médecine. Il est vrai que Stahl étoit loin de posséder le talent d'écrire qu'avoit Boerhaave, et que dans l'étude de ses ouvrages, il faut dévorer toutes les inégalités et les incorrections de son style germanique. Montrons donc, par l'exemple de la goutte, comment on peut se rendre propre la chaîne des idées de cet auteur et s'exercer à les rédiger, sans adopter servilement ses vues sur la connexion de cette maladie avec les hémorroïdes.

LXXXIX. *Goutte.* Stahl limite trop les dispositions primitives à la goutte, en les bornant à une habitude du corps succulente et pléthorique, jointe à la bonne chère, à des affections vives de l'ame, à l'abus des plaisirs, ou bien à des omissions de quelque évacuation sanguine habituelle, soit naturelle soit artificielle, puisque

d'autres causes peuvent la produire comme une
suppression de la transpiration , la rétropulsion
de la galle ou d'autres affections cutanées , &c.
Mais il entre davantage dans le vrai caractère de
cette maladie, lorsqu'il fixe les différentes parties
où elle peut siéger ; d'abord comme les épaules,
les aisselles, les bras, la moitié de la tête, la
nuque, la partie antérieure ou latérale du thorax ;
elle peut se porter ensuite en un clin d'œil à
l'articulation de la cuisse, aux genoux , aux
pieds. Quelquefois ce mouvement rapide se fait
dans un ordre contraire, c'est-à-dire des parties
inférieures aux supérieures , &c. Variétés de la
douleur, qui peut être plus ou moins vive ; celle
de quelques goutteux est âcre et vibratile ; celle
de quelques autres est marquée par des pincemens vifs ou même des élancemens, *acutissime
lancinans*, suivant l'expression de Stahl ; et alors
souvent les malades poussent des hauts cris.
Lorsque la sensibilité est moindre , comme dans
les phlegmatiques, la douleur est obtuse , avec
un sentiment de stupeur et de pesanteur. Plus
la douleur est vive, moins la partie est enflée ;
et c'est en général lorsque les tégumens éprouvent une sorte d'inflammation érysipélateuse
que la douleur de l'articulation diminue , ou
éprouve une sorte d'intermission. De-là on voit
le peu de fondement de regarder la goutte comme
une maladie inflammatoire. L'arthritis précoce,

c'est-à-dire celle qui attaque dans la fleur de l'âge, expose à des affections hypocondriaques ou même à des maladies convulsives, et à tous les dangers de ce qu'on appelle goutte rétrocédante; ce qui doit faire craindre de ne point parvenir à un âge avancé. Ce que Stahl ajoute pour éclairer l'étiologie de la goutte, sur sa connexion avec des douleurs des lombes, de sciatique, avec des affections obscures ou manifestes des hémorroïdes, sur les heureux effets obtenus quelquefois de l'application des sangsues à l'anus, sur la guérison d'une sciatique par le rétablissement du flux hémorroïdal, &c. fait voir la sagacité profonde de cet auteur, mais tient trop à son système favori pour qu'on doive céder à l'autorité d'un nom aussi imposant en médecine, d'autant mieux qu'il semble se défier lui-même de la trop grande généralité qu'il donne à ses idées, et qu'il exhorte les médecins d'étudier cette sorte de conspiration ou de réciprocité entre les affections hémorroïdales, sciatiques, néphrétiques, hématurie ou pissement de sang et la goutte. Il ne se dissimule point d'ailleurs que la goutte, accompagnée de tous ses symptômes, existe quelquefois avec un flux hémorroïdal régulier. Il rentre encore mieux dans les grands principes de la médecine hippocratique, en remarquant que les goutteux qui abandonnent pour ainsi dire le mal à lui-même,

et supportent avec courage leurs infirmités ,
parviennent à un âge avancé avec de longues
intermissions ; au lieu que ceux qui, par impatience, cherchent des soulagemens passagers , et
souvent perfides , dans l'emploi de la saignée ,
ou d'autres moyens perturbateurs, sont sujets à
des accidens graves, qui souvent abrègent leur
vie.

XC. Description vive et animée que donne
Stahl, de la marche des accès , &c. « Ils ont cou-
» tume de se déclarer au printemps, à l'automne
» ou durant les changemens brusques de la tem-
» pérature de l'air ; provoqués ou exaspérés sou-
» vent par des écarts de régime , des affections
» vives de l'ame , comme la colère , l'abus des
» plaisirs. *Signes précurseurs des paroxismes
» réguliers.* Mal – aise ou sentiment de tension
» gravative dans les membres ou dans tout le
» corps, augmentation graduée de la douleur, à
» moins que le paroxisme ne soit excité par une
» passion de l'ame , sensations vagues et récipro-
» ques de refroidissement et d'incalescence dans
» toute l'habitude du corps, diminution de l'ap-
» pétit, inquiétude sans cause, sommeil troublé
» par des rêves effrayans, ennui, langueur, soif
» irrégulière ». La douleur dont on a décrit ci-
dessus le siége et les variétés , peut durer deux
ou trois semaines , en laissant ainsi dans la partie
affectée un sentiment de torpeur et de difficulté

dans les mouvemens.... Stahl revient ensuite à
son système favori sur la connexion nécessaire
des affections goutteuses et hémorroïdales, et il
cite en sa faveur un passage d'Hippocrate ; mais
on aime à reconnoître dans cet endroit même
son esprit supérieur et son éloignement pour
l'affectation pédantesque de tant d'autres auteurs,
qui pensent trouver dans Hippocrate le germe
de toutes les découvertes anciennes et modernes
sur la médecine, en interprétant à leur gré quelques phrases obscures ou équivoques.

XCI. Stahl ne regarde que comme accident
individuel, les nodosités qui se forment quelquefois aux articulations des goutteux, et il se
fonde sur ce que ces nodosités se forment quelquefois tout-à-coup, et se résolvent aussi
promptement, sur ce que peu de goutteux en
sont affectés, et à peine un sur dix, &c. mais il
ne s'appuie sur aucune analyse chimique.... Un
autre auteur a consigné particulièrement dans
les *Transactions philosophiques* le résultat de
cette analyse, et il a observé que l'acide sulfurique, l'acide muriatique, &c. dissolvent en
grande partie cette matière tophacée et phosphoreo-calcaire.... Mais c'est à la chimie moderne
à faire des expériences répétées sur ces substances, pour reconnoître dans quels rapports
se trouve le phosphate calcaire, et pour rapprocher ces faits des autres observations du chimiste

célèbre (Bertholet), qui a constaté la présence
de l'acide phosphorique dans la matière de la
sueur des goutteux.... Mais, quoi qu'il en soit
de la génération de ces substances, ne jouent-
elles pas un rôle secondaire dans la goutte ? et
peut-on se flatter de guérir cette maladie par
une simple neutralisation de l'acide phosphorique ?.... Quoi qu'il en soit de ces prétentions, il
faudra établir toujours comme base fondamentale l'histoire exacte de la maladie, et on verra
jusqu'à quel point ces opinions peuvent s'accorder avec les phénomènes observés. Un des
plus remarquables et des plus importans, puisqu'il doit faire la base de tout traitement méthodique, est le grand avantage qu'on a retiré de
l'usage du régime végétal. Lobb, médecin anglais (1), a exposé en détail les règles diététiques de ce régime, suivant l'âge, la saison, la
constitution de l'individu, ou d'autres affections incidentes (*Probabilitas curandi poda-
gram per alimenta*). Il y a joint les exemples
particuliers de quatre goutteux qui sont parvenus à faire cesser leurs accès violens, en
s'interdisant l'usage de la viande et des boissons
spiritueuses. Le premier, connu sous le nom de
sir Sleig, étoit retenu chaque année deux mois

---

(1) *Tractatus de dissolventibus Calculos, ac curatione Calculi
et Podagræ ope alimentorum*, &c. Aut. *Theopilo Lobb*, M. D.

et demi dans son lit par ses accès, avant qu'il eût adopté le régime végétal ; cet état extrême de souffrance le détermina à s'abstenir de l'usage de la viande, du vin, et de tout autre spiritueux. Il s'asservit à une nourriture purement végétale pendant deux années et demie, et il n'éprouva aucun accès de goutte pendant cet intervalle de temps, quoiqu'il se nourrît indistinctement de toute sorte d'alimens pris des végétaux. On doit remarquer en outre qu'une tumeur tophacée ou phosphoreo-calcaire qui étoit à l'extrémité du cubitus gauche, disparut par degrés à la faveur de ce régime. Ayant repris ensuite l'usage de la viande, il éprouva une rechute au bout d'une année et demie. Les autres exemples que Lobb rapporte ne sont pas moins concluans ; mais ils font voir que le régime végétal adopté trop brusquement produit beaucoup de mal-aise, et qu'il diminue l'embonpoint. Un des trois goutteux a remarqué aussi qu'après avoir gardé strictement le régime végétal pendant une année, il éprouva à deux différentes reprises des attaques de paralysie ; ce qui l'engagea à reprendre l'usage du vin, de la bière, et à manger par intervalles du poisson ou de la viande.

ORDRE IV.

Affections comateuses.

XCII. EXEMPLE très-singulier d'une constitution épidemique marquée par des affections
soporeuses. Durant les derniers mois de l'année,
froid modéré, pluies continuelles, vents d'aus-
ter impétueux, orages fréquens ; de-là, une
grande variété de maladies catharrales (*De-
curia 2ª ann. I.*), puis des fièvres d'un mauvais caractère, des exanthêmes, des accouchemens laborieux, enfin des suppressions de
menstrues, des affections hystériques, des vertiges, des épilepsies, apoplexies, paralysies, le
carus, la catalepsie. L'auteur a d'ailleurs rapporté des histoires particulières de ces maladies, pour fixer avec plus de précision le résultat de ses observations. Une fille de cinq ans,
d'ailleurs somnolente et d'un caractère plein
d'aigreur, éprouva une contrariété étant à table,
et fut saisie tout-à-coup d'une sorte de roideur
universelle, en conservant sa position antérieure et un regard d'indignation fixé sur sa
sœur, qui avoit provoqué sa colère. On lui crie
à haute voix, et elle n'entend rien ; ses bras
conservent la position qu'on leur donne ; elle

ne peut remuer les lèvres : en la conduisant par la main, et en la forçant, elle marche; on l'eût prise pour une statue de cire. Pendant le paroxisme, elle étoit froide comme un marbre; une heure après, rétablissement de la chaleur, avec des pandiculations, des borborigmes et des soupirs profonds ; ce qui étoit suivi de sueurs copieuses. Un magistrat outragé au milieu de ses fonctions publiques en conçoit tant d'indignation, qu'il resta immobile, sans parole et dans un véritable état de catalepsie; l'impression même en est si profonde, qu'il est bientôt après frappé comme d'un coup de foudre d'une apoplexie mortelle. L'auteur de ces observations a vu aussi durant la même année une affection carotique qui se termina six heures après par la mort, et trois exemples particuliers de coma, avec hémiplégie.

XCIII. La léthargie ordinairement symptôme d'une fièvre aiguë, et marquée par un assoupissement continuel. Eveille-t-on les malades ? leurs propos indiquent le trouble de leur entendement ; ils oublient ce qui s'est passé, et ils retombent aussi-tôt dans le sommeil. La léthargie tient en général à l'affection des viscères abdominaux; ses symptômes précurseurs sont une pesanteur de tête, des vertiges, des anxiétés, des nausées, des vomissemens, &c. Un homme de quarante-cinq ans, accoutumé à

une vie sédentaire, et sujet au flux hémorroïdal, éprouva pendant quelque temps des vertiges, une douleur de tête gravative, la perte de
l'appétit avec des nausées ; un emportement de
colère survenu dans ces circonstances le jeta
dans une léthargie portée à un si haut degré,
qu'on pouvoit à peine l'éveiller : mais les évacuans et un régime convenable suffirent pour
le guérir ; ce qui indique que le principe de cette
léthargie étoit dans l'abdomen. Le *coma* et le
carus sont des affections soporeuses qui ne dif-
fèrent entr'elles que par le degré, qui sont produites par les mêmes causes que l'apoplexie, et
qui doivent être renfermées dans le même genre
que cette dernière ; leur foyer primitif est aussi
souvent dans l'abdomen, mais quelquefois aussi
dans la tête : de-là, les succès fréquens de l'émétique. Boerhaave (*De morb. nerv.*) rapporte
deux exemples d'un sommeil profond causé par
des excès dans le vin, et guéri par des vomitifs.
Je dois à ce sujet citer une observation très-
curieuse, qu'on trouve dans un Recueil de faits
de médecine, par *Henricus-ab-Heers* (*Observationes medicæ*). Un homme dans un état
d'ivresse étoit plongé dans un sommeil profond
depuis quatre jours ; on imagina que la cause
en pouvoit être une compression du cerveau à
la suite d'une fracture, et on se disposoit déjà
à faire l'opération du trépan. *Henricus-ab-Heers,*

en observateur habile , examine les tégumens de la tête , et n'y trouve aucune trace de lésion ; il trouve le pouls bien développé, et la respiration libre et point du tout stertoreuse ; il rapproche toutes les autres circonstances , et il affirme avec assurance que l'opération est superflue. En effet , ayant arraché avec effort quelque poil de la moustache de cet ivrogne , celui-ci se réveille en sursaut ; il s'emporte avec violence contre le médecin , avec menaces de le frapper s'il ose encore toucher à sa barbe.

XCIV. J'ai donné autrefois dans un journal l'extrait d'un Mémoire du docteur Rush (1), sur les effets pernicieux de la boisson habituelle des liqueurs spiritueuses ; et c'est-là sans doute un beau texte pour un article de médecine morale , puisqu'il existe peu de principes aussi destructeurs pour l'homme que les excès et la longue habitude des boissons spiritueuses : quoique l'empire de l'habitude sur ce point soit si puissant, et que tous les préceptes les plus sages qu'on donne puissent être sans effet, il est toujours utile d'éclairer l'homme sur une des sources les plus fécondes de ses maux et de ses infirmités. On doit prévenir cependant qu'on entend proprement par liqueurs spiritueuses celles qu'on tire par la distillation des substances fermentées

______

(1) *An enquiry into the effets of spirituous liquors* , &c.

de toute sorte, et où l'alkool est à nu. On ne
comprend point ici sous ce nom le vin, le cidre,
la bière, le punch, et autres liqueurs où l'alkool
est combiné avec une matière sucrée, une substance extractive ou un acide, qui en tempèrent
plus ou moins l'action stimulante, et en empê-
chent l'effet nuisible, à moins qu'on ne se livre à
des excès coupables. Un temps humide et froid
et un travail pénible portent l'homme à boire
des spiritueux, parce qu'il en éprouve aussi-tôt
une augmentation de chaleur et de forces, et que
sa circulation en est accélérée ; mais cette action
stimulante est de peu de durée, et bientôt après
il retombe dans un état de torpeur et de foiblesse qui oblige de recourir au même restau-
rant, pris à une dose plus forte ; ce qui mine
insensiblement la constitution et use les organes.
On ne fait point attention que le vrai soutien
de la chaleur animale et des forces consiste dans
l'exercice du corps et une nourriture solide et
abondante.

XCV. En Irlande, les habitans de la campagne vivent en général de pommes-de-terre
qu'ils font bouillir dans l'eau, et qu'ils mangent
avec du lait après en avoir enlevé la peau. Ces
hommes, qui, dans leur heureuse simplicité, ne
font point usage des liqueurs spiritueuses, sont
les plus forts et les plus robustes. Leurs enfans
sont aussi très-remarquables par l'excellente

constitution dont ils héritent de leurs parens (1).
Ceux qui ont voyagé dans les Pyrénées savent
que les habitans de ces montagnes se divisent en
voituriers et en pasteurs. Les premiers, obligés
de mener la vie la plus dure, ont recours sans
cesse à des liqueurs fortes pour soutenir le froid
et le travail. Ces hommes, dont le sommeil est
semblable à une léthargie, ont tous les vices
attachés à la crapule; ils périssent en général,
et ils ont des enfans foibles et infirmes. Les pasteurs, au contraire, ne se nourrissent que de
pain de seigle, de lait et de fromage : ils sont
doux, obligeans, et d'une franchise singulière.
Ils sont aussi remarquables par leur vigueur et
leur force, et ils combattent avec avantage les
ours et les autres animaux féroces. On les voit
aussi parvenir en général à une vieillesse extrême.
Une constitution robuste, soutenue par un travail pénible, peut à la vérité contrebalancer
les effets nuisibles des liqueurs spiritueuses pendant plusieurs années ; mais une longue habitude et des excès répétés d'intempérance pro-
voquent la langueur de l'estomac, la perte de
l'appétit, le tremblement des membres, la jau-

---

(1) César dit, en parlant du peuple le plus belliqueux de
l'ancienne Germanie : *Vinum ad se omnino importari non
sinunt, quod ea re ad laborem ferendum remollescere homines
atque effeminari arbitrantur.*

nisse, l'ascite, ou même une hydropisie générale, l'apoplexie, la paralysie, ou d'autres
affections nerveuses incurables.

XCVI. Le rapprochement des essais de Whytt
et de Alston, sur les effets de l'opium, fait voir
qu'une dissolution de cet extrait injectée dans
l'anus d'un animal, ou bien dans l'abdomen ou
la poitrine, au moyen d'une plaie, de même que
lorsqu'on la prend par la bouche, prive du
sentiment et du mouvement, ou tout le corps
entier, ou les parties qu'il touche, et qu'elle agit
immédiatement sur les parties affectées, en détruisant la force motrice des muscles, c'est-à-
dire, en portant une atteinte directe à l'irritabilité et à la sensibilité. En général, l'opium
pris à l'intérieur augmente la chaleur animale,
rend la respiration plus fréquente et plus difficile, détermine une irritation et un *raptus* du
sang vers la tête, affecte les nerfs de stupeur,
et ôte ainsi le sentiment d'une douleur étrangère,
inspire le plus souvent de la gaîté à la manière
des spiritueux, provoque le sommeil en augmentant la rougeur de la face; et si on le prend
à trop forte dose quand on n'en a point l'habitude, il produit des vertiges, la torpeur, l'ivresse,
débilite tous les mouvemens de l'animal, excite
un sommeil profond qui peut devenir mortel, et
finir par l'apoplexie et les convulsions, enfante
une sorte de délire pendant ce sommeil, fait

paroître des fantômes qu'on prend pour des réalités, et peut produire même par son usage prolongé un état chronique de folie et de démence.
La dose ordinaire de l'opium, pour nous, est
d'un quart de grain, d'un demi-grain ou tout au
plus d'un grain; mais l'habitude que les Turcs, les
Perses et les autres orientaux en ont contractée,
leur permet de porter cette dose jusqu'à un gros,
une demi-once ou même une once dans l'espace
de vingt-quatre heures. L'action de l'opium sur
eux est toute différente que sur nous; ils ne
peuvent obtenir le sommeil qu'en portant la
dose au-delà du point ordinaire : mais il leur
procure une sorte de stupeur avec une pesanteur de tête, et les jette dans un état de demi-
veille ; suivant enfin que la dose est plus ou
moins forte, il les égaie, les enivre, les rend
courageux à la guerre, agiles à la course, propres à soutenir un travail pénible, intrépides
dans l'adversité, joyeux, voisins de la fureur
ou du délire. Les effets nuisibles de l'abus de
l'opium sont la perte de l'appétit, l'amaigrisse-
ment, la langueur, la mélancolie, la stupeur,
la somnolence, la taciturnité, l'abolition de la
mémoire, la vacillation des facultés de l'entendement, une vieillesse précoce, une mort prématurée.

XCVII. Conformités singulières entre l'abandon délicieux et le délire extatique que Kæmpfer

dit avoir éprouvés lui-même en prenant à la
manière des orientaux un bol narcotique, et le
ravissement ou sorte de volupté enivrante des
pieux extatiques ou des personnes revenues à
elles-mêmes après avoir passé par un état d'agonie. Kæmpfer, dans un festin avec des Perses,
avale une composition opiatique qui leur est
familière; il éprouve bientôt une joie indicible,
se livre à des jeux folâtres, à des éclats de rire
excessifs, monte à cheval à la fin du repas, croit
voler dans les airs et au-dessus des nues, parcourt en imagination la vaste route des cieux,
et pense dans son délire avoir été admis à la
table des divinités célestes. On parle dans les
Ephémérides des Curieux de la Nature (*Decur.* 2ᵉ
an. I.) d'une jeune fille qui, durant le cours
d'une maladie aiguë, tomba dans une sorte d'extase, et resta trois jours dans un état apparent
de mort; revenue à elle-même, elle se plaignit
vivement d'avoir été arrachée trop tôt au bonheur ineffable qu'elle disoit avoir éprouvé. Une
autre jeune fille tomba dans le même état dans
le cours d'une fièvre ardente, et on se disposoit
déjà à célébrer ses funérailles, mais on usoit en
même-temps de tous les moyens propres à la
rendre à la vie; le premier usage qu'elle fit de
sa raison fut loin d'être un sentiment de reconnoissance; elle se plaignit au contraire amère-
ment qu'on eût mis un terme à la volupté pure,

II.   K

au calme ineffable ou plutôt à la félicité incom-
préhensible qu'elle venoit de goûter. On pourroit croire que des préjugés religieux ont fait
naître ce bonheur imaginaire, si on ne savoit
que Montaigne lui-même ayant fait une chute
violente, et étant resté quelque temps sans mouvement et sans vie (chap. VI, liv. 20 de ses
Essais), dit avoir éprouvé une douceur d'existence auparavant inconnue, et très-propre à le
réconcilier avec l'idée de la mort, qui auparavant étoit pour lui un objet d'épouvante. L'extase mystique ou dévote n'est point une maladie
fréquente, et elle le deviendra bien moins dans
la suite. Pour en connoître donc le caractère,
et ne point se contenter de répéter comme par
écho ce que les autres en ont dit, on est réduit
à en puiser les notions exactes dans les vies des
pieux contemplatifs ; je choisis dans ce nombre
celle de sainte Thérèse, dont le caractère ardent
et sensible a été peut-être un des plus propres
à ces élans d'un amour extatique, ou à cet iso-
lement de l'imagination qui semble ne laisser
qu'une existence morale.

XCVIII. La catalepsie est un exemple frappant
de la marche lente et graduée de l'esprit d'observation en médecine ; on n'en avoit que des
idées vagues avant Cælius-Aurelianus, qui a
cherché à les rectifier en rapportant ses symptômes distinctifs ; mais ce n'est que dans des

temps postérieurs qu'on est parvenu à fixer son
vrai caractère, qui consiste dans une certaine
souplesse du tronc et des membres, avec une
sorte de tension automatique des muscles; ce
qui fait conserver au cataleptique toutes les différentes positions qu'on lui donne. Catalepsies
purement symptomatiques rapportées par Sauvages, comme des espèces particulières de la
maladie; ce qui est propre à produire la plus
grande confusion en nosologie. Cet auteur d'ailleurs distingue l'extase de la catalepsie, tandis
que des observations bien rapprochées font voir
que ce ne sont que deux espèces distinctes du
même genre. Cullen est encore plus en défaut,
en rapportant la catalepsie et l'extase à l'apoplexie, puisque les causes occasionnelles, la
marche et la terminaison de ces maladies offrent
les différences les plus remarquables. Exemples
particuliers de catalepsie dans les écrits de plusieurs observateurs exacts, *Forestus*, *Tulpius*,
Henricus-ab-Heers, *Zacutus-Lusitanus*, &c.
elle peut également provenir d'une contention
forte de l'esprit ou d'une émotion vive, et qui
s'empare pour ainsi dire de toutes les facultés
morales. Un état habituel de vision et d'extase
est si fréquent en Italie, que le terme *una spiritata*
est consacré pour désigner les filles ou les femmes
qui donnent cette sorte de spectacle dans les
églises; traits du visage animés, avec un fond

de tristesse et de mélancolie ; par intervalles, murmures confus et sons inarticulés, regard tantôt tendre et languissant, tantôt triste et abattu, quelquefois les paupières tout-à-fait abaissées ; le reste du temps, la pensée préoccupée de quelque objet de contemplation ou d'un amour mystique ; presque point d'appétit, sommeil nul ou interrompu par des visions, taciturnité obstinée, penchant à verser des larmes de tendresse. Henricus-ab-Heers nous trace le portrait le plus vrai et le plus fidèle d'un capucin cataleptique, qu'il avoit contemplé avec une sorte d'admiration ; un genou à terre, et l'autre dans un état de flexion ; le bras gauche pendant jusqu'au genou, le droit élevé en l'air, avec écartement des doigts ; l'un et l'autre aussi froids que le marbre, les yeux ouverts, le regard fixe et égaré ; le pouls assez fort au bras et aux tempes ; un clystère irritant rendit le ventre libre ; le froid glacial et l'immobilité des membres cessèrent, le malade se leva et marcha à son ordinaire, sans conserver aucun souvenir de sa situation antérieure.

XCIX. Kauw-Boerhaave (*Impetum faciens dictum Hippocrati,* &c. *Lugd. Bat.* 1745) a fait quelques expériences propres à répandre quelques lumières sur la nature et le siége de l'apoplexie. Il a trépané plusieurs chiens pour pouvoir irriter le cerveau ; il a appliqué des stimulans sur la

dure-mère sans produire des convulsions : une
irritation bornée à la substance corticale du
cerveau n'a pas produit des effets plus marqués;
mais l'irritation de la substance médullaire excite des convulsions effrayantes qui se terminent
dans quelques minutes par la paralysie des
muscles soumis au mouvement volontaire; la
respiration et la circulation peuvent encore se
prolonger pendant sept à huit heures. Si l'instrument étoit porté sur le cervelet, la circulation et la respiration cessoient trois ou quatre
minutes après. Une semblable irritation étant
déterminée sur la moelle alongée d'un autre animal, il en résultoit des convulsions comme dans
les expériences précédentes, et la cessation des
mouvemens vitaux de la circulation et de la
respiration. L'action nerveuse n'a donc point
un centre unique dans l'intérieur du crâne,
mais il y a pour ainsi dire divers départemens,
où une cause irritante peut porter séparément
atteinte à diverses fonctions de la vie ou à toutes
ensemble. Ne peut-on point dire que dans l'apoplexie aussi la compression produite par une
distension extrême des vaisseaux, ou par un
fluide épanché, peut altérer ou abolir partielle-
ment, tantôt les fonctions des sens et les mouvemens volontaires, tantôt porter une atteinte
plus ou moins notable aux mouvemens vitaux
de la respiration et de la circulation, et dans

certains cas enrayer pour ainsi dire subitement,
et faire cesser, comme par un coup de foudre,
tous les phénomènes de la vie? Les symptômes
si connus et si variés des plaies de tête sont
encore très-propres à éclairer sur toutes les circonstances les plus propres à produire l'apoplexie; et ce n'est point la seule preuve de l'étroite
union de la médecine interne et externe, c'est
une vérité bien constatée par l'expérience que
ce que dit Hippocrate (Aph. 42, liv. 2ᵉ); mais
il étoit réservé à l'anatomie d'en donner des
connoissances bien plus précises. C'est ce qu'a
fait Wepfer en 1658, dans l'ouvrage qui a pour
titre : *Observationes anatomicæ in cadaveribus
eorum quos sustulit apoplexia.* Marche très-ana-
lytique suivie par l'auteur de ces recherches,
et sage réserve de s'élever par degrés des histoires particulières à des résultats généraux.
Dans le sujet de la première observation, il a
remarqué après la mort un épanchement sanguin considérable entre la dure et la pie-mère;
dans un autre, caillot de sang de la grosseur
d'un œuf de poule trouvé dans la partie moyenne
du lobe droit du cerveau; dans un troisième,
sang épanché à la base du crâne , au-dessous de
la pie-mère; dans le quatrième , sérosité lymphatique épanchée en grande quantité entre la
dure et la pie-mère, dans les ventricules latéraux , &c. L'auteur , pour remonter au vrai

siége de la maladie, rappelle les diverses distributions des rameaux des artères carotides, et il compare les effets de la strangulation avec ceux de l'apoplexie. Un autre auteur, dont on ne devroit cesser de lire et de méditer les ouvrages, Morgagni (*De caus. et sedib. morb.* &c.), rapporte dans ses épîtres II, III, IV, un grand nombre d'observations discutées avec une extrême sagacité, et propres à donner un plus grand développement aux recherches de Wepfer. Ce seroit avancer une proposition trop générale que de regarder toujours le cerveau comme le siége primitif de la maladie; car on l'a quelquefois observée, sans remarquer aucune lésion organique, dans cette partie (*Morgag.* ép. V); et ne sait-on point que l'apoplexie est quelquefois une affection sympathique, et qu'elle tient à l'état des premières voies (*Moll, de apoplexiâ biliosâ. Gotting. 1780*)? ce qu'on reconnoît d'ailleurs aux signes précurseurs qui l'annoncent, anxiétés, nausées, vomissemens, perte de l'appétit, et autres symptômes gastriques.

C. On doit aux progrès de l'histoire naturelle et de la chimie moderne les notions les plus précises sur certains objets qui paroissoient autrefois tenir du merveilleux. Je parle de l'asphyxie qui vient de la combustion du charbon dans un endroit fermé, du dégagement du gaz des substances en fermentation, de la calcination de certaines pierres, &c. Car, de tous les acides que nous connoissons, dit Lavoisier, l'acide carbonique est celui qui est le plus répandu dans la nature, puisqu'il est formé dans les craies, dans les marbres, dans toutes les pierres calcaires, et qu'on peut l'obtenir assez pur en le dégageant de la matière sucrée en fermentation. On sait aussi que plusieurs autres substances aériformes peuvent devenir funestes par leur impression sur les organes de la respiration ; telles sont celles qu'on connoît dans les mines sous le nom de *feu brisou*, de *ballon*, de *mophète* ; il en est de même de celles qui se produisent dans les fosses d'aisance, et sur lesquelles le citoyen Hallé a fait des recherches si dignes d'être connues. On chercheroit en vain à remonter à la cause primitive de ces phénomènes ; il faut ici, comme dans tous les autres objets d'histoire naturelle, se borner à contempler les effets, à savoir les prévenir, et apprendre les vrais moyens d'en arrêter les progrès, lorsqu'ils ont déjà fait une impression dangereuse.

CI. Quelle que soit la cause occasionnelle, physique ou morale, qui ait pu concourir à produire quelqu'une des affections soporeuses, peut-on méconnoître qu'elles forment une sorte d'ordre naturel dans la classe des névroses, qu'elles ont un caractère analogue, quelles que soient leurs différences génériques ? qu'enfin, l'incertitude des signes de la mort que portent quelquefois avec elles ces affections, indique la nécessité d'essayer, dans les cas douteux, l'action des stimulans, avec la plus grande constance, comme l'application de la chaleur, les frictions, les caustiques, les liqueurs spiritueuses et pénétrantes, &c? et quelle circonspection ne faut-il pas mettre dans certains cas pour prononcer qu'il y a une mort absolue lors même que toutes les apparences semblent l'indiquer? On connoît la dissertation de Winslow sur les signes de la mort, ainsi que le commentaire prolixe qui en a été fait (*Dissertation sur l'incertitude des signes de la mort, et l'abus des enterremens et embaumemens précipités*). La réplique de Louis (*Lettres sur la certitude des signes de la mort*) est propre sans doute à écarter tout esprit d'exagération, et à faire éviter la crainte d'être enterré vivant; mais il n'est pas moins vrai qu'on doit être toujours sur ses gardes, d'après un grand nombre de faits bien constatés, et on ne sauroit trop réveiller de temps en temps l'attention publique sur un objet de cette importance, sur-tout relativement aux maladies soporeuses; c'est ce qu'a fait encore le docteur Thierri ces dernières années, dans un écrit qui a pour titre : *La vie de l'homme, respectée jusques dans ses derniers momens.*

CII. GENRE LX. *Apoplexie.* Ses causes les

plus ordinaires ; une nourriture succulente , une
vie très-sédentaire , l'excès dans les plaisirs de
l'amour , la suppression des menstrues , des
lochies , des hémorroïdes , l'usage immodéré
des bains, une chute , des coups violens sur la
tête , une ivresse habituelle, des chagrins profonds , une forte contention d'esprit , des emportemens violens de colère ; on compte au nombre
des signes précurseurs, des tintemens d'oreille,
un état de somnolence, des douleurs de tête gra-
vatives, un bégaiement accidentel et réitéré, des
vertiges , l'engourdissement des membres , un
sentiment de formication, de légers mouvemens
convulsifs de quelques muscles, l'affoiblissement
ou la perte de la vue , de l'ouïe ou de quelqu'une des facultés de l'entendement , comme de
la mémoire. Mais ces signes sont quelquefois
incertains, puisque des personnes les ont éprouvés sans avoir des attaques d'apoplexie , et que,
d'un autre côté , plusieurs victimes de cette maladie en ont été frappées comme d'un coup de
foudre et de la manière la plus inattendue. L'apoplexie peut varier dans sa marche , ou plutôt se
déclarer à divers degrés ; elle peut être légère
ou imparfaite, c'est-à-dire ne porter atteinte
qu'à la sensibilité de certaines parties , à la force
contractile de certains muscles : d'autres fois elle
est plus forte ou plus violente, et elle porte une
atteinte profonde au sentiment et au mouvement

volontaire, en laissant subsister la respiration et le pouls ; enfin, elle peut être portée au plus haut degré de violence, et faire périr d'une mort subite.

CIII. L'apoplexie, produite par l'excès des travaux du cabinet et de fortes contentions de l'esprit, est une des espèces les moins connues et les plus dignes de l'être ; c'est celle qui a une certaine graduation dans la marche des symptômes, d'abord somnolence, puis paralysie, enfin apoplexie ; c'est celle qui devint funeste à Malpighi, après une suite de symptômes nerveux, comme vertiges, pertes passagères de la parole, contorsion de la bouche ou spasme cynique, hémiplégie du côté droit. On trouve un autre exemple très-détaillé de cette apoplexie, dans une dissertation inaugurale qui parut à Strasbourg en 1770. L'homme qui en fut le sujet, étoit âgé de 58 ans ; il étoit d'une constitution pléthorique, et s'appliquoit fortement à l'étude, qu'il prolongeoit souvent vers les deux ou trois heures du matin. Les principales circonstances qui précédèrent sa maladie, fut l'omission d'une saignée dont il avoit contracté la longue habitude, toux opiniâtre et enchifrènement l'hiver suivant, lésion de la vue qui lui faisoit paroître les objets doubles, débilité, vacillation de la mémoire et quelquefois désordre dans ses idées, penchant irrésistible au sommeil, débilité des

membres et danger de faire une chute , si on ne
s'empressoit de le soutenir ; aridité de la membrane pituitaire et constipation , perte graduée
des forces physiques et morales, excrétion involontaire de l'urine et des déjections ; enfin respiration stertoreuse et abolition complète des forces de la vie. A l'ouverture du corps , épanchement d'un fluide lymphatique dans chacun des
ventricules latéraux du cerveau, plexus cho-
roïdes variqueux, amas d'une sérosité jaunâtre
dans la couche des nerfs optiques du côté gauche.

CIV. Stérile variété de moyens employés
tour-à-tour contre l'apoplexie, et difficulté extrême de choisir celui qui est le mieux adapté à
l'état particulier du malade qu'on cherche à guérir. Saignées , clystères irritans , émétique, eaux
spiritueuses à flairer , poudres sternutatoires,
pincemens , frictions , incisions répétées faites à
la jugulaire, ou bien aux veines occipitales, suivant le conseil de Morgagni ; ventouses à la
nuque profondément scarifiées , artériotomie
aux tempes , cautères aux bras, aux pieds ou à
la nuque. Que de secours puissans en eux-
mêmes, mais dont la médecine a besoin de fixer
avec précision les avantages respectifs ?

CV. GENRE LXI. *Catalepsie.* Privation subite
des fonctions des sens et du mouvement musculaire ; le pouls et la respiration à peine sensibles ;
persévérance dans toutes les attitudes que la

structure mécanique et anatomique permet de donner aux membres, et souplesse pour conserver toutes les positions qu'on leur fait prendre; marche peu exacte qu'on a suivie pour fixer les caractères génériques de la catalepsie, et la regarder comme différente de l'extase. On a établi comme autant d'espèces la catalepsie symptomatique, celle qui tient à l'hystérie, à la mélancolie, à la suppression des menstrues, à la présence des vers dans les intestins, &c. et pūis on a généralisé les caractères pris de ces prétendues espèces pour en former ceux du genre: on a admis également une extase catoque, une extase sans roideur, une extase cataleptique, et on les a rapportées à un genre différent de celui de la catalepsie. Dans l'état actuel de nos connoissances, nous sommes peut-être encore loin de pouvoir fixer avec précision l'identité ou la différence de ces deux genres, quoique plusieurs faits indiquent une grande analogie entre ces deux affections nerveuses, quand elles sont primitives.

CVI. 1°. *Catalepsie par une forte contention d'esprit*. Exemple rapporté par Fernel d'un homme profondément livré à l'étude, et qui tomba dans une immobilité cataleptique: il reste assis, la plume entre ses doigts, les yeux fixés sur ses livres, comme dans un état de méditation, mais suspension des fonctions de l'organe de la vue, ainsi que de celui de l'ouïe; nul indice l'expérience en médecine, distingue l'extase miraculeuse de celle qu'il dit tenir à des causes naturelles, et qu'il y parle de magie sur la foi du jésuite Delrio? C'étoit la mode du siècle, ainsi que des contrées habitées par ce médecin fougueux et crédule. Mais un fait qu'il rapporte ailleurs avec les détails les plus propres à intéresser (*Demens idea*), n'en montre pas moins sa sagacité singulière, et son adresse à chercher le vrai caractère de l'extase par le rapprochement d'une autre affection analogue : c'est l'histoire très-exacte du sentiment intérieur qu'il a éprouvé, et d'une sorte de changement du siège de la pensée, par une simple et très-légère dégustation de la racine de l'aconit (*Aconitum Napellus*, L.)

CVIII. 3°. *Catalepsie, ou extase simulée.* Leïbnitz avoit demandé si, par une forte abstraction de l'imagination, on pouvoit se rendre inaccessible à tout sentiment de douleur. Cette question déjà résolue par des faits constatés, et sans parler du prêtre *Restitutus*, qui, dans cet état, devenoit insensible à la brûlure, Cardan ne se mettoit-il point à volonté au-dessus de toutes les impressions des sens, et ne devenoit-il point extatique? On a vu un pantomime contrefaire l'extase par la seule force de l'imagination; d'abord traits du visage altérés, sensations peu à peu moins actives et enfin nulles, sorte de mouvement de bas en haut, qui sembloit tendre à le soulever de terre; mais excès de fatigue, causée par cette sorte de jeu, et nécessité d'y mettre bientôt un terme. Un homme tomboit en *catalepsie*, quand on prononçoit devant lui ces mots de la passion : *Consummatum est.* Rondelet, en observateur habile, cherche à démêler si cette affection étoit vraie ou simulée. Il l'introduit dans une maison, engage une personne à prononcer le mot latin, et il fixe très-attentivement toutes les circonstances de l'invasion de l'accès. Un effort combiné du prétendu cataleptique pour se renverser à terre sans se blesser, trahit son imposture : et, dans la suite, il fut condamné à un exil perpétuel pour avoir renouvelé les mêmes scènes.

CIX. Genre LXII. *Narcotisme ou empoisonnement par les narcotiques.* Au nombre des substances vénéneuses et qui agissent par leurs propriétés narcotiques avec danger de mort, on compte la ciguë aquatique (*cicuta aquatica*, L.), la ciguë terrestre (*conium maculatum*, L.), l'aconit (*aconitum napellus*, L.), la jusquiame (*hyosciamus niger*, L.), la belladona (*atropa belladona*, L.), exemples les plus curieux de l'action de ces poisons narcotiques sur l'estomac et des effets nerveux qui en sont la suite, dans l'excellent ouvrage de Wepfer (*de cicutá aquaticá*). On peut leur assimiler l'ivresse extrême produite

de sentiment ni de mouvement; visions extatiques habituelles du célèbre poète le Tasse, et
ses entretiens sur les sciences les plus relevées
avec ce qu'il appeloit son bon génie; alors les
regards fixes, l'attention fortement dirigée sur
un objet, sans rien voir ni entendre. Mais l'auteur de sa vie, qui avoit été témoin d'une de ces
visions, n'a point noté d'autres circonstances
essentielles, et propres à caractériser la catalepsie. Le génie familier de Socrate ne tenoit-il
point à une illusion semblable?

CVII. 2°. *Catalepsie mystique.* L'histoire des
vies particulières des pieux contemplatifs de
tous les cultes, fourmille d'exemples de cette
espèce d'extase ou ravissement qu'on appelle
surnaturel; mais, nulle part, on n'en retrouve
aussi clairement les différens degrés et les symptômes caractéristiques, que dans la vie de sainte
Thérèse écrite par elle-même : longue habitude
de contemplation, et efforts réitérés et soutenus
de l'imagination, pour s'élever à ce haut degré
d'abstraction intellectuelle. C'est ce que cette
ame ardente désigne par divers degrés d'oraison
mentale. D'abord, attention concentrée par une
lecture pieuse; puis recueillement profond, ou
sorte de quiétude, avec le sentiment d'une joie
enivrante; dans le troisième degré, jouissances
les plus vives et les plus pures, essor d'un amour
ardent, sorte d'exaltation voisine de la folie:

dans le quatrième degré, marqué par une sorte d'évanouissement et de défaillance totale, le ravissement extatique porté au plus haut degré de vivacité et de force ; respiration suspendue, plus de mouvement dans les membres, les yeux involontairement fermés ; perte de la parole, suspension de l'usage des sens, pendant que toutes les facultés morales semblent s'élever au plus haut point d'énergie, ou plutôt contracter une sorte d'union intime avec l'objet idéal de ces illusions fantastiques ; le ravissement saisit alors avec tant d'impétuosité, qu'on se croit transporté dans les nues, habiter dans l'olympe, et goûter les avant-coureurs d'une félicité suprême : perte d'haleine, pouls insensible, rigidité des membres, état apparent de mort ; position et attitudes antérieures conservées dans leur intégrité : c'est l'époque des épanchemens d'un amour ardent, de promesses solemnelles, de résolutions héroïques. Demi-heure après, ces ravissemens prétendus surnaturels cessent ; les facultés physiques rentrent dans leurs droits, et il ne reste plus que langueur et fatigue. Ne retrouve-t-on point dans cet ensemble de symptômes tout ce qui caractérise la catalepsie? On doit peu s'étonner que Van-Helmont, dans un ouvrage où l'autorité de l'évangile et celle des théologiens mystiques sont mises à côté des résultats de l'observation et de par l'excès des liqueurs vineuses prises à l'intérieur, ou par une trop forte dose d'opium.

CX. 1°. Variétés singulières de symptômes nerveux produits par l'usage intérieur des végétaux narcotiques suivant leur dose, la constitution de l'individu, sa jeunesse ou son âge avancé, &c. Gaîté vive, ou transports d'une joie tumultueuse, douleur dans la région précordiale, air égaré, perte totale des fonctions des sens, ou l'altération plus ou moins marquée de quelqu'une d'elles; espèce de trismus ou serrement tétanique des mâchoires, distorsion des yeux, hoquets fréquens, nausées, vomissemens spontanés, contorsions des membres, dos courbé en arrière, quelquefois face cadavéreuse, respiration insensible, froid des extrémités, affection soporeuse profonde, d'autres fois agitations des membres, rougeurs de la face, vertiges, attaque d'épilepsie, imagination troublée ou délire, hallucination qui donne la réalité et l'existence à des objets fantastiques, fureur, manie plus ou moins déclarée; ou bien stupeur, privation totale du sentiment et du mouvement, et la mort.

CXI. L'année dernière, au mois de brumaire, on transporta aux infirmeries de la Salpêtrière trois enfans d'environ neuf à dix ans chacun, attaqués de symptômes nerveux les plus singuliers, mouvemens convulsifs très-irréguliers, sorte de gestes pantomimes, agitations brusques des membres, le regard fixe, tour-à-tour des pleurs, des chants, des cris aigus, réponses ridicules ou nulles aux questions qu'on leur faisoit; ils figuroient tour-à-tour avec leurs doigts et leurs mains l'exercice de la filature, et ils sembloient chercher des épingles. On m'apprit que trois heures auparavant leurs extrémités avoient été froides, qu'ils avoient eu des nausées et un pouls presque insensible, et que quelques momens après, le délire maniaque s'étoit manifesté. Un accident commun à trois enfans, l'anomalie de leurs symptômes nerveux et leur analogie avec des exemples particuliers d'empoisonnemens par des végétaux narcotiques, qu'on trouve consignés dans des recueils d'observations, me firent présumer que telle étoit la cause de ces affections que de bonnes femmes traitoient déjà de sortilége; on fit des recherches, et on trouva un pied de *belladona* chargé de ses baies, dans le lieu ordinaire de la promenade des enfans. Chacun de ces jeunes malades fut émétisé sur-le-champ, et on leur donna ensuite une boisson abondante d'eau avec le sirop de vinaigre, ce qui fut d'abord difficile, à cause du trismus ou rapprochement tétanique des mâchoires : l'agitation, les cris perçans, les chants confus continuèrent encore toute la nuit, mais se dissipèrent peu à peu dans la journée suivante; un seul resta deux jours dans un état inquiétant avec le délire et le ventre balloné; mais la guérison a fini par être aussi complète que celle des deux autres.

CXII. 2°. *Ivresse par excès des liqueurs spiritueuses*; respiration nullement gênée ni stertoreuse, pouls nullement fébrile, quelquefois le visage pâle et les traits altérés, d'autres fois la face rouge et fortement colorée, assoupissement profond, flexibilité des membres: l'ivresse, comme le remarque Galien, se termine quelquefois du deuxième au troisième jour ou même plus tard, suivant les qualités du vin, la constitution particulière du malade, sa manière de vivre; le plus souvent elle ne dure point au-delà de six ou sept heures. *Henricus-ab-Heers* et *Forestus*, dans leurs Recueils respectifs d'observations, en rapportent des exemples remarquables.

CXIII. 3°. *Narcotisme par une dose excessive d'opium*; souvent vomissement et paralysie subséquente; d'autres fois somnolence et stupeur profonde, pouls plein et lent, respiration stertoreuse, mais qui diminue par degrés en même temps que les intervalles des inspirations deviennent plus longs; le pouls est plus foible à mesure que la respiration se rallentit, lorsque l'affection narcotique doit se terminer d'une manière funeste. Une personne d'un âge moyen avoit pris, par mégarde, deux grains d'opium en une dose; je fus appelé pour lui donner du secours ; son état avoit jeté les parens dans les plus grandes alarmes, vue trouble, les yeux à demi-fermés, visage pâle, sons inarticulés, sueurs froides, immobilité générale, stupeur. Le suc d'un citron, édulcoré avec le sucre et délayé dans un verre d'eau, fut la seule boisson prescrite, et l'heure suivante tous les symptômes finirent par disparoître.

CXIV. 4°. *Raphania , empoisonnement par l'ivraie , le seigle ergoté ou la graine de la rave sauvage (Raphanus raphanistrum , L.).* Suivant Linné, les graines de la rave sauvage mêlées au froment, à l'orge ou au seigle, ont produit des épidémies cruelles en Suède et dans certaines parties de l'Allemagne; peut-être aussi ces effets sont-ils dûs à l'ivraie ou au seigle ergoté. D'abord, engourdissement des extrémités, douleur du dos, ensuite affections tétaniques ou convulsives dans différentes parties du corps; les muscles, surtout, affectés de douleurs les plus vives jusqu'à pousser les hauts cris ou à tomber dans le délire, quelquefois l'atteinte est portée directement sur les facultés morales, et de-là, la mélancolie ou la manie déclarée. Grande variété d'affections, suivant la constitution de l'individu ou la dose de substance vénéneuse ; quelquefois nausées ou vomissemens, et d'autres fois diarrhée; saignement du nez ou crachement de sang. Les symptômes se renouvellent par accès, et la maladie peut avoir une marche aiguë ou chronique. Elle est le plus souvent mortelle ; d'autres fois elle laisse après elle des affections nerveuses variées, l'épilepsie, la perte de la raison, la paralysie ou la phthisie ; sa terminaison la plus heureuse a lieu par des sueurs ou une gale critique ; les évacuans et les acides végétaux sont les remèdes dont les effets sont les mieux constatés par l'expérience.

CXV. 5°. *Effets narcotiques de la pomme épineuse* (*Datura stramonium*, L.). Ivresse, assoupissement profond, délire, suspension des fonctions des sens, ou même la démence, la manie, une sorte de rage et de fureur, une perte de mémoire tantôt passagère, tantôt continuelle ; des convulsions, la paralysie, ou des tremblemens ; une soif excessive, des alternatives de sueurs froides ou de chaleurs excessives. Quelquefois nul signe de vie, nulle trace de sentiment ni de mouvement ; d'autres fois, nausées, douleur mordicante dans la région de l'estomac, dans le bas-ventre, ce qui peut être suivi d'une mort prompte. Un des caractères du *stramonium*, plus marqué encore que dans les autres végétaux narcotiques, est d'exciter des rêves agréables, une sorte de délire de volupté qui tient de l'enchantement et du sortilége ; aussi certaines compositions où il entre, font-elles les délices des Indiens qui ont besoin d'être ainsi retirés de leur indolence apathique.

CXVI. Tout empoisonnement par les végétaux narcotiques divers, offre une grande analogie dans ses effets, et dispense d'insister plus
long-temps sur leur énumération. Je ne pour-
rois d'ailleurs que répéter ce que disent Vicat
(*Histoire des plantes vénéneuses de la Suisse,
&c.*), Murrai (*apparatus medicaminum, &c.*),
Bergius (*materia medica e regno vegetabili*), et
une foule d'autres auteurs de matière médicale.
On sait aussi que les poisons les plus dangereux
peuvent devenir des remèdes héroïques contre
les maladies chroniques, et tout le monde sait les
heureux succès qu'on en a quelquefois obtenus
dans diverses contrées de l'Europe.

CXVI. Genre LXIII. *Asphyxie.* C'est ici un
des exemples les plus frappans des lumières que
la chimie et la physiologie peuvent répandre sur
l'histoire des maladies. Les anciens pouvoient-ils
se former la moindre idée des causes et du vrai
caractère des maladies produites par la vapeur
du charbon, la submersion, les exhalaisons des
fosses d'aisance, &c. et n'est-ce point aux progrès de la chimie moderne que la médecine doit
sur ces divers points les connoissances les plus
précises ? Les vrais principes de leur traitement
ne sont-ils point fondés sur les propriétés fondamentales de l'irritabilité hallérienne et de la
sensibilité ?

CXVII. 1°. *La strangulation.* On ne sauroit trop répéter qu'il faut avoir une admiration éclairée et non une déférence aveugle pour le nom et les ouvrages d'Hippocrate...... La strangulation, avec écume à la bouche, n'est pas toujours mortelle, quoique le père de la médecine le déclare dans son Aphorisme XLIIe, section IIe. Un grand nombre de faits observés à Vienne en Autriche et à Paris, démentent cet Aphorisme....Des frictions graduées, des infusions spiritueuses dans la bouche, l'irritation des narines, du gosier; les bains chauds peuvent quelquefois guérir cette espèce d'asphyxie. (Voyez *Pechlin, de aëre et alimenti defectu*, &c..... *Bacon, Historia vitæ et mortis; Bartholin, Epître XCVI, centur. II*, &c.) Mais d'autres fois le succès de ces moyens est impossible, puisque l'ouverture des corps a fait voir des épanchemens sanguins ou séreux dans l'intérieur du crâne, comme dans l'apoplexie (*Commentarii de rebus in scientiá naturali*, &c.... Lypsiæ, vol. IV). Les symptômes de l'asphyxie par strangulation, sont variés suivant le degré de lésion produite, et suivant la constitution de l'individu. Quelquefois certains muscles du cou, ou certains cartilages du larynx, sont rompus; d'autres fois l'une des deux premières vertèbres cervicales est luxée ou fracturée (Morgagni, *Ep. anat. med. XIX*). C'est dans ce même article qu'on trouve encore un modèle d'une discussion sage et approfondie des causes de la mort dans la strangulation, soit par des observations exactes et précises, soit par une critique judicieuse et des expériences faites sur des animaux vivans.

CXVIII. 2°. L'asphyxie par submersion a été l'objet de diverses discussions dans les Ephémérides des curieux de la nature dès l'année 1677 : mais il existe des recherches plus précises sur ses effets et son traitement, dans des écrits où règne un goût plus sévère (*Acta Taurinensia*, vol. IV..... Hist. de l'Académie des Sciences, pour l'année 1757). Morgagni a fait encore admirer sa sagacité dans cette discussion (*Ep. IX*): depuis cette époque, il a paru plusieurs écrits populaires sur les moyens de rendre les noyés à la vie, par Louis, Tissot, Cullen, Gardane, Portal. Il seroit superflu d'insister sur cet objet, si on n'y étoit ramené par les progrès de la chimie moderne et la dissertation de Goodwyn (*Connexion de la vie avec la respiration*, &c. *ouvrage traduit de l'anglais par Hallé*, an 6). Le traducteur donne aussi l'extrait d'une dissertation du docteur Menzies, publiée à Edimbourg en 1786, sur la respiration, avec des notes critiques de quelques expériences de Goodwyn. Il annonce en outre que les professeurs de l'école de médecine de Paris s'occupent en ce moment d'une suite d'expériences destinées à constater les faits établis par Goodwyn dans le cours de son Traité, et de comparer aux phénomènes de la submersion tous ceux que présentent les différentes espèces d'asphyxie observées.

CXIX. 3°. *Asphyxie par le gaz acide carbonique.* Lieux variés où ce gaz peut se dégager : les puits, les mines, certaines grottes, les tombeaux anciens, les caves où sont des substances en fermentation, les chambres où l'on brûle du charbon, &c..... Inspiré par les poumons, il fait aussi-tôt cesser le mouvement volontaire, les fonctions des sens, la respiration, la circulation. Dans cet état, la chaleur animale se conserve quelque temps, les membres restent flexibles, l'ouverture de la glotte libre, le tissu des muscles relâché, les yeux saillans, le visage gonflé et rouge, &c. Dans la progression des symptômes de l'asphyxie par les vapeurs du charbon, d'abord violent mal de tête, et comme si le cerveau étoit fortement comprimé, vertiges plus ou moins incommodes, suivant l'action, la qualité ou l'abondance du gaz acide carbonique, difficulté de respirer pleine d'anxiétés, palpitations violentes du cœur avant que son mouvement soit supprimé, tremblement des membres, vue double ou perte totale de la vue, tintemens d'oreilles, bourdonnemens, surdité, enfin défaillances, convulsions, quelquefois paralysie, apoplexie, ou affections comateuses plus ou

moins profondes, et la mort. On peut lire plusieurs exemples particuliers de cette asphyxie
dans les écrits de *Marcellus Donatus*, *Schenkius*,
Hildanus, *Lancisi*, *Amatus Lusitanus*, &c.
Parmi les hommes célèbres qui ont été victimes
de cette asphyxie, on compte Cicéron, Juvé-
nal, Valère Maxime, Florus, Plutarque. Un
usage constant et assidu de divers stimulans
pour ramener les asphyxiés à la vie, frictions
sur la peau, lavemens irritans, liqueurs spiritueuses versées peu à peu dans la bouche, introduction forcée de l'air dans la bouche ou les
narines: l'irritabilité n'existe-t-elle pas encore
quelque temps avec cette mort apparente ? et ne
suffit-il pas de la réveiller pour mettre en jeu toutes les fonctions de la vie ?

CXX. 4°. Les idées inexactes que s'étoit formées Janin il y a quelques années, sur le méphitisme des fosses d'aisance et l'insuffisance de sa
méthode, eurent du moins l'avantage de fixer
l'attention publique sur le même objet, et d'engager les médecins chimistes à l'examiner de
nouveau. On ne pouvoit y parvenir avec succès
qu'en entrant dans le détail des expériences qu'on
avoit faites, en cherchant à s'instruire des faits
connus des seuls ouvriers, et en les ramenant à des
principes raisonnés, toujours avec cette sage
réserve qui ne se dissimule point les difficultés,
et qui indique encore de loin le but qu'on doit

atteindre. Telle fut la tâche que remplit le citoyen Hallé en 1785 (1). L'auteur rend d'abord
compte des malheureux événemens arrivés lors
de la dernière expérience de Janin. De cinq
hommes descendus dans la fosse, le premier fut
affecté très-légèrement; le second tomba subitement, et mourut plongé dans la vanne ; le
troisième fut complètement asphyxié ; le quatrième perdit subitement connoissance, mais ne
tomba point en asphyxie; les autres personnes
présentes à l'expérience furent plus ou moins
affectées.

CXXI. L'auteur, dans la seconde partie de
son ouvrage, a soin de fixer le sens précis du
mot *méphitisme :* il remarque que ses effets portent toujours le caractère ou du spasme ou de la
stupeur, et qu'ils ne se bornent point à la simple
suppression de la respiration. Pour éviter d'ailleurs toute idée confuse, il rappelle les divers gaz
connus que les chimistes ont trouvés dans les
matières fécales, et il passe aux espèces particulières de méphitisme qui sont l'objet de ses recherches ; l'une est celle qu'on connoît dans les
fosses d'aisance sous le nom de *plomb ,* et l'autre
sous celui de *mitte.* Le *plomb* a des caractères qui
lui sont particuliers : c'est une vapeur qui

---

(1) *Recherches sur la nature et les effets des fosses d'aisance, &c. Paris, 1785.*

n'existe pas avant le travail, du moins elle ne se
manifeste que lorsqu'une partie de la vidange est
opérée ; elle se dissipe d'elle-même quand on
laisse les matières tranquilles ; elle ne s'enflamme
point , et n'éteint point ordinairement la lumière : outre cela, le *plomb* est comme contagieux, et se propage d'un individu à l'autre ; on
peut même douter si c'est un gaz particulier,
puisqu'on ne peut le soumettre à aucune épreuve
chimique, et qu'on ne le connoît que par ses
effets sur l'économie animale. Ces derniers effets
offrent plusieurs variétés : dans quelques individus, c'est une affection comateuse ; dans d'autres, c'est un délire gai ; quelquefois il ne survient que des mouvemens convulsifs ; certaines
personnes éprouvent une suffocation subite et
une douleur dans l'estomac et les articulations ;
enfin, il y a des cas où l'on observe des alternatives d'élévation et d'affaissement de l'estomac
et du ventre. La *mitte* est une autre espèce de
vapeur dont l'effet âcre et piquant se porte sur
les yeux, les enflamme et prive quelquefois de
la vue ceux qui en sont attaqués. Le fourneau
qu'on place au fond de la fosse, et qui est très-
utile contre le plomb, devient au contraire nuisible, quand c'est la *mitte* qui y règne. Les effets
augmentent aussi par la projection de la chaux.
La *mitte* est distinguée en *humide* ou *coulante*,
et en *grasse* ou *sèche ,* suivant que le gonfle-

ment ou la rougeur des yeux sont accompagnés ou non d'écoulement. Le citoyen Hallé insiste sur l'attention qu'on doit avoir de jeter avant le travail, une botte de paille enflammée dans la fosse, et de se procurer les avantages réunis du cabinet du ventilateur, de la chaux en poudre ou du lait de chaux, des fourneaux établis tant dans la fosse que sur les lunettes de conduite, pour tenir du vinaigre en évaporation. Il finit par indiquer avec candeur tout ce qui reste à faire, et il propose divers problèmes dont on est peut-être encore loin d'obtenir la solution.

CXXII. 5°. *Asphyxie des nouveaux-nés.* L'asphyxie des nouveaux-nés, souvent le résultat d'un accouchement laborieux, ou d'une surabondance de mucosités dans l'arrière-bouche ou les bronches ; tout annonce une sorte d'inertie dans les premiers mobiles de la vie. Membres sans mouvemens, suspension de la respiration, foiblesse ou nullité des battemens du cœur et des artères. Il faut donc écarter les obstacles qui s'opposent à l'introduction de l'air dans les poumons, placer l'enfant sur le côté, irriter l'intérieur du nez avec une plume, faire respirer par intervalles du vinaigre radical, introduire quelques gouttes d'eau spiritueuses dans la bouche, mettre l'enfant dans un vase rempli de vin tiède animé même avec de l'eau-de-vie, exercer de temps en temps , sur tout son corps , de légères frictions , souffler de l'air dans la bouche de l'enfant , au moyen d'un tuyau , pour détacher les mucosités qui remplissent les bronches. L'insufflation de l'air par les narines est-elle préférable à celle qu'on pratique ordinairement par la bouche? La réponse à cette question se trouve dans les Mémoires de l'académie de Toulouse, année 1788. Un nouveau-né étoit dans un état apparent de mort , tous les moyens ordinaires , sur-tout l'insufflation par la bouche , avoient été inutilement employés pendant trois quarts-d'heure ; le médecin appelé pour donner du secours à la mère, crut devoir faire de nouvelles tentatives, et au lieu de chercher à introduire l'air dans les poumons par la bouche, il essaya de l'y conduire par les narines. Dès la troisième insufflation, il sentit les côtes de l'enfant s'élever et la poitrine se dilater. Il introduisit alors la barbe d'une plume dans l'arrière-bouche, pour en faire sortir quelques glaires ; il réitéra l'insufflation ; il entendit un petit bruit , et sentit le cœur battre et ensuite les artères. Un moment après , l'enfant ouvrit les yeux et remua un bras. Il resta une heure sans pleurer. Enfin ses forces ayant été ranimées avec un peu de vin , il s'agita, et ses cris confirmèrent son parfait retour à la vie. Deux autres exemples rapportés par l'auteur, confirment les avantages de cette même méthode.

CLASSE CINQUIÈME.

Maladies dont le siége est dans le Systéme Lymphatique.

CXXIII. La difficulté extrême, et peut-être insurmontable, de soumettre les maladies nerveuses à une distribution régulière et méthodique, se manifeste de nouveau par leur comparaison avec celles du système lymphatique. Le principe de l'action des nerfs est en effet distinct de leurs qualités sensibles : il a ses loix particulières, ses altérations propres, ses changemens, quelquefois lents et tardifs, d'autres fois brusques et inattendus; aucun objet dans la nature ne peut nous donner une idée précise de ces phénomènes, et servir de terme de comparaison : ses troubles et ses désordres peuvent tenir à tant de causes physiques et morales, à tant de lésions de parties internes ou externes, à tant d'affections sympathiques de parties voisines ou éloignées, qu'on ne peut souvent rapprocher les maladies qui semblent les plus analogues par leurs symptômes, et que celles qui semblent les plus opposées se touchent souvent de très-près; les connoissances les plus précises d'anatomie

sur l'origine, la distribution, la communication
réciproque des nerfs, l'étude de leurs fonctions
organiques dans l'état de santé, les expériences
sans nombre faites sur les animaux, les observations les plus multipliées et les descriptions
particulières des maladies nerveuses, peuvent à
peine diriger dans ce dédale tortueux, et faire
parvenir à un ordre sinon complet et régulier,
du moins exact et méthodique. Dans les maladies du système lymphatique, il semble qu'on
ait un bien plus grand avantage depuis les recherches les plus exactes qu'ont faites sur cette
partie de l'anatomie, Hunter, Hewsson, Sheldon, Cruikshank, Mascagni, &c. Ici, le fluide
qui circule est connu; il a été soumis à l'analyse
chimique, et on l'a comparé avec le fluide qu'on
trouve quelquefois épanché dans la poitrine,
l'abdomen ou la tête : les injections les plus fines
et les plus déliées ont fait connoître une grande
partie des rameaux et des ramifications de ce
système vasculaire, leur origine, leur trajet,
leurs terminaisons. On sait dans quel sens se
fait la circulation du fluide contenu dans ces
vaisseaux, et quelles sont ses diverses sources.
Les corps glanduleux qu'il traverse dans son
trajet ont été examinés avec l'attention la plus
scrupuleuse, et on a pu se rendre raison des
changemens qu'il y éprouve. Tout semble donc
annoncer que les maladies qui ont leur siége

dans le système absorbant ou lymphatique, sont susceptibles d'une distribution méthodique et régulière. Mais peut-on se flatter d'être parvenu à ce point desiré? et ne reste-t-il point des difficultés d'un autre genre à vaincre ?

CXXIV. Le système lymphatique est loin d'être lui-même dans un état passif, et n'est-il point subordonné à l'influence des nerfs ? que d'obscurités alors, que d'anomalies dans l'ordre de leurs fonctions ! Si on peut quelquefois les contempler isolés, et suivre distinctement leur trajet, dans quel entassement prodigieux, dans quelle complication inextricable ne se trouvent-ils point quelquefois, puisque, suivant Mascagni, la plèvre, le péritoine, la dure-mère, et toutes les membranes diaphanes en général, sont composés entièrement d'un enlacement de vaisseaux lymphatiques, et qu'on peut même étendre cette analogie aux tégumens ? Les fonctions absorbantes qui s'opèrent à la surface du corps, ou dans le tissu cellulaire, peuvent être soumises à des variations sans nombre, et être dans une sorte de correspondance ou d'alternative avec le repompement qui s'opère dans les cavités intérieures : elles peuvent aussi être dérangées, comme ce dernier, par d'autres affections sympathiques des viscères, ou bien des parties, soit voisines, soit éloignées. On apprend par l'examen anatomique, que le calibre des

mêmes vaisseaux peut être augmenté ou dimi-
nué : changement tantôt passager, tantôt durable; le cours du fluide qu'ils contiennent est certaines fois hâté, retardé ou interverti, et la cause
de ces effets en est souvent obscure, compliquée
ou même impénétrable. La liaison intime des
maladies cutanées avec les affections des glandes,
ou bien les changemens alternatifs des unes dans
les autres, annoncent sans doute leur grande
affinité et leur dépendance ; mais que d'habileté,
que de sagacité pour saisir l'ordre et l'enchaînement de ces divers phénomènes , et en tirer des
inductions précises pour le traitement ! que de
phénomènes variés dans la manière dont les maladies contagieuses se communiquent à l'extérieur du corps, se propagent à l'intérieur, et y
produisent les affections les plus singulières,
comme l'apprennent notamment les divers symptômes de la maladie vénérienne ! L'hydropisie,
soit générale, soit particulière, tient sans doute
très-souvent à une sorte d'atonie des vaisseaux
absorbans ; mais ne doit-on pas quelquefois en
chercher le principe dans les lésions des glandes,
dans les affections primitives des membranes
diaphanes, ou dans les lésions des viscères ? Recherches et observations multipliées nécessaires
à faire encore pour amener la théorie des maladies du système lymphatique à son dernier degré
de complément, et pour parvenir à les distribuer

dans un ordre méthodique et invariable : les
connoissances acquises sur quelques-unes d'entr'elles, celles, par exemple, sur la maladie vénérienne, sont très-avancées et ont fait des progrès immenses. Mais combien d'autres sont encore dans un état d'enfance ! Ne doit-on point
applaudir aux vues des compagnies savantes qui
ont proposé pour sujets de prix les maladies du
système lymphatique, et appelé ainsi les vrais
observateurs en médecine à profiter des découvertes de l'anatomie moderne ?

CXXV. C'est bien moins pour offrir une vérité certaine et démontrée, que pour ouvrir une
nouvelle voie à la recherche des affinités noso-
graphiques, et pour faire saisir des rapports
qu'on n'a pas peut-être assez étudiés, que je mets
les affections cutanées dans la classe des maladies
lymphatiques. Obscurités non désavouées qu'il
reste encore à éclaircir, difficultés qu'on doit
chercher à lever sur la manière dont les vaisseaux absorbans aboutissent à la peau, sur la
distinction et les diverses proportions des substances gélatineuses qu'on peut extraire des tégumens, sur les différences relatives aux divers
âges, sur le concours de la lymphe à la production des croûtes cutanées, des desquammations
farineuses, des ulcérations superficielles, sur la
liaison intime entre l'état des viscères et les efflo-
rescences singulièrement variées de la peau, &c.

Mais si on en excepte le sentiment du tact, d'ailleurs très-favorisé par l'accès des fluides vers les tégumens, tout ce qui tient aux fonctions organiques de la peau, son inhalation par des suçoirs innombrables, sa souplesse, sa nutrition ne sont-ils pas propres au systême lymphatique? et peut-on déterminer jusqu'à quel point le trouble et le désordre de ces fonctions influent sur la production des maladies cutanées? Les changemens prompts et rapides de couleur, de transpiration, de moiteur, de force tonique ou de relâchement, ne tiennent-ils pas le plus souvent aux affections sympathiques des vaisseaux absorbans des premières voies? La circulation dans les vaisseaux lymphatiques de la surface du corps plus ou moins libre ou gênée, une vie sédentaire ou exercée, la négligence ou une attention extrême sur tous les objets de propreté, ne produisent-elles point les variations les plus singulières dans les affections cutanées, et l'expérience de chaque jour n'atteste-t-elle point les avantages qu'on retire, pour opérer leur entière guérison, des bains, soit simples, soit médicamenteux, des étuves et sur-tout des eaux thermales? Or, le systême absorbant n'est-il point le seul véhicule de ces fluides salutaires?

CXXVI. « Il ne m'est jamais arrivé, dit » Mascagni, dans le grand nombre d'injections » que j'ai faites sur toutes les parties du corps

» humain, de rencontrer un seul vaisseau lym-
» phatique qui se portât directement dans le ca-
» nal thorachique ou dans les veines, sans avoir
» traversé les glandes ». Le même auteur ajoute
ailleurs, « qu'on ne peut point séparer de l'his-
» toire des vaisseaux lymphatiques celle des
» glandes conglobées, puisque tous ces vaisseaux
» se portent dans ces organes, s'y entortillent de
» mille manières, et y communiquent entr'eux
» par de nombreuses anastomoses avant d'aller
» s'ouvrir dans les veines ». On trouve ces glandes dans les diverses régions, seules, deux à
deux, trois à trois, ou bien rassemblées en
grand nombre. Elles sont plongées dans la
graisse ; leur nombre est presque le même dans
les enfans et dans les adultes ; mais elles sont plus
rapprochées dans les premiers. Leur multiplication excessive dans l'intérieur de la bouche,
dans l'œsophage, dans l'estomac, dans les intestins grêles, dans le mésentère, et on sent l'utilité de cette dispersion dans des parties où les
vaisseaux lymphatiques affluent et se chargent
sans cesse de liquides alimentaires destinés à recevoir une élaboration immédiate dans ces glandes. Facilité ou disposition naturelle des enfans
pour contracter des affections glanduleuses,
communication de ces affections par la voie des
nourrices, le mauvais choix des alimens, la négligence des objets de propreté, les soins mal-

entendus de les soustraire aux impressions de l'air et de la lumière, quelquefois par un vice héréditaire; certains pays propres aussi à fomenter ces maladies et à les rendre plus fréquentes; rien n'est plus ordinaire que de voir des écrouelleux, dès l'âge le plus tendre, dans la Carinthie, la Stirie, les Alpes et autres pays de montagnes. A cette époque de l'âge, ce sont les glandes du cou et du mésentère qui sont le plus ordinairement attaquées: dans l'âge adulte, ce sont sur-tout celles du poumon qui peuvent dégénérer en tubercules, ou bien celles de toute autre partie du corps, par l'action d'un virus porté sur l'orifice des vaisseaux inhalans: celles des mamelles, des lèvres, de la face sont plus susceptibles d'un vice interne dans un âge plus avancé, moins que par des dispositions de l'individu, et de-là peut naître la plus cruelle et la plus déplorable des maladies connues, le cancer.

CXXVII. Que de lumières n'ont point répandues sur les causes et le mécanisme des diverses espèces d'hydropisie, la découverte moderne de la structure et des fonctions du système des vaisseaux absorbans! N'est-il pas démontré maintenant que les artères se continuent dans les veines, et qu'il se fait une exsudation continuelle par les pores latéraux de ces vaisseaux? N'est-il pas prouvé avec évidence que, dans

l'économie animale, les veines n'ont point de
bouches inhalantes ? Le liquide donc qui suinte
dans diverses cavités engorgeroit bientôt toutes
les parties, s'il n'y avoit une voie pour lui donner issue. Or, comme le remarque Mascagni, on
ne connoît point d'autre ordre de vaisseaux qui
soit propre à cet usage que les lymphatiques. Le
seul raisonnement porte donc à croire qu'ils
naissent des mêmes cavités ; ce que prouvent
d'ailleurs jusqu'à l'évidence les observations et
les expériences du même auteur : il a en effet
observé sur plusieurs cadavres d'hydropiques,
que le fluide amassé dans les différentes cavités
varie très-souvent en densité et en couleur ; il
est tantôt rougeâtre, tantôt d'un jaune plus ou
moins foncé, et il est aussi plus ou moins con-
crescible. Dans tous ces cas, lorsqu'il a examiné
les lymphatiques qui tirent leur origine de ces
cavités, il les a trouvés constamment dilatés et
remplis d'un fluide qui, par sa densité, sa couleur et toutes ses autres propriétés, ressembloit
entièrement à celui qu'elles contenoient. Il a reconnu, en injectant avec du mercure, les vaisseaux lymphatiques, sur des cadavres de personnes hydropiques, que les glandes étoient
tellement obstruées, que ce fluide injecté avec
force rompoit plutôt les vaisseaux qu'il ne tra-
versoit les glandes ; ce qui est une cause d'hydropisie, puisque le fluide, suspendu dans son

cours, engorge et distend les lymphatiques. Cependant ces vaisseaux continuent de puiser, par la seule force de succion, un liquide dont ils ne pourront plus se débarrasser, tandis que, d'un autre côté, les pores des vaisseaux sanguins laissent continuellement exsuder un nouveau liquide qui, n'étant pas repompé, remplit peu à peu les cavités, les dilate et donne ainsi lieu à la maladie. Certaines fois, en injectant avec du mercure les vaisseaux lymphatiques dans les mêmes circonstances, il a seulement remarqué que les troncs et les glandes étoient tellement dilatés, que les valvules dans les plus grosses branches ne pouvoient plus s'opposer au retour du fluide injecté ; nouvelle espèce d'hydropisie qui, comme on le voit, peut dépendre de la dilatation des lymphatiques. Mais, dans ce cas même, ne peut-on pas soupçonner que l'obstruction des glandes a été la cause primitive de l'hydropisie , et que la dilatation des vaisseaux lymphatiques n'en a été que la suite ?

ORDRE PREMIER.

Maladies cutanées.

CXXVIII. Opinions variées des auteurs sur le siége et le principe des maladies cutanées. Quelques-uns les rapportent à des vices du sang, d'autres à une lésion organique du foie et à une certaine dépravation de la bile. Lorry, dont le Traité sur ces maladies a paru à une époque (1777) où on n'avoit pu encore appliquer à la pathologie les découvertes récentes faites sur le système lymphatique, reconnoît cependant, d'après l'ensemble des faits observés, qu'elles appartiennent bien moins au sang ou à la bile qu'à ce système..... Peut-être qu'il résultera quelques nouvelles lumières en faveur de ce rapprochement, d'un examen plus particulier des tégumens, d'après des pièces préparées et injectées par le citoyen Fragonard, qu'il a bien voulu me communiquer.

CXXIX. 1°. L'épiderme est plutôt composé d'écailles superposées, que de différentes couches. Sa structure organique est prouvée non-seulement par des injections très-fines, mais encore par l'écoulement de gouttelettes séreuses, lorsqu'on enlève les écailles les plus extérieures.

En examinant l'épiderme à la loupe, on reconnoît à sa surface extérieure une sorte de vernis blanc et huileux. Si on examine l'épiderme desséché à travers la lumière, il paroît diaphane, mais il est entrecoupé en divers sens par des fibres qui se ramifient dans les parties les plus transparentes. On voit des petits trous de deux ordres : les uns, plus grands, faits sans doute pour recevoir les bulbes des poils, ou les aboutissans des glandes sebacées de la peau ; d'autres, très-petits, et que l'on conjecture être les orifices extérieurs des vaisseaux lymphatiques ou absorbans.

CXXX. 2°. *Tissu réticulaire.* Plus distinct dans les enfans et les femmes sédentaires. Il est organisé, entouré de vaisseaux de divers ordres et enduit d'une matière muqueuse où réside le siége de la variété des couleurs de la peau dans l'espèce humaine. Dans ses réseaux, granulations de diverses structures, petits corps glanduleux, sortes de papilles ou extrémités pulpeuses des nerfs, tantôt couchées parallèlement à la peau, tantôt inclinées, droites ou contournées différemment en spirales. C'est - là sans doute où résident les diverses fonctions de la peau, le tact, le sentiment du froid, les diverses sécrétions, la transpiration, &c....

CXXXI. 3°. La *peau, proprement dite,* est une continuation du tissu cellulaire subjacent, en sorte que, s'il est détruit en quelques parties, la peau y devient affaissée, immobile et imperspirable. La peau semble formée en général par le resserrement gradué de ce tissu, qui devient plus étroit et plus multiplié dans les couches les plus extérieures de la peau…. On a dit qu'un nombre infini de vaisseaux rampent autour de ces cellules, et se ramifient à une plus ou moins grande profondeur ; mais, comment accorder cette distribution avec ce que je vois très-distinctement à la loupe sur des morceaux de peau injectées par le citoyen Fragonard avec une matière colorée ? En effet, dans ces pièces préparées, on diroit que le tissu de la peau est composé de plusieurs couches parallèles et pénétrées de distance en distance par des rameaux artériels qui se distribuent en ramifications parallèles à ces couches, et les unes plus voisines, les autres plus éloignées de la surface extérieure. Les cellules de la peau sont remplies d'une substance muqueuse ou gélatineuse. On l'exprime facilement par une légère pression de la peau d'un enfant récemment mort ou d'une nouvelle accouchée. Un morceau de peau, dépouillé de tout ce qu'il a d'étranger et desséché, devient très-mince et transparent. Veut-on lui rendre sa première épaisseur et sa densité ? il suffit de le faire macérer dans l'eau chaude, pour que les cellules puissent s'imbiber de nouveau par une ébullition prolongée. Presque tout le tissu de la peau est dissous, et changé en gelée, en exceptant quelques débris des tuniques des vaisseaux. Point de parties tendineuses ou musculeuses. Dans la peau desséchée et rendue transparente, on voit à la loupe de petites granulations opaques, qu'on doit soupçonner être des follicules glanduleux destinés à des sécrétions particulières. Certaines parties de la peau, comme celle des aisselles, du nez, des paupières, des oreilles, des aînes, en offrent de plus manifestes ; et les follicules sont d'ailleurs indiqués par des sécrétions particulières distinguées par leur odeur, leur onctuosité, et d'autres qualités sensibles.

CXXXII. *Usages de la peau.* Elle est l'organe de la transpiration, dont les loix ont été si bien développées par Sanctorius, Kaauw-Boerhaave, Gorter, Dodart, Keil. Cette transpiration est de plusieurs sortes.... L'une, qui a lieu continuellement à toute la surface du corps, consiste dans une sorte de *halitus* de parties très-volatiles qui s'exhalent sans cesse ; mais dont la quantité, dans un temps donné, varie suivant la saison, les vicissitudes de la chaleur et du froid, les affections de l'ame, &c.... L'autre varie suivant les parties de la peau, et tient à une sécrétion particulière de matières grasses, onctueuses, muqueuses ou salines. Elle est marquée par des odeurs particulières aux aînes, aux aisselles, aux oreilles, &c.... et c'est-là le foyer de plusieurs maladies cutanées.... Une troisième est proportionnée à la qualité des alimens, et à leur digestion plus ou moins facile. Elle a lieu quatre ou cinq heures après le repas, et peut varier pour la quantité suivant l'impression de diverses causes physiques ou morales. L'inhalation, autre propriété de la peau, contestée d'après quelques expériences des chimistes, mais appuyée sur un très-grand nombre de faits positifs (Simson a cherché à la constater dans les actes de la Société d'Edimbourg; Mascagni la met hors de doute). Les phénomènes sans nombre qu'offrent les maladies cutanées, l'analogie parfaite entre les vaisseaux lymphatiques de la surface du corps et les vaisseaux lactés; l'effet des pédiluves constaté par Mascagni; les voies de communication des maladies contagieuses, &c. ne manifestent-ils point l'absorption cutanée? Les faits qu'on peut lui opposer, montrent seulement qu'elle a ses intermissions, ses anomalies, et qu'elle peut être empêchée par une foule de circonstances. *Force tonique de la peau.* Elle est prouvée par les frissonnemens, les sentimens d'horreur, le froid fébrile, &c. Est-elle divisée par un instrument tranchant? les lèvres de la plaie s'éloignent plus dans un jeune homme que dans un vieillard, dans une partie enflammée que dans l'état de santé; dans un homme robuste que dans celui qui est foible. *Sympathie de la peau , avec l'estomac ;* efflorescence subite de la peau , pustules au visage pour avoir mangé certains alimens ou bu certaines liqueurs. *Avec les intestins :* la présence du froid peut produire la diarrhée, des coliques. *Avec les poumons :* des éruptions cutanées répercutées peuvent affecter les poumons, et produire la phthysie. *Avec les parties génitales :* ardeur des lépreux pour les plaisirs de l'amour; raffinement de la débauche pour exciter des organes flétris , en se frappant avec des verges (*De usu flagrorum in re venereá.* Meibomius).

CXXXIII. *Pathologie générale de la peau.* Causes multipliées des maladies de la peau, par sa structure , ses fonctions, ses sympathies. Quelques-unes sont propres aux climats chauds, d'autres aux climats froids. La lèpre est commune dans l'Egypte inférieure , les îles de la Grèce , les bords du Danube , les pays marécageux de l'Amérique, &c. L'intempérance, l'usage des alimens irritans ou des boissons trop spiritueuses , sont propres à faire contracter des maladies cutanées qu'on ne peut guérir que par un changement de régime.... Dans la recherche des causes des maladies cutanées , il faut éviter ces expressions vagues et triviales d'acrimonie de la bile , de la lymphe , d'humeur alkalescente; puisque très-souvent les affections de la peau sont sympathiques, et ont un caractère nerveux : dans les cas d'ailleurs, où il y a un écoulement d'une matière âcre et corrosive, n'est-ce point par une dégénération morbifique de la partie elle-même, devenue un organe sécréteur de cette matière, sans que la masse totale des fluides soit infectée? Les déplacemens successifs, les changemens de ce vice morbifique, ne sont-ils pas dus aux forces actives du système absorbant ou lymphatique?

CXXXIV. Distinction générale admise par les auteurs, entre les maladies dépuratoires de la peau, et celles qui sont purement symptomatiques (*Lorry*, *de morbis cutaneis*). Les maladies dépuratoires, sans offrir aucun effort, aucun travail critique, sont marquées par des éruptions, par une sécrétion exubérante des liquides qui se portent à la peau, et dont il seroit imprudent de troubler l'excrétion. Telle est ce qu'on appelle croûte laiteuse des enfans nés de parens sains. Ces éruptions, lorsqu'elles ne tiennent pas à un vice interne ou communiqué, sont souvent dues à une irritation locale que produit le travail de la dentition, et à une surabondance de sucs lymphatiques qui ne sont point assez assimilés ou expulsés par la transpiration. Aussi ces éruptions ont-elles sur-tout lieu pendant l'hiver, et attaquent-elles les enfans élevés délicatement, et dont les membres sont peu exercés

et peu endurcis aux impressions de l'air.... Le
développement de ces croûtes doit être favorisé
par des émolliens mucilagineux ; il faut renouveler souvent les linges , éviter l'usage des astringens, et faire une heureuse diversion par des
frictions sèches sur le tronc et les membres.
Quelquefois cette tendance à l'extérieur est plus
ou moins imparfaite, ou même contrebalancée
par l'action du système lymphatique ou absorbant. De-là des affections internes, comme des
tranchées, des suffocations, des palpitations du
cœur, des mouvemens convulsifs, de violentes
céphalalgies. Les maladies symptomatiques exigent un traitement varié, suivant la nature de
l'affection primitive qui les a fait naître. Quelquefois, par la suppression du flux hémorroïdal, il se forme dans certaines parties extérieures, des dartres, des pustules, une sorte d'éruption galeuse. Alors l'usage alternatif des laxatifs, des amers, des eaux minérales, des sangsues, &c. La cessation des menstrues peut aussi
donner lieu à des éruptions à la peau, et alors
il faut bien plus insister sur les règles du régime
pendant cette époque orageuse que sur les topiques. Les maladies de cet ordre, propres aux
accouchées, demandent l'usage des évacuans,
des eaux minérales salines, de l'exercice du
corps. Si une maladie interne étoit alternative
avec une éruption dartreuse, est-il à propos de

chercher à guérir cette dernière ? Il n'est pas besoin de faire d'autres remarques sur les maladies cutanées qui peuvent être le produit d'un vice rachitique, scrofuleux, vénérien ou scorbutique, puisque leur origine indique assez leur nature et les remèdes qu'elles exigent. En général, les affections dartreuses, rebelles et invétérées, ne peuvent être efficacement combattues que par un changement total dans la manière de vivre, et par le choix d'un climat plus favorable (*De peregrinationibus instituendis sanitatis causá*, Frid. Hoffman).

CXXXV. Genre LXIV. *Lèpre*. Que de faux jugemens, d'erreurs ou de pénibles indécisions on auroit épargnés à ceux qui cultivent la médecine, si dans la description des maladies on avoit toujours été dirigé par des observations exactes et précises, et qu'on eût du moins suspendu son jugement sans rien donner à l'autorité des hommes célèbres, lorsque ce guide sûr et fidèle manque ! Cette réflexion se reproduit naturellement à la lecture des différens écrits sur la lèpre. Parcourez les diverses espèces de lèpre et de ladrerie rapportées par Sauvages, les signes distinctifs de la lèpre des Grecs et de celle des Hébreux donnés par Lorry, le caractère non contagieux que M. Bosquillon attribue à la lèpre des Hébreux et à celle des Arabes, les espèces de lèpres qu'il admet d'après Valescus de Tarente, &c. et vous verrez que ce qu'on trouve sur la lèpre de bien clair et de bien précis, se réduit à la description de l'éléphantiasis par Arétée, attestée et même rendue plus complète par tant d'autres observations authentiques, et à la connoissance historique des diverses espèces de lèpre africaine ou asiatique, comme le mal rouge de Cayenne, l'yaws, le pian, la ladrerie de Java. On a beau citer Galien, Aétius, Oribase, Paul d'Egine, &c. pour faire connoître la lèpre des Grecs, on reste incertain si c'est la lèpre ou la gale. Moïse peut être un grand législateur, mais convenons que rien n'est plus incomplet que la notion de la lèpre donnée dans le Lévitique.

CXXXVI. On distingue trois époques bien distinctes de la lèpre, ou éléphantiasis dans la description d'Arétée. 1°. Face tuberculeuse, âpre, aride avec des gerçures à la peau; quelquefois le mal commence par le coude, les genoux, les pieds, les mains, lenteur dans le mouvement, assoupissement, constipation. 2°. Respiration fétide, urines jumenteuses, ardeur extrême pour les plaisirs de l'amour, tubercules de la peau âpres, isolés avec des gerçures plus profondes, ce qui donne l'aspect de la peau d'un éléphant; chute des poils et quelquefois des cheveux, pouls petit et lent, prurit intolérable aux doigts, aux genoux; joues rouges avec gonflement, yeux ternes, sourcils proéminens, tubercules noirs, livides, et hideux au nez. 3°. Les tubercules des joues, du menton, des doigts s'ulcèrent; succession de ces ulcérations, quelquefois avec la chute entière de certaines parties, comme du nez, des doigts, des pieds; c'est-à-dire, mort partielle avant la mort générale, douleur gravative, insomnie, anxiété, mélancolie profonde : dans cet état tous les liens du sang et de l'amitié sont relâchés, et les lépreux s'enfoncent dans des solitudes ou des lieux inaccessibles.

CXXXVII. On peut voir, dans des auteurs postérieurs à Aretée, quelques autres symptômes de la lèpre, ajoutés à ceux de ce grand observateur; mais on a toujours pris sa description pour base fondamentale. On est étonné de la facilité avec laquelle Sauvages a admis d'après l'autorité de Gilbert, médecin Anglais, autant d'espèces de ladrerie ou d'éléphantiasis qu'il existe de symptômes prédominans : ainsi il en décrit une sous le nom de *légitime*, une autre sous le nom de *léonine*, sous prétexte que les malades ont le regard du lion; une troisième sous le nom de *tyrie*, à cause d'un prétendu changement de peau à l'exemple d'un serpent; une quatrième sous le nom *d'alopecie*, à cause de la chute des cheveux, &c... Mais un goût sévère peut-il admettre ainsi différentes espèces de cette

maladie cutanée sur des fondemens aussi frivoles ? et n'est-il pas plus conforme à la raison
de ne voir, à l'exemple de Lorry, dans ces distinctions, que divers degrés de la même maladie?

CXXXVIII. Le rapport des commissaires de
la société de Médecine sur le mal rouge, ou
éléphantiasis de Cayenne (1783), mérite d'être
connu à cause du choix des matériaux qui ont
été mis en œuvre, à cause d'une saine critique et
de l'exactitude de la rédaction. *Première époque.*
Taches rouges, point circonscrites ni d'un rouge
vif, mêlées de taches jaunâtres; leur siége au
front, aux oreilles, aux mains, aux épaules,
aux reins, insensibilité qui les accompagne, et
qui fait un des caractères distinctifs de l'éléphantiasis. *Deuxième époque.* Les taches continuent
de s'étendre, de devenir écailleuses et de conserver une insensibilité absolue. Le vice de la
peau gagne en profondeur comme en superficie ;
les lèvres, les joues, les paupières, le front
se gonflent et s'épaississent, et contractent des
duretés, des bosses et des rides, qui donnent
une figure horrible : les lèvres grossissent, le
nez devient épaté, s'affaisse et s'applatit. La lèpre
s'arrête quelquefois à ces premiers symptômes
pendant dix ou vingt années, sur-tout si les
malades s'astreignent à un régime diététique. Les
sécrétions s'altèrent, l'odeur de la sueur et de
l'haleine devient insupportable, soif continuelle,

langue sèche. *Troisième époque.* Toute la surface du corps, les extrémités, les mains, les pieds se gercent et se crèvent vers les articulations : les ongles sont soulevés par des vésicules, le gonflement passe d'une phalange à une autre, l'ulcère et la carie déterminent la sortie des os, et même la chute des doigts entiers sans aucune douleur ; enfin le malade n'est délivré d'une vie affreuse qu'après avoir été mutilé. Ce caractère contagieux de l'éléphantiasis prouvé par les faits les plus authentiques, et si on peut citer des exceptions, n'en est-il pas de même des autres maladies contagieuses, comme de la gale, la petite-vérole, la peste.

CXXXIX. *Précautions diététiques pour le traitement.* Régime humectant, et propre à favoriser l'excrétion cutanée. Usage des légumes et des bouillons faits avec les viandes les plus saines, les écrevisses, les serpens, la chair de tortue, lait coupé avec des décoctions d'orge et de gruau, infusions théiformes de lierre terrestre, de véronique, &c. Bon vin vieux et donné avec modération ; exercices du corps d'autant plus utile, que les malades sont enclins à l'inaction. *Remèdes internes.* Sucs dépurés des plantes, bouillons aux herbes avec des sels neutres. Dans un état plus avancé, bains médicamenteux avec des plantes émollientes et un peu aromatiques, ensuite avec l'eau de mer ou des eaux thermales : avantage des bains de vapeurs, usage interne de la décoction des bois sudorifiques, de la teinture antimoniée. *Traitement local.* Employer dans le pansement des ulcères, des fomentations anti-sceptiques avec le quinquina, appliquer avec la charpie, deux fois le jour, les teintures de myrrhe, d'aloès et de succin. L'usage interne et externe du mercure est nuisible vers la fin du traitement, et lorsqu'il ne s'agit plus que de résoudre les tubercules, on emploie des onguents de moyenne activité, comme celui d'aunée, d'althéa ou de styrax ; on passe ensuite à des dissolutions plus détersives, comme, par exemple, un mélange d'eau-de-vie, de lessive de potasse et de muriate ammoniacal.

CXL. *Yaws.* Sa description est dans les Mémoires de la Société d'Edimbourg, tome VI; c'est-là que Sauvages a puisé ce qu'il a dit sur cette maladie. Depuis cette époque elle a été mieux décrite par le docteur Massey, qui communiqua ses observations à Lorry. C'est dans la jeunesse et l'enfance, qu'on est le plus exposé à cette maladie : d'abord, les taches sont légères et isolées, puis elles s'étendent peu à peu, s'élèvent en pointe et se changent en phlictaines ou en pustules. Point de matière ichoreuse ni de lymphe ; mais par le détachement d'une sorte d'escare sulfuracée, il paroît un léger fongus rou-

geâtre qui pullule comme une fraise. Son siége
est dans toute l'habitude du corps, et sur-tout
à la face, aux aines, aux aisselles. Plusieurs de
ces fongus prennent le volume d'une mûre, et
paroissent composés de petits lobes : les poils
des parties affectées deviennent blancs ou diaphanes. Quelques faits particuliers indiquent
que ces excroissances peuvent se changer en
ulcères phagédéniques ou rongeans... Dans nos
ports on voit quelquefois des personnes attaquées de semblables ulcères par la négligence
du traitement... Ce mal est contagieux et sujet
à des récidives... Caractères distinctifs, faciles à
saisir par la simple vue dans les premiers périodes ; mais après la formation de ces abcès, on
peut le confondre avec le mal vénérien, ce qui est
d'autant plus facile que l'une et l'autre maladie
se contractent de la même manière, qu'elles
cèdent aux mêmes remèdes, et qu'elles sont assez
souvent compliquées.

CXLI. *Méthode de traitement variée suivant
les trois périodes.* 1°. Lorsqu'il n'y a que de
simples taches, on use des bols de fleurs de
soufre et de camphre jusqu'à la maturité des
pustules. 2°. Usage du mercure doux dans la
vue de soutenir une salivation modérée pendant quelque temps, et de faire ainsi tomber
les fongosités en écailles furfuracées. 3°. Usage
d'un électuaire, où entrent l'oxide de mercure

sulfuré noir, le gayac, la thériaque, &c. et si le fongus devient rebelle, on l'attaque avec un escarrotique mercuriel. Lorry fait sur ce traitement des remarques judicieuses et adaptées à l'état actuel de nos connoissances. L'aridité et l'ardeur de la peau n'indiquent-elles point l'usage des bains tièdes ? A-t-on besoin de pousser l'usage du mercure doux jusqu'à la salivation ? Ne peut-on pas tirer un plus grand avantage de la décoction des bois sudorifiques ? Pourquoi employer un moyen aussi infidèle que l'éthiops minéral, et que signifie cette monstruosité pharmaceutique avec laquelle on le combine ? Les eaux thermales sulfureuses devroient-elles être négligées, sur-tout dans le dernier période de la maladie ? L'yaws et le pian sont-ils deux maladies bien distinctes, et ne sont-ils point plutôt deux périodes de la même maladie. La première a été observée à la Jamaïque, et la seconde à Saint-Domingue. Le régime différent des nègres, dans ces deux colonies, ne pourroit-il point produire des variétés qui ne sont que dans les apparences extérieures ? Quoi qu'il en soit, ces deux maladies cèdent à un traitement *analogue.*

CXLII. Genre LXV. *Scorbut.* Analogie du scorbut avec le mal rouge de Cayenne. Sorte de correspondance entre les trois périodes divers de ces deux maladies; langueur hypocondriaque qui accompagne l'une et l'autre (1), fréquente complication du scorbut avec les autres maladies cutanées. La peau ou le tissu cellulaire siége d'un grand nombre d'affections scorbutiques; mais le caractère distinctif du genre tient à une diminution plus ou moins notable de l'irritabilité des muscles. Peu d'objets en histoire naturelle plus connus que le scorbut, soit dans ses diverses causes, ses diverses formes et son traitement. Idée très-superficielle qu'en donne Brown, et peu de bonne foi de sa part, de nier ce qui est

---

(1) L'état habituel de maladie du fils du célèbre Zimmerman offre un exemple bien frappant de la liaison des maladies cutanées avec les affections nerveuses. Il avoit été sujet dès sa plus tendre enfance à une espèce d'éruption dartreuse qui attaquoit principalement le visage, la tête, le derrière des oreilles; quand elle avoit lieu, l'enfant étoit d'ailleurs bien portant, très-gai, très-ingénieux; peu de temps après qu'elle avoit disparu, il devenoit languissant; les talens s'évanouissoient, et il tomboit dans une apathie mélancolique rare à cet âge; en passant de Suisse à Goettingue, il recouvra sa gaîté, et il y développa des talens très-distingués. Il passa de-là à Strasbourg, où des excès dans les travaux du cabinet et le regret du séjour qu'il venoit de quitter, le jetèrent dans la plus profonde mélancolie; bientôt après il tomba dans un état d'aliénation. Les bains de Pseffers lui furent très-utiles, et il recouvra sa raison; mais bientôt après le désordre dans les fonctions de l'entendement reparut tout-à-coup, et tous les secours devinrent inutiles: depuis plus de vingt ans il est réduit à un état complet de démence ou d'idiotisme.

le résultat des observations les plus multipliées,
savoir qu'on peut le guérir par l'usage seul des
plantes et des racines potagères, du chou-
croute, &c... Il est vrai qu'il ne pouvoit autrement sauver l'honneur de son systême favori.

CXLIII. Inexactitudes échappées à Boerhaave
dans la description des derniers périodes du
scorbut, et respect aveugle de son disciple Van-
Swieten qui les commente, comme autant de
vérités qu'on n'oseroit contester. Le traité de
Lind sur le scorbut, ouvrage fondamental, est
propre à faire connoître l'histoire complète de
cette maladie. La seconde édition anglaise parut
en 1757, et on doit s'étonner que Sauvages n'en
ait point profité, lorsqu'il publia sa Nosologie
en 1763... Les recherches de Milman sur le
scorbut, ont rectifié seulement la théorie de
Lind, d'après les principes de l'irritabilité halle-
rienne... De Haen (*Ratio medendi*, tom. VI) a
approfondi la nature de cette maladie par le
rapprochement des relations des navigateurs.
On doit aussi louer la sagacité profonde du ca-
pitaine Cook, qui par des moyens préservatifs
puisés dans les principes les plus sains de l'hygienne, a su préserver son équipage du scorbut
pendant les navigations les plus longues et les
plus périlleuses. J'ai eu occasion de faire les
observations les plus multipliées sur le scorbut
dans les hôpitaux de Bicêtre et de la Salpêtrière,

et de m'assurer que le scorbut de terre est absolument de la même nature que celui de mer. J'ai été sur-tout curieux de reconnoître la correspondance qu'il y a entre la succession des saisons et le nombre des scorbutiques dans les hospices, et voici le résultat des remarques que j'ai faites dans celui de Bicêtre. L'an 3ᵉ en brumaire et frimaire, il n'y avoit que deux scorbutiques dans les infirmeries ; la deuxième décade de nivose, ce nombre s'éleva à quinze ; au 1ᵉʳ pluviose il étoit de vingt-quatre ; ce nombre augmenta progressivement, et il étoit de trente-sept le dernier jour du mois. Le 10 ventose il étoit de cinquante-quatre ; l'augmentation continua encore jusqu'au mois de germinal, et le nombre des scorbutiques fut porté durant ce mois jusqu'à cent deux. En renvoyant les malades à mesure que les guérisons s'opéroient, la proportion vint à décroître en floréal, en sorte qu'il ne restoit plus que trente-quatre scorbutiques dans les infirmeries, vers la fin du mois : il n'y en avoit plus que dix-sept vers la fin de prairial, le nombre continua à diminuer, en sorte qu'à la fin de messidor il n'en restoit plus que treize. Le 30 thermidor je n'en comptois plus que quatre, et un seul en fructidor. On voit donc que le nombre des scorbutiques a été toujours en croissant, depuis brumaire jusqu'en germinal, et qu'il a été toujours ensuite en diminuant jusqu'en fructidor ; l'hiver est sans doute la saison la plus féconde en causes productives du scorbut dans les hospices, à cause de l'inaction, de l'air non renouvelé des salles, de l'ennui, du défaut de végétaux frais : tout se rétablit ensuite en été.

CXLIV. *Premier période*. Pâleur de la face, avec une teinte d'une couleur livide plus ou moins marquée ; lassitude générale et débilité au moindre mouvement, difficulté de respirer, gencives rouges, gonflées et disposées à saigner au moindre frottement, taches rouges, bleuâtres et livides dans les membres, &c. *Deuxième période*. Perte de l'usage des membres et souvent contracture des muscles du gras de la jambe, et enflure quelquefois monstrueuse des mêmes extrémités avec de grandes échimoses plus ou moins livides, syncopes fréquentes au moindre mouvement et quelquefois par une simple exposition à l'air frais, tendance à des hémorragies copieuses par le nez, les gencives, les intestins ou les poumons. Gencives fongueuses avec de vives douleurs, une couleur livide et une odeur très-fétide, ulcérations plus ou moins douloureuses aux extrémités inférieures, ou bien simple induration du tissu cellulaire des mêmes extrémités. *Troisième période*. Rien de plus déplorable. Ulcères sordides fongueux aux extrémités, quelquefois sorte de fièvre putride avec

des sueurs fétides, des pétéchies, des hémorragies copieuses par les selles, les urines, les poumons, le nez, toutes les horreurs de l'hypocondrie et du plus profond abattement, oppression extrême, hydrothorax ou ascite.

CXLV. Nombreux exemples de scorbutiques
qui, après de longs voyages sur mer, ont été
promptement guéris par le bon air et l'usage des
végétaux frais. Avantage des herbes ordinaires
qu'on mange en salade; guérisons promptes
obtenues, en faisant manger des pommes, des
citrons, des oranges; utilité reconnue des boissons spiritueuses, de la bière, du cidre, du
vin du Rhin. Dans nos hôpitaux civils, le traitement par le vin et les aposêmes anti-scorbu-
tiques, traîne plus ou moins en longueur, mais
il n'en est pas moins sûr.

CXLVI. *Variétés du traitement local selon
les symptômes.* Ulcères de la bouche, touchés
avec l'acide muriatique délayé, jambes enflées
et œdémateuses frictionnées, avec des vapeurs
imprégnées de vapeurs aromatiques... Dans le
cas d'une hémorragie abondante, donner à l'intérieur quelques gouttes d'acide sulfurique dans
une grande proportion de liquide, applications
anti-sceptiques sur les ulcères sordides et fongueux. En général, dans cette maladie chronique comme dans les autres, puissante influence des affections gaies, de l'exercice du

corps, d'un air salubre, d'un heureux choix d'alimens.

CXLVII. Genre LXVII. *Dartres.* Confusion qu'offre cette maladie, soit par les descriptions vagues qu'on en a données, soit par le peu d'accord qui règne à cet égard entre les anciens et les modernes. Leur distribution en espèces est d'autant plus difficile, que les diverses dartres peuvent se changer les unes dans les autres, qu'elles peuvent tenir à des maladies différentes, et qu'il est incertain si la variété de leurs formes ne tient point à divers développemens de la même maladie. Quoi qu'il en soit, l'ouvrage de Lorry et celui de Bell sur les ulcères, renferment le plus de faits propres à caractériser la nature des dartres, dans l'état actuel de nos connoissances. Rien n'est plus inexact et plus incomplet que ce qu'en dit Sauvages dans sa Nosologie.

CLXVII. Toutes les dartres ont un caractère mobile, fugace et difficile à saisir. Quelquefois leur apparition est alternative avec le flux hémorroïdal ; d'autres fois elle lui succéde. Même phénomène relativement à la goutte ou à des affections de rhumatisme. On a vu d'autres affections chroniques se terminer par une éruption périodique de dartres au printemps ou à l'automne. Des causes inconnues produisent quelquefois des éruptions dartreuses, de même qu'elles donnent lieu à des maladies spasmodiques. La grossesse fait naître aussi des dartres, qui disparoissent par l'accouchement. Il y en a d'autres qui produisent la rétention des règles ou leur cessation, et qui menacent la tête, l'estomac, les poumons. Elles peuvent être les symptômes d'une autre maladie, comme du scorbut, des écrouelles, du mal vénérien. Lorry convient que ce n'est ni dans les altérations du sang ou de la bile qu'il faut chercher le vice dartreux, mais plutôt dans le système lymphatique, sur-tout dans les glandes lymphatiques abdominales, inguinales ou thorachiques, puisque l'affection de ces glandes est souvent alternative ou simultanée avec les dartres, sur-tout quand le traitement local n'est pas dirigé avec prudence.

CXLVIII. Les dartres peuvent s'offrir sous quatre formes différentes. 1°. *Dartre farineuse.* Elle peut paroître indistinctement sur toutes les parties du corps, à la face, au tronc, aux bras, aux poignets, en larges plaques le plus souvent de forme circulaire. Elles consistent d'abord en très-petits boutons qui finissent par tomber en une sorte de desquammation farineuse, en laissant la peau saine au-dessous; mais avec une disposition à se reproduire de nouveau. 2°. *Dartre pustuleuse.* Elle peut se montrer sous forme de pustules séparées, quelquefois sur le tronc en manière de zône, d'autres fois sur les extré-

mités, et ces pustules finissent par se dessécher,
étant ainsi isolées, et laissant des douleurs internes plus ou moins incommodes dans les parties affectées , d'autres fois les pustules plus
rapprochées finissent par se réunir et former de
grandes plaques. En général, ces pustules ne
contiennent d'abord qu'une sorte de sérosité
limpide, qui dégénère ensuite en matière jaunâtre, et qui se finit par former, en se dessé-
chant, une croûte comme galeuse. Quelquefois
le tissu de la peau reste entier et sain en apparence après la chute de la croûte ; d'autres fois
la croûte paroît excoriée ou affectée d'une ulcération superficielle. 3°. *Dartre miliaire.* Elle
simule quelquefois la marche d'une maladie aiguë, et semble en parcourir les périodes. En la
regardant à la loupe lors de son apparition, on y
voit une quantité innombrable de vésicules séreuses distinguées entr'elles par un petit limbe
rouge. On reconnoît aussi dans les parties intermédiaires, des germes qui laissent voir dans
l'intérieur un fond transparent, et d'un jaune
sale. Ces vésicules se dessèchent , tombent en
petites écailles, et sont sujettes à se reproduire
de nouveau dans le même ordre. C'est cette succession d'éruptions semblables à des grains de
millet, et des desquammations qui constituent sa
nature , et justifient sa dénomination de dartre
miliaire. Souvent elle est accompagnée d'un

prurit très-incommode, ou même d'un sentiment de piqûre qui ôte le sommeil et produit les
souffrances les plus vives. 4°. *Dartre rongeante
ou vive*. Elle paroît d'abord sous la forme de
petites ulcérations qui se rassemblent peu à peu
en plaques de différentes formes et grandeurs, et
d'où découle une sorte de sérosité viciée, et
comme corrosive, qui sert à les étendre. Elle fait
quelquefois moins souffrir que la dartre miliaire, excepté lorsqu'elle est irritée par la chaleur, et qu'elle attaque les parties génitales ; car
alors elle produit un sentiment de formication,
des élancemens, et une sorte de prurit atroce.
Cet ulcère cutané se porte en général à la peau
en épargnant les parties subjacentes. J'ai été der-
nièrement consulté pour une semblable dartre
qui avoit rongé la peau de la partie droite du
front, de la paupière et de la partie supérieure
de la joue, en laissant dans leur intégrité le tissu
cellulaire et les muscles. Mais quelquefois cette
dartre devient un ulcère phagédénique, en cor-
rodant les parties subjacentes ; et c'est ce qui a
engagé Lorry, d'après Galien, à en faire une
espèce particulière, sous le nom de dartre phagédénique.

CXLIX. Si on joint aux apparences extérieures les symptômes généraux que le vice dartreux peut produire dans toute l'habitude du
corps, on remarquera trois périodes.... *Premier*

période. Dépérissement lent, quelquefois sans fièvre, d'autres fois avec un léger mouvement fébrile, urines et déjections naturelles , diminution de l'appétit , flatuosités après le repas , sommeil agité , mélancolie. *Deuxième période*. Inquiétude vive des malades sur leur sort , marasme , dépression de l'abdomen , quelquefois dureté à la rate ou douleur dans quelque viscère , enflure des jambes , fièvre lente , sédiment furfuracé des urines , petite toux incommode , sur-tout deux ou trois heures après le repas ; anxiété , sentiment de suffocation , efflorescence farineuse à la peau. *Troisième période*. Tous les symptômes d'une phthisie ou de la consomption , hydropisie imminente , dévoiement colliquatif , sueurs nocturnes , &c..... On ne reconnoît souvent la gravité du mal, que lorsqu'il est incurable.... Souvent aussi c'est l'effet de quelques topiques appliqués imprudemment, et propres à répercuter le vice dartreux.

CL. Galien est celui des anciens qui s'est le plus étendu sur le traitement des dartres. Il parle d'un topique compliqué où entrent divers oxides de cuivre, les cantharides , l'ellébore, &c.... Que n'a-t-on point à craindre d'un remède aussi actif, sur-tout sans avoir égard au caractère particulier de la dartre? Fièvre violente, avec un délire furieux, excité par l'application d'un vésicatoire au visage d'une personne défigurée par une dartre. Les empyriques, enhardis par les principes des anciens, ont cherché par des caustiques à détruire le siége du mal, en procurant une suppuration d'une bonne qualité, et ensuite la cicatrice; mais souvent ils ont produit les maladies internes les plus funestes.... Que de degrés intermédiaires depuis la plus simple dartre, jusqu'au plus haut degré de lésions internes produit par le vice dartreux! Circonspection extrême pour ne pas promettre, dans tous les cas, une guérison certaine.... Quelquefois les dartres sont faciles à guérir; d'autres fois elles sont promptes à se renouveler, comme si l'intérieur en étoit un fonds inépuisable. Avec quelle attention ne faut-il point remonter aux maladies primitives qui les font naître! Remèdes sans nombre contre des affections herpetiques, proposés dans les ouvrages de matière médicale. Quelques-uns d'entr'eux, mis tour-à-tour dans la plus grande vogue, et tombés dans l'oubli. L'usage des eaux thermales conserve seul sa célébrité méritée (1) dans les cas les plus rebelles (2). Quelquefois un changement de régime

----

(1) *Analyse chimique de l'Eau sulfureuse d'Enghien*, par *Fourcroy*.

(2) Dans des cas ordinaires, la douce-amère (*Solanum dulcamara*, L.) administrée avec intelligence et avec méthode, suffit pour opérer la guérison (*Traité des propriétés de la douce-amère*, par *Carrère*, 1781).

a suppléé à l'insuffisance des remèdes ; et des dartres très-invétérées ont été guéries par l'usage long-temps continué du régime végétal avec les mets les plus simples.

CLI. Genre LXVII. *Teigne*. Obscarité répandue sur ce genre, soit par la variété des formes que prend la teigne, soit par la multiplicité des dénominations qui servent à la désigner, soit enfin par une distribution arbitraire en genres et en espèces. Guy de Chauliac, d'apres les Arabes, en a distingué cinq espèces. Sauvages a porté ce nombre à neuf, et il les a comprises sous un seul genre. Vogel, au contraire, en admet quatre genres divers : *achores*, *crusta lactea*, *favus*, *tinea*. Cullen, qui a mis autant de soin à diminuer les maladies dans l'ordre nosologique que d'autres en ont pris à les multiplier, a séparé de la teigne ce qu'on appelle *achores* ou petits ulcères humides qui versent une humeur plus ou moins fétide ; mais il ne distingue pas la teigne proprement dite du *favus*. Cette vacillation d'opinions ne pouvoit être fixée que par un observateur attentif, et exercé, non-seulement à reconnoître les différentes formes de la teigne, mais encore à en diriger le traitement. C'est ce qu'a fait Murray, professeur de médecine à Gottingue, et l'un des plus célèbres disciples de Linné. Il a reconnu d'abord que ce qu'on appelle *porrigo* ou desquammation furfuracée de la peau, *achores* ou petits ulcères humides, et qui rendent une matière sanieuse, et teigne sèche ou ulcérations recouvertes d'une croûte sèche et grisâtre, ne sont que la même maladie dans ses trois époques différentes, ou plutôt des variétés qu'on remarque quelquefois dans différentes parties de la tête du même individu.... Mais le même auteur fait une espèce séparée de ce qu'on appelle *tinea favosa*, qui consiste en pustules d'abord lenticulaires, qui s'étendent ensuite en prenant diverses formes, qui versent une matière jaunâtre comme du miel grumelé ou de la bouillie, et qui, par leur chute, laissent des creux semblables aux cellules des abeilles..... Cette espèce de teigne s'étend quelquefois par pustules isolées aux tempes, aux sourcils, et ne cède point aux mêmes remèdes que l'autre espèce. On ne parle point ici de la teigne qui est un symptôme de la vérole, et qui demande par conséquent un traitement séparé.

CLII. Murray examine d'abord la structure du cuir chevelu, qui est le siége de la maladie. L'épiderme en est parsemé d'une infinité de pores, qui laissent transsuder la sueur et une onctuosité grasse. Dans la peau, outre les vaisseaux absorbans et la graisse qui est dans son tissu cellulaire, on remarque des follécules membraneux sans nombre qui contiennent une graisse molle avec un conduit excrétoire. On y trouve

les petits bulbes des cheveux qui sont envelop-
pés comme un noyau dans une membrane ex-
tensible, pourvue de ses vaisseaux et de ses
nerfs, et contenant dans sa cavité une liqueur
ténue d'un blanc jaunâtre. Chacune de ces petites
ampoules membraneuses pénètre le réseau cor-
respondant du tissu cellulaire de Malpighi, et
elle en est comme environnée.... Plusieurs parties des tégumens sont sans doute affectées dans
la teigne ; et à cause de leur finesse extrême, on
ne peut dire avec précision où est le vrai siége
de la maladie. Duncan, médecin d'Edimbourg,
le fait résider dans les petits bulbes des cheveux ; mais Murray, en les examinant avec
soin à la loupe, et en les comparant avec ce
qu'ils sont dans l'état de santé, n'y a point souvent remarqué de changemens dans la figure
ni dans la couleur ; et il ne pense pas que l'avulsion des cheveux soit nécessaire pour la guérison de la maladie.... Le principal siége du mal
paroît être dans les follécules adipeux ou le
tissu réticulaire de Malpighi.

CLIII. Doit-on regarder la teigne comme une
affection purement locale et propre au cuir chevelu ? Quelquefois, il est vrai, l'individu paroît
à tous autres égards bien portant ; mais d'autres
fois aussi on remarque conjointement des affections cutanées autour de la bouche, aux narines,
aux joues, aux oreilles. Il paroît certaines fois

des verrues dans d'autres parties du corps , des
difformités dans les ongles, qui versent des sucs
visqueux quand on les coupe. Dans d'autres cas
plus invétérés, gonflement des glandes du cou ,
émaciation générale, douleur dans les membres,
fièvre hectique , carreau. On voit par-là avec
quelle réserve et quelle sagacité il faut dans plusieurs cas en diriger le traitement , si souvent
confié à un aveugle empyrisme qui fait tout consister dans l'avulsion des cheveux..... Aussi
voit-on quelquefois succéder des maladies chroniques les plus graves après une prétendue guérison de la teigne. Nécessité de combiner le traitement interne avec l'application des topiques.
On vante beaucoup des remèdes sans fondemens, tels que de prétendus mondificatifs et incisifs qui n'ont qu'une action idéale. Murray s'est
proposé pour but principal de faire éviter dans
le traitement de la teigne la méthode routinière
et cruelle de l'application de la calotte. Il part de
la distinction de la teigne en deux espèces.

CLIV. La première, comme on l'a vu plus
haut , peut s'offrir sous trois formes différentes ;
elle peut être guérie avec de simples onctions
mercurielles. On mêle exactement une partie de
précipité blanc avec huit parties d'onguent rosat.
On prend une partie de ce mélange de la grosseur
d'un gros pois , pour en frotter les endroits de la
tête les plus affectés, et on se borne à répéter

une fois le jour cette opération pendant une ou deux semaines, et ensuite deux fois le jour, dans les cas les plus invétérés, en portant successivement le topique dans diverses parties. On insiste sur le même procédé pendant deux ou trois semaines, même après la guérison de la teigne, et on le renouvelle aussi-tôt qu'elle vient à reparoître. Le régime doit être en général pris des végétaux, et toute viande, sur-tout celle de cochon, doit être proscrite.

CLV. Mais, pour l'autre espèce de teigne, *tinea favosa*, ce traitement est insuffisant, comme le prouve l'auteur, en donnant les détails d'une observation qui lui est propre...... Une foule d'autres remèdes avoient été employés sans succès ; on avoit même eu recours à celui que propose Duncan, et qui consiste dans l'application d'une dissolution de sublimé (*muriate mercuriel corrosif*) et de verdet (*acétite de cuivre*). Le traitement avoit été varié avec sagacité, et soutenu avec constance, sans obtenir aucun effet favorable. Murray eut alors recours à la ciguë, d'après les observations de Stork et de Lauther. Deux fois le jour, lotion de la tête avec une décoction de ciguë, mêlée avec du lait. Extrait de ciguë pris à l'intérieur, à la dose de deux grains, et en augmentant progressivement jusqu'à un scrupule ; bonnet rempli de ciguë cuite à l'eau, porté jour et nuit ; lotion répétée à chaque renouvellement de cataplasme. Les croûtes d'abord se desséchèrent ; et à la base des cheveux, il se forma de petits ulcères pleins de pus, et qui se crevoient quand on les pressoit avec les doigts. Après environ deux mois de l'usage externe et interne de la ciguë, de purgatifs répétés et d'une grande propreté, Murray fit cesser les pilules, en insistant sur l'application topique. Il ne restoit plus, quelque temps après, qu'une sorte de desquammation à la peau, et quelques verrues à la face et aux mains; mais ces excroissances tombèrent par la ligature : et c'est ainsi que, par un moyen simple, il parvint à guérir une teigne des plus invétérées et des plus rebelles.

CLVI. Un autre auteur, cité par Desault dans son Journal (vol. III), s'élève aussi avec force contre le traitement de la teigne par l'arrachement des cheveux ; et persuadé que, pour guérir cette dégoûtante maladie, il suffit de dissoudre et d'évacuer les fluides stagnans dans les bulbes des cheveux et les réservoirs de la graisse, il propose, d'après sa propre expérience, le procédé suivant : Couper les cheveux, amollir les croûtes en appliquant une substance grasse comme le sain-doux, les enlever, couvrir ensuite la tête de bandelettes de peau, enduites jusqu'à l'épaisseur d'une ligne d'une dissolution de gomme - ammoniac dans le vinaigre , réduite par l'évaporation de la chaleur jusqu'à consistance d'emplâtre, soutenir le tout avec un bonnet. Au bout de six semaines, on enlève l'emplâtre, et la guérison se trouve opérée. On cite six observations en faveur de ce procédé. Mais comme on n'a rien déterminé ni sur l'espèce particulière de la teigne, ni sur l'état des enfans qui en étoient attaqués, ces observations vont se perdre avec tant d'autres, qui sont enfantées par une sorte d'empyrisme, et regardées comme nulles pour les progrès de la science médicale.

CLVII. J'ai entrepris depuis peu un traitement rationnel de la teigne, dans l'hospice de la Salpêtrière, soit au moyen de la pommade oxygénée suivant la méthode d'Alyon, soit par d'autres procédés ; et je publierai le résultat de mes expériences, lorsqu'elles auront été assez variées, et qu'elles me paroîtront concluantes.

CLVIII. Genre LXVIII. *Plique*. Le trichoma ou plique polonaise, se reconnoît d'abord à un accroissement excessif de certaines touffes de cheveux ou de poils, à l'entortillement que prennent ces cheveux ou poils en augmentant de calibre ; enfin, à une exsudation d'une sorte d'humeur visqueuse par leurs côtés, et du sang par leurs extrémités quand on les coupe. On peut voir des histoires particulières de cette maladie dans des recueils d'observations de divers

Polonais, Schulzius, Fonseca, Fortis, Helwigius, Skummowius, &c.... La plique n'est pas contagieuse, mais paroît héréditaire. Son éruption, précédée d'une sorte de mouvemens internes ou appareil fébrile : horripilations, frissons, angoisses à l'épigastre, douleurs vives et quelquefois intolérables aux articulations, céphalalgie, douleur aux yeux avec une apparence d'ophtalmie, quelquefois même distorsion des membres ou même mouvemens convulsifs, si le traitement est mal dirigé. Dans d'autres cas, l'éruption de la plique a lieu d'une manière plus prompte, sans d'autres affections internes bien notables : car les cheveux s'agglutinent, s'entortillent en touffes plus ou moins épaisses ; ce qui peut arriver aussi aux poils de la barbe ou à ceux des parties génitales. Il se manifeste dans le lieu de l'éruption une odeur très-fétide avec prurit et une sorte de desquammation furfuracée de l'épiderme. Il survient quelquefois un changement dans les ongles, sur-tout des doigts et des pieds, qui deviennent longs, épais et ressemblans à des cornes.... La saignée a produit, lorsqu'on a eu l'imprudence de la faire, soit des douleurs atroces dans les membres où elle a été pratiquée, soit même des tumeurs œdémateuses. On sait que les topiques actifs peuvent devenir très-nuisibles, et qu'il faut se borner à l'usage des mucilagineux.

CLIX. Lorsque la plique est bien développée, toutes les affections internes qui avoient précédé cessent; et il y a des Polonais qui la regardent même comme un préservatif contre d'autres maladies. Mais quelquefois la plique ou plusieurs de ses touffes tombent d'elles-mêmes; tous les symptômes se renouvellent, et les malades finissent par tomber dans une sorte de consomption ou de phthisie. Plusieurs circonstances qui précèdent ou accompagnent la plique, ne font-elles pas voir de grands rapports entre cette maladie et la goutte? C'est ce que reconnoît Vicat, dans une dissertation particulière qu'il a publiée sur la plique, il y a quelques années; cette analogie pourroit être encore plus manifeste, au moyen de l'analyse chimique qui pourroit constater dans quelle proportion se trouve le phosphate calcaire dans les cheveux affectés de la plique, et quelles sont les proportions des divers ingrédiens de l'urine; c'est du moins ce qu'on a lieu de croire, d'après les expériences faites sur l'urine du cheval par Fourcroy et Vauquelin, qui ont remarqué que, dans ce fluide excrémentitiel, on ne trouve ni acide phosphorique, ni phosphate de chaux, ni acide lithique.…… « D'où peut provenir, disent ces chi-
» mistes, cette privation absolue d'acide et de
» sels phosphoriques dans l'urine du cheval? et
» que devient le phosphate calcaire qui, séparé

» des alimens, n'est point employé à l'ossifica-
» tion ? Le premier émonctoire de ces sels sont
» les excrémens ; le second, et le plus actif, est
» la corne, la matière de la transpiration et les
» poils qui donnent à l'analyse douze centièmes
» de phosphate de chaux ». Il y a tant de vacillations d'opinions sur les causes occasionnelles,
les divers périodes et le traitement de la plique,
on voit dans les écrits publiés sur cette maladie
un tel mélange de procédés dirigés par la routine, de préjugés populaires et de contes ridicules, qu'on doit desirer que quelque observateur habile s'applique à débrouiller ce chaos
dans les contrées même où cette maladie est en-
démique.

CLX. Genre LXIX. *Gale*. La marche le
plus souvent suivie en médecine comme ailleurs, est précisément celle qu'il falloit éviter
de prendre ; la gale en est un exemple. Galien
la fait consister dans une humeur mélancolique,
Silvius dans un acide corrosif, Van-Helmont
dans un ferment particulier, beaucoup de modernes dans une acrimonie de la sérosité et de
la lymphe. Après une foule de siècles, l'objet a
été repris où il falloit le commencer, c'est-à-
dire examiner avec soin ce qu'on trouve dans
les pustules, s'aider du microscope et remonter
à la vraie cause du prurit incommode qui fait le
vrai caractère de cette maladie. Le fruit de cette

recherche a été un insecte particulier décrit par Moufflet (*Theatrum Insectorum*), par Mead (*Philosophical Transact.* an. 1702), &c. Un médecin d'Hanovre en a fait encore mention dans un ouvrage allemand publié en 1786, sur l'étiologie de la gale; et on en a donné une notice, avec figures, dans le Journal de Médecine de Londres, année 1788. Quel moyen plus sûr de fixer les vraies notions de la gale sur laquelle les anciens ont répandu tant de confusion, soit pour la description, soit pour la différence des dénominations ! L'insecte qu'on a découvert dans les pustules de la gale est une espèce de ciron (*acarus scabiei*).

CLXI. La gale se manifeste ordinairement à la main, et dans les intervalles des doigts ; d'abord, prurit peu remarquable, mais qui augmente le soir ; les boutons se multiplient ensuite, et se portent non-seulement aux bras, mais encore au dos, aux lombes, aux aisselles, enfin aux jambes et aux cuisses, et la maladie suit ainsi son cours, et s'étend plutôt ou plus tard, sans s'astreindre à des époques déterminées. Les boutons, d'abord remplis d'une sérosité limpide, dégénèrent en pustules, et sont tantôt solitaires, tantôt rassemblés en plus ou moins grand nombre ; le siége du prurit est dans la pustule même : et pour pouvoir trouver et reconnoître le ciron qui le produit, il faut

choisir la petite vésicule lymphatique et transparente qui se forme à son sommet avant son
dessèchement. Les autres lésions, gerçures ou
excoriations de la peau, qu'on remarque quelquefois sur les galeux, ne sont que l'effet du
frottement violent ou de l'action des ongles dont
on s'est servi pour se gratter : le mal se soutient
souvent à un degré modéré ; mais quelquefois
par la négligence des objets de propreté , et par
l'extension extrême du principe contagieux , les
tégumens en peuvent être très-infectés , ou bien
l'invasion de la maladie peut se faire quelquefois
avec une grande violence : alors, veilles continuelles , prurit comme convulsif , maigreur,
dégoût des alimens, fièvre lente , propagation du
mal à l'intérieur, toux sèche et prompt dépérissement.

CLXII. Les éruptions à la peau qui ont un
caractère critique, et qui terminent quelquefois
des maladies fébriles , méritent-elles le nom de
gale qu'on leur donne ? N'y a-t-il pas aussi de
semblables éruptions qu'on peut appeler dépuratoires , et qui font disparoître la morosité et
la mélancolie ? Ces faits , qui sont attestés , indiquent qu'il peut y avoir des éruptions avec apparence de la gale , sans en avoir le vrai caractère ; c'est-à-dire sans tirer son origine de la
présence d'un insecte. Les autres objections qu'on
a faites à l'étiologie de la vraie gale , sur le dan-

ger de sa rétropulsion et sur la production des affections asthmatiques, des inflammations, des fièvres d'un mauvais caractère, peuvent être résolues par la seule considération que ces insectes sont quelquefois tellement multipliés à la surface du corps, et leur irritation détermine un tel afflux de sérosités lymphatiques, qu'en se bornant à des simples répercussifs, il se fait un transport de ces dernières à l'intérieur, et qu'il en résulte des lésions des viscères, de même que lorsqu'on supprime un exutoire. Exposition, dans l'ouvrage de Lorry sur les maladies cutanées, de tous les remèdes compliqués employés par les anciens et quelques modernes pour la guérison de la gale, et distinction des cas où les topiques peuvent suffire, tandis que, dans d'autres cas, il faut recourir au traitement le mieux combiné. Il est facile de voir que lorsqu'elle est récente, et qu'elle a été contractée par contagion, on peut négliger les moyens internes, et se borner à des onctions propres à faire périr les insectes qui propagent cette maladie cutanée; les divers onguens où entrent le soufre ou le mercure, des ablutions ou des bains avec des eaux alkalines, de simples ablutions avec la décoction du tabac, &c. peuvent produire la guérison la plus complète. Mais que de prudence, que de savoir, que d'habileté pour faire cesser, sans danger, des gales invétérées, fomentées par des vices organiques, par un âge avancé, ou compliquées avec d'autres maladies chroniques! Avec quelle sagacité ne faut-il point combiner les sucs dépurés des plantes, la décoction des bois sudorifiques, les bains, les évacuans, et faire concourir même le bain de vapeur et l'usage des eaux thermales, pour obtenir une guérison solide!

CLXIII. Parmi les traitemens les mieux constatés de la gale, on ne peut que rappeler celui dont les essais ont été faits à Saint-Denis, et dont le résultat a été consigné dans les Mémoires de la ci-devant Société de Médecine, année 1786. La méthode avoit été proposée par Quiret, et elle consiste à faire des frictions avec une pommade (1) où entrent les fleurs de soufre, combinées par la coction avec un jaune d'œuf. Le rapport des commissaires nommés par la Société fut rédigé par le citoyen Hallé. La marche expérimentale qu'on a suivie dans ces essais est digne de servir de modèle.

─────────────

(1) Il y a une sorte de gale qu'on appelle sèche, à cause de la forme tuberculeuse des boutons et des croûtes qui leur succèdent ; on n'observe point dans cette gale l'insecte dont j'ai parlé ci-dessus ; et c'est dans ce cas que cette dernière méthode est sur-tout applicable.

ORDRE II.

Des maladies des glandes lymphatiques.

CLXIV. Une étude philosophique de la médecine doit faire reconnoître ses ressources, mais avouer avec une égale candeur les obstacles et les difficultés insurmontables que certaines maladies offrent dans le traitement : nulle part on n'en trouve des exemples plus remarquables que dans cet ordre ; et quel est le médecin qui puisse se flatter de guérir, dans leurs périodes un peu avancés, les écrouelles, le carreau des enfans, le mal vénérien dans ses diverses complications, le cancer ? Quelle confiance d'ailleurs peuvent inspirer ces prétendus fondans dont on a tant vanté l'efficacité, et qui sont le fondement de tant de méthodes empyriques ? Peut-on méconnoître que la guérison, lorsqu'elle est possible, tient à d'autres moyens indirects, au choix des alimens, à l'exercice du corps, au changement du climat dans certaines circonstances, c'est-à-dire à l'attention de seconder les efforts salutaires de la nature, et d'éviter l'action des causes nuisibles ? Quoi qu'il en soit, toutes ces affections glanduleuses offrent sans doute des caractères génériques qui les distinguent, mais dans leur développement, dans la marche de leurs symptômes, dans la succession de leurs périodes, ainsi que dans le résultat des ouvertures des corps, peut-on méconnoître des affinités ou propriétés communes qui en font pour ainsi dire un ordre naturel, et qui dérivent de la nature et des fonctions des glandes lymphatiques?

CXLV. La grandeur de ces glandes varie, même dans l'état de santé, depuis une demi-ligne de diamètre jusqu'à un pouce... Elles sont sphériques, ovales, applaties, ou même d'une forme triangulaire. Elles se trouvent inégalement, mais généralement disséminées dans tous les viscères, les replis des membranes, le long des trajets de vaisseaux ou sous la peau. Leur surface externe unie et brillante, ce qui les rend mobiles dans le tissu cellulaire à la moindre pression. Les artères qui s'y distribuent ont des ramifications si nombreuses, qu'après une injection heureuse de cire colorée en rouge, la glande ne paroît qu'une masse de vermillon (1). L'acide

---

(1) Pour bien suivre, dit Mascagni, la distribution des vaisseaux sanguins dans les glandes, il faut, après avoir rempli de mercure les lymphatiques dont elles sont composées, injecter dans les vaisseaux sanguins eux-mêmes de la gélatine colorée par le cinnabre (*sulfure de mercure*). A l'aide d'une bonne lentille, on les verra entrelacés, serrés les uns contre les autres, et disposés par faisceaux; ils em-

sulfurique ou d'autres stimulans chimiques, n'ont point paru les irriter, mais leur irritabilité démontrée par Hunter, puisqu'en piquant avec une épingle une glande du bras, l'irritation s'est manifestée sur la glande, sur les vaisseaux lymphatiques qui en partent et qui en sont devenus tendus, et enfin sur les glandes de l'aisselle qui en ont contracté un gonflement douloureux... Leur peu de sensibilité marqué par leur lenteur à passer d'un état d'engorgement stationnaire et sans douleur, à un état d'inflammation; d'ailleurs la dissection ne peut rendre manifestes les ramifications nerveuses qui peuvent s'y rendre.

CLXVI. Les glandes lymphatiques prennent plus de dureté et de volume, soit secondaire-

---

brassent non-seulement chaque tronc des lymphatiques qui se portent aux glandes, mais ils sont encore répandus autour de chacune de leurs divisions. Lorsque ces vaisseaux sont parvenus près des glandes, ils les enveloppent de toutes parts par leurs entrelacemens, et s'y plongent ensuite pour embrasser et accompagner les troncs, les rameaux et les ramuscules de tous les lymphatiques; ils les suivent même jusqu'à leurs dernières dilatations ou cellules, autour desquelles ils sont entassés et ramassés en bien plus grand nombre encore; mais, pour mieux réussir, on doit choisir le cadavre d'un jeune homme emporté par une prompte maladie. Si les glandes ont été légèrement enflammées en injectant les artères, on remplit exactement les veines; mais la matière poussée dans les vaisseaux sanguins ne passe jamais dans les lymphatiques, à moins d'une rupture.

ment et par la transmission d'un stimulant morbifique au moyen des vaisseaux lymphatiques,
comme dans le mal vénérien, le carreau, &c.
soit primitivement et par un vice interne, comme
dans la phthisie pulmonaire, les tumeurs scrophu-
leuses primitivement formées, le cancer, &c. Dans
tous les cas, ces glandes passent par trois états
bien distincts; 1°. Celui d'une induration et d'un
gonflement plus ou moins de temps stationnaires et sans douleur; 2°. Celui d'une irritation
inflammatoire plus ou moins violente, et qui
semble se modifier suivant la cause qui la met
en action, puisque la douleur est tantôt peu
sensible comme dans les écrouelles, tantôt accompagnée d'un sentiment très-vif, comme dans
quelques bubons vénériens, dans le cancer occulte; 3°. De l'ulcération, qui est tantôt accompagnée de symptômes modérés, tantôt marquée
par un aspect hideux et les douleurs les plus
intolérables, comme dans le dernier période du
cancer. Ces différens états, par leur influence sur
les autres fonctions de l'économie animale et
sur les troubles qu'ils y font naître, donnent
lieu à une distinction naturelle de ces maladies
glanduleuses en trois périodes, dont les limites
réciproques demandent, pour être saisies, l'habitude d'observer, et une attention suivie... Ce
n'est que par les connoissances modernes qu'on
a acquises sur la structure et les fonctions du

système lymphatique, qu'on est parvenu ou qu'on peut parvenir à un autre objet d'une importance capitale, c'est-à-dire à la distinction des affections purement locales, d'avec celles qui semblent menacer toute l'habitude du corps et qui sont *constitutionnelles*, pour me servir d'un terme de Hunter. On n'a fait encore cette application heureuse qu'à la marche des symptômes de la maladie vénérienne, et c'est à cet auteur anglais que la gloire en est due.

CLXVII. Dans le tableau comparatif des divers genres de maladies compris dans cet ordre, il est digne d'un esprit observateur de noter des dissemblances frappantes qui semblent tenir aux caractères distinctifs de ces mêmes genres, et aux principes du traitement... La marche lente et peu animée d'un ulcère scrophuleux a fait sentir l'utilité de l'application de certains stimulans, et c'est dans cette vue que par les progrès de la médecine pneumatique en Angleterre, on a été porté à faire l'essai comme topique des feuilles de la petite oseille (*oxalis acetosella*), et j'ai eu occasion, il y a quelques mois, de renouveller les épreuves sur deux enfans scrophuleux (1). Les auteurs anglais qui ont le

______

(1) L'un de ces deux enfans avoit eu une tumeur de la grosseur d'un œuf à côté de la mamelle gauche, et en se dirigeant vers l'aisselle ; après avoir été quelque temps in-

plus concouru, ces dernières années, à la saine
théorie et aux progrès faits dans le traitement
de la maladie vénérienne, ne regardent-ils point
le mercure et les autres anti-vénériens comme
agissant seulement par leur vertu stimulante
sur le systême lymphatique? Au contraire, quoi
de plus à craindre dans la phthisie pulmonaire
et le carreau, que d'exciter trop le systême glanduleux, et de déterminer un mouvement fébrile
qui fait passer promptement les glandes à un
état d'ulcération funeste? Aussi tous les vrais
observateurs s'attachent-ils à prévenir la fièvre
ou à l'arrêter dans son cours, lorsqu'elle est
déclarée. Dans le cancer occulte, que de précautions à prendre pour éloigner tout stimulant
qui peut hâter son ulcération; et lorsqu'il est
malheureusement parvenu à ce dernier état,

---

dolente, elle s'enflamma, vint à suppuration, en donnant
lieu ensuite à un écoulement séreux abondant. Il restoit une
plaie profonde et d'environ deux pouces de longueur; ses
bords étoient découpés, il n'y avoit presque point de rougeur; c'est dans ces circonstances que, pour stimuler ces
parties et amener une cicatrice prompte, je fis appliquer de
l'oseille ordinaire légèrement macérée sous la cendre; cette
application, continuée pendant six jours, excita de la rougeur, de la chaleur dans les bords de la plaie, même avec
éruption de boutons; l'écoulement séreux prit peu à peu de
la consistance, les chairs vives se rapprochèrent, et dans
une quinzaine de jours j'obtins la cicatrice.

l'usage interne et externe de la ciguë ne devient-il pas favorable en calmant les symptômes tels que le sentiment d'une douleur lancinante et corrosive, d'une ardeur brûlante? Dans les maladies des glandes, comme dans tous les objets d'histoire naturelle, conformité dans les loix générales, et variétés dans les circonstances accessoires.

CLXVIII. Genre LXX. *Ecrouelles*. Affinités de ce genre avec les maladies cutanées. Le vice scrophuleux, en se portant à la peau, produit tantôt des ulcères cutanés, tantôt des dartres ou d'autres éruptions anomales et très-opiniâtres. Un enfant eut, à l'âge de quatre ans, les glandes du cou engorgées; à sept ans, ces engorgemens se dissipèrent, mais sa tête se couvrit de croûtes laiteuses : après diverses remèdes et vers la neuvième année, les croûtes disparurent et les glandes du cou s'engorgèrent de nouveau. Mobilité singulière du vice scrophuleux, comme du dartreux. Warthon, dans son Adénographie, fait remarquer ce caractère mobile et les déplacemens fréquens d'un côté dans un autre, des parties supérieures aux inférieures, et réciproquement, des parties externes aux internes, d'une articulation à une autre.

CLXIX. *Signes extérieurs d'une sorte de constitution écrouelleuse dès l'enfance.* Gonflement de la lèvre supérieure, gerçure quelquefois avec un écoulement jaunâtre, nez rouge et douloureux, chassie des yeux ou suintement des oreilles, cerveau plus volumineux, air de nonchalance, gaîté, répartie spirituelle, blancheur de la peau. *Premier période des écrouelles.* Impression du vice scrophuleux sur les glandes lymphatiques, le plus souvent sur celles du cou, des angles de la mâchoire, de la base de l'occiput..... Ces tumeurs plus ou moins irrégulières sont dures et indolentes, sans changement de couleur à la peau. Elles sont quelquefois stationnaires un ou deux ans ; d'autres fois ces glandes s'affectent plus promptement, et il en résulte une sorte de mouvement intestin ou d'orgasme. Effet d'une action sympathique sur d'autres glandes ou organes congénères, pouls plus fréquent, plus de chaleur à la peau, constipation, moindre quantité d'urine : cette révolution est passagère, et l'atonie succède bientôt. *Deuxième période.* Les tumeurs grossissent peu à peu sans devenir plus molles, la couleur de la peau qui les recouvre s'altère, et devient successivement bleuâtre et d'un rouge plus ou moins marqué. Les glandes, sans devenir douloureuses, s'amollissent par degrés et offrent au tact un sentiment de fluctuation...... Elles suppurent, et fournissent un écoulement de matière puriforme, délayée avec quelques concrétions blanchâtres éparses... Dégénération des plaies en

ulcères qui durent plus ou moins long-temps,
ou qui se renouvellent après s'être cicatrisés ,
ou bien formation dans le voisinage d'ulcères
nouveaux. Cette alternative ou succession de
tumeurs ou d'ulcérations , a une durée plus ou
moins longue suivant les circonstances. Le vice
scrophuleux peut aussi se porter aux glandes
sous-clavières, sous-scapulaires, axillaires , &c.
et produire des effets analogues. *Troisième période*. S'il attaque les glandes du poumon , il
peut produire la phthisie tuberculeuse dont
on parlera dans la suite ; s'il se porte aux
glandes du mésentère , il peut donner lieu au
carreau : dans ces deux cas , le malade passe
par tous les degrés du marasme et de la fièvre
hectique avant de succomber.... Le vice scrophuleux peut s'associer au mal vénérien , au
rachitis, au scorbut, et offrir alors des symptômes variés.

CLXX. L'histoire du vice scrophuleux tient
à la considération des diverses causes qui peuvent concourir à le produire ; comme à celle du
climat, de la saison, de l'âge, des lieux qu'on
habite, des maladies qui ont précédé (*Mémoire
de Beaumes, qui a remporté le prix proposé par
la Société de Médecine*, 1788) ; en général les
révolutions de l'âge influent sur les diverses
directions du vice scrophuleux. Dans l'enfance,
il se dirige le plus souvent sur les glandes lym-

phatiques extérieures et quelquefois sur le mésentère; dans l'adolescence, ce sont les poumons qui sont le plus souvent attaqués ; dans l'âge viril, il peut se transformer en hydropisie ou en affections cutanées très-rebelles. Faits propres à répandre quelques lumières sur le vice scrophuleux. Dans un degré plus avancé de la maladie, l'acide phosphorique est en moindre proportion dans les urines. Les proportions du phosphate calcaire sont fort augmentées dans les urines, pendant la durée des ulcères scrophuleux. A l'ouverture des corps on a trouvé, dans une ou plusieurs glandes lymphatiques, dans le parenchyme des viscères, ou même dans le canal thorachique, une certaine quantité du même phosphate calcaire. Ne paroît-il point que, dans cette maladie, l'acide phosphorique est trop abondant, trop développé pour l'économie animale, qu'il se porte sur la substance des os pour en dissoudre le phosphate calcaire, qui, absorbé par les vaisseaux lymphatiques, est ensuite diversement déposé ou disséminé dans diverses parties.

CLXXI. Avantages des toniques dans le premier et le second période de la maladie, comme de l'oxide de fer combiné avec le sel ammoniac, ou bien avec l'alkali fixe, avec les amers, comme dans l'élixir anti-scrophuleux de Perylhe; ou bien le kina avec la noix muscade, suivant la prescription de Fothergill. L'usage de l'eau de mer a aussi une utilité non contestée, ainsi que le muriate calcaire, comme l'a expérimenté Fourcroy. Nécessité de seconder l'effet des médicamens par tous les moyens que l'hygienne peut suggérer comme une habitation salubre, ou même le changement de climat, les frictions sèches, l'insolation, &c. On a essayé en Angleterre l'inhalation du gaz oxygène, à la dose d'environ quatre pintes, mêlé avec autant d'air atmosphérique. Le succès a été assez marqué; mais comme le malade a fait en même temps usage du kina, l'observation est peu concluante.

CLXXII. Il seroit superflu de redonner ici une nouvelle existence aux prétendus fondans de la lymphe, et de rappeler les fameuses pilules de l'Allouette, dont on a tant exalté les vertus, comme contenant dans leurs ingrédiens la teinture d'or, le plus parfait des métaux. Je ne parlerai pas non plus des recettes compliquées de Grateloup, du maréchal de Fougères, de Janin, de Fabre ou autres compositions pharmaceutiques, mises en vogue par l'empyrisme, et très-utiles pour un observateur sage et éclairé. Mais l'attention publique fixée depuis quelque temps sur les propriétés médicinales du muriate de baryte, par des écrits publiés en Allemagne, en Angleterre, en France, sont favorables à ce remède, et viennent à l'appui de celles du docteur Crawford, insérées peu avant dans le recueil périodique de la Société de Médecine de Paris; mais l'auteur avoue que les observations faites jusqu'à ce jour sur l'efficacité de ce remède, dans les écrouelles, sont encore insuffisantes, et qu'il est prudent de suspendre encore son jugement. J'ai entrepris moi-même des essais de ce genre dans l'hospice de la Salpêtrière, sur trois enfans attaqués d'écrouelles, de la manière suivante : L'un étoit âgé de neuf ans, et il avoit des tumeurs dures et indolentes à la base de l'occiput, et des tumeurs ulcérées aux angles de la mâchoire. Le deuxième, âgé de cinq ans, avoit un ulcère au tiers supérieur et externe de la cuisse gauche; tuméfaction de trois fois la grosseur naturelle du gros orteil droit avec carie ulcérée, tumeur indolente à l'angle droit de la mâchoire. Le troisième, âgé aussi de cinq ans, éprouvoit des tumeurs ulcérées et cicatrisées en diverses parties du corps, sur-tout au cou; les secondes et troisièmes phalanges du doigt indicateur et du grand doigt de la main gauche, avoient acquis une grosseur monstrueuse, et offroient une tuméfaction qui excédoit au moins quatre fois le volume naturel avec carie ulcérée. Ces trois enfans ont été soumis à un traitement uniforme, le 10 frimaire dernier.

D'abord léger purgatif, puis le muriate de baryte a été administré à la dose d'un grain sur deux
onces d'eau distillée, ce qui a été répété tous
les trois jours, pour chacun de ces jeunes malades. *Premier enfant.* Augmentation de la suppuration des ulcères, durant la première quinzaine de l'usage du remède. Le 1er pluviôse, diminution des différentes tumeurs, commencement
de la cicatrisation des ulcères. Le 1er ventôse, ulcères cicatrisés depuis plusieurs jours, tumeurs
beaucoup diminuées. Interruption de la baryte
pendant un mois et demi que l'enfant fut soumis
au traitement de la gale dans une autre salle. A son
retour, le 20 germinal, ulcères rouverts, tumeurs
augmentées. Le 15 floréal, cicatrisation des ulcères, tumeurs beaucoup diminuées. Le 1er prairial, plus de tumeurs à la base de l'occiput. Le 9
prairial, l'ulcération des tumeurs aux angles de la
mâchoire étoit entièrement guérie. *Deuxième enfant.* Superpurgation lors de la premiere prise du
remède, suppuration plus abondante durant les
premiers vingt jours ; au commencement de
floréal, diminution de la tumeur et de la suppuration. Le 9 prairial, peu de suppuration, tumeur diminuée d'un tiers ; la glande de l'angle
de la mâchoire ulcérée depuis un mois. *Troisième
enfant.* Superpurgation à la première prise, suppuration plus abondante jusqu'au 20 nivôse. Le

1er ventôse, la plaie du grand doigt presque fer-
mée, sa tumeur diminuée; peu de changement
au doigt indicateur. Le 15 germinal, plaie du
doigt du milieu cicatrisée, et son volume seulement un peu plus grand de ce qu'il doit être
dans l'état naturel; diminution de la tumeur et
de la suppuration du doigt indicateur. Le 10 floréal, cicatrisation de ce doigt. Le 9 prairial, le
doigt du milieu revenu à son état naturel, mais
l'indicateur conservant presque le double de son
volume ordinaire. On ne peut méconnoître l'efficacité du muriate de baryte dans ces trois observations; mais on voit avec quelle lenteur il agit, et
combien, dans ce traitement comme dans celui
en général de toutes les maladies chroniques,
il faut savoir prendre son temps, et laisser la nature développer lentement ses ressources salutaires.

CLXXIII. Genre LXXI. *Carreau des enfans, atrophie mésentérique.* Est-ce à la philosophie ou à la médecine à remplir une lacune
qu'on remarque encore dans la première institution des enfans? Rousseau dit bien que l'éducation de l'homme commence à sa naissance, et
qu'il s'instruit déjà avant de parler et d'entendre; mais suffit-il, pour remplir ce précepte, de
relever avec éloquence quelques préjugés grossiers sur les abus du maillot et de certaines habi-

tudes vicieuses ; d'y joindre d'ailleurs des réflexions saines et très-profondes sur l'art de
ménager la sensibilité des enfans, de leur faire
éviter des frayeurs, de leur montrer la liaison
des sensations avec les objets qui les font naître,
de bien saisir l'expression de leurs besoins,
d'éloigner d'eux tout ce qui les agace, les irrite,
les impatiente, de leur conserver la liberté des
membres, &c. Ces préceptes indiquent bien
moins ce qu'il faut faire que ce qu'il faut éviter ;
et que de règles sages et diversement variées ne
reste-t-il point à établir pour aider naturellement et sans effort le développement des facultés physiques et morales de l'enfant, suivant les
périodes de l'âge, la diversité des saisons, la nature du climat et les dispositions individuelles !
Peut-on approfondir la nature et les causes du
carreau, qu'en remontant aux vrais principes
de l'éducation physique et morale des enfans ? et
que doit-on penser, dans l'état actuel de nos
connoissances, d'un certain spécifique de Zuin-
zer, où entrent le prétendu anti-hectique de Po-
terius et plusieurs plantes sans désignation des
espèces ? Gualther Harris (*de morbis acutis in-
fantum*) ne donne guère qu'un fait particulier
de l'atrophie vermineuse des enfans, sans tracer le caractère générique de cette maladie. Le
Traité des Maladies des Enfans par Underwood,
traduit en français en 1786, a consacré seule-

ment un article à la fièvre hectique qui survient quelquefois dans les périodes de la dentition. Sauvages a réuni sous le genre *Physconie, ou intumescence de l'abdomen*, des espèces entièrement disparates; et les synonymes nombreux qu'il donne à la physconie mésentérique, en rendent la signification si vague et si indéterminée, qu'on ne peut nullement y appliquer la méthode analytique. La Faculté de Médecine de Paris avoit tellement senti l'imperfection de nos connoissances sur le carreau, qu'elle proposa pour sujet d'un prix en 1787, de décrire cette maladie, de l'envisager dans son principe, de rechercher les causes qui la produisent, et d'exposer avec précision les moyens de la prévenir et ceux de la guérir. Le prix fut adjugé au docteur Baumes, actuellement professeur à l'école de médecine de Montpellier. Quelques notices de son Mémoire donneront une juste idée de cette maladie.

CLXXIV. *Premier période du carreau, ou dispositions qui doivent le faire craindre.* Vice de la digestion, foiblesse des intestins, flatuosités, dévoiement avec des intermissions, perte de l'appétit, vomissement glaireux par intervalles, bouffissure du ventre, sur-tout le soir, urines lactescentes, odeur acide de la transpiration, respiration inégale, pouls intermittent, pâleur de la face et du front, saleté de la lan-

gue, haleine forte, mélancolie, crampes des extrémités avec débilité habituelle, douleurs gra-
vatives des lombes. *Deuxième période*. Intumescence gravative de l'abdomen, avec des indurations isolées et sensibles au toucher, perte
d'appétit, et, dans certains enfans, extrême voracité; mal-aise après le repas, avec distension
du ventre; flatuosités, urines peu copieuses,
somnolences; évacuations alvines irrégulières,
avec des intervalles de constipation; variétés des
déjections, d'abord plutôt molles que liquides,
ensuite blanches, liquides, ou bien d'une couleur cendrée ou argileuse; souvent avec une
complication de vers. Les glandes lymphatiques
du cou commencent par s'affecter, ou quelquefois même ces indurations glanduleuses externes
précèdent. *Troisième période*. Les glandes lymphatiques du mésentère deviennent stéatomateuses et perdent leurs fonctions. Atonie extrême
des vaisseaux absorbans, avec l'imperméabilité
des glandes; le chyle n'est plus repompé, ou
plutôt il est évacué avec les déjections qui deviennent blanchâtres, et qui sont composées
d'alimens à demi digérés; fièvre lente, marasme
sans doute par la suppuration de quelques glandes lymphatiques, dévoiement colliquatif, et
quelquefois comme lientérique, par l'abolition
des fonctions de la digestion; d'autres fois la
scène finit par une hydropisie ascite. L'ouverture

des corps n'a que trop confirmé la nature de la maladie, et on a trouvé, soit des indurations stéatomateuses, ou un état de suppuration des glandes lymphatiques de l'abdomen ou du thorax, soit des épanchemens dans ces mêmes cavités ou dans le crâne.

CLXXV. Le carreau vient quelquefois à la suite d'un traitement mal dirigé d'une maladie cutanée.... Mais la cause la plus fréquente est le vice scrofuleux. Nécessité de recourir aux principes de l'hygiène, et d'accorder peu de confiance à ces prétendus fondans, incisifs, résolutifs, &c. dont les vertus sont si souvent équivoques, pour ne point dire nulles. Et que doit-on penser de la crédulité des auteurs qui vantent l'or comme le plus puissant apéritif, le meilleur résolutif de la lymphe épaissie ? Le carreau, au troisième période, est sans doute incurable ; et son traitement n'est pas toujours heureux au deuxième. Employer en général la rhubarbe, l'acétite de potasse, les oxides de mercure, les frictions sèches ; les bains froids, soit d'eau douce, soit de mer, &c.... en un mot tous les moyens propres à ranimer l'activité du système lymphatique.

CLXXVI. Genre LXXII. *Phthisie*. Bonnet remarque, dans son *Sepulchretum*, qu'on trouve des tubercules, c'est-à-dire des indurations des glandes lymphatiques, non-seulement dans les poumons des phthisiques, attaqués d'écrouelles, mais encore dans le plus grand nombre des cas de phthisie. Quelques médecins avoient mis une distinction entre les glandes des poumons qui sont autour des divisions des bronches, et celles qui sont disséminées dans la substance des poumons ; mais Mascagni a fait voir que ces deux sortes de glandes appartiennent également au système lymphatique. Les progrès de l'anatomie et les ouvertures réitérées des corps, très-propres à fixer le vrai caractère et les divers périodes de la phthisie comme des autres affections des viscères..... et c'est sans doute ce qui doit faire regarder comme très-incomplètes les connoissances acquises par les anciens sur cette maladie. Arétée s'est sur-tout exercé à nous tracer le tableau hideux et pittoresque du phthisique parvenu au dernier période, sans nous faire connoître la marche graduée de la maladie..... Nécessité de la décrire d'après les recherches des modernes.

CLXXVII. *Premier période, ou plutôt disposition prochaine à la phthisie....* Cette disposition peut s'offrir sous trois formes différentes. 1°. Engourdissement, inertie dans toute l'habitude du corps, douleur gravative de la tête avec des retours plus ou moins fréquens d'une affection catarrale de la membrane pituitaire, somnolence, relâchement des muscles du thorax, avec expectoration difficile , douleur gravative de la poitrine ; quintes violentes de toux qui augmentent par l'exercice, par la boisson des liqueurs froides, difficulté de la respiration. La suppression de quelque exutoire ancien, comme d'un séton , d'un cautère , d'un ulcère, d'un écoulement de fleurs blanches, &c. peut déterminer la même disposition à la phthisie.... 2°. Habitude du corps délicate, membres grêles, constitution irritable et spasmodique; conformation vicieuse du thorax , soit d'origine, soit par accident ; perte d'haleine au moindre mouvement; mélancolie ; disposition aux emportemens de la colère, pour les causes les plus légères ; ardeur pour les plaisirs de l'amour; excès d'intempérance ; hémoptysie ; chaleur chronique et incommode, sur-tout à la plante des pieds ou à la paume des mains ; oppression de la poitrine ; excès dans l'étude et les travaux du cabinet , &c. 5°. Habitude du corps, opposée à la précédente ; c'est-à-dire, sensibilité obtuse et difficile à exciter, quelquefois avec un vice scorbutique ou scrofuleux ; une mauvaise conformation du thorax.... Matière expectorée le matin , abondante et visqueuse avec un goût salé , perte graduée de l'appétit, abattement de l'ame, quelquefois induration des glandes du cou, toux incommode, soulagement passager par une sorte de transport de la matière morbifique dans quelques articulations ou à la surface du corps. Si le malade commence à déchoir et à dépérir, il passe déjà à un autre degré de la maladie.

CLXXVIII. *Deuxième période, ou phthisie déclarée.....* Toux particulière et très-différente de celle des affections catarrales, moindre le jour, sujette à des retours irréguliers et très-incommodes; la nuit, titillation au larynx; veilles opiniâtres qui ne font qu'augmenter le mouvement fébrile; respiration gênée au moindre mouvement; changement de la voix, qui devient rauque, grêle ou beaucoup moins sonore; soif, inappétence, douleur gravative de l'estomac après le repas, quelquefois même vomissement; c'est-à-dire que la toux s'exaspère après qu'on a pris des alimens, au point de faire rejeter ces derniers.... C'est cette disposition à vomir, jointe à la soif, qui, suivant Morton, est le signe le plus certain d'une phthisie déclarée....... Variété de la matière expectorée, quelquefois épaisse et blanche, d'autres fois transparente, d'une couleur cendrée ou verdâtre, d'une odeur fétide, d'un goût salé ou doux, &c.... Petite fièvre le soir, avec ou sans frissonnement, avec une chaleur aiguë, la rougeur des joues; accroissement gradué de cette fièvre, ou sa marche par exacerbations irrégulières.... (Sydenham a cependant rapporté une espéce de phthisie, où cette sorte de fièvre hectique n'avoit point lieu); dépérissement, marasme , &c.

CLXXIX. *Troisième période.* La fièvre hecti-que devient continue avec un pouls petit, dur et fréquent, avec le sentiment d'une chaleur âcre et mordicante au doigt de celui qui le touche ; du-rant l'exacerbation fébrile , la toux, la difficulté de la respiration et l'oppression de la poitrine sont au plus haut point ; mais lorsqu'elle cesse , soit durant la nuit , soit le matin , le malade dort d'un sommeil tranquille ; il reprend des forces , et un espoir nouveau de guérison : mais il re-tombe dans son abattement, lorsque la fièvre se rallume ; il survient des sueurs colliquatives , soit la nuit, soit le matin , lors de la rémission de la fièvre : et si on tentoit de les supprimer , il pourroit en résulter un hydrothorax, une as-cite, une diarrhée , ou même des affections dyss-entériques, accompagnées de spasmes les plus cruels ; quelquefois aussi sans le provoquer, le dé-voiement le plus rebelle s'établit : expectoration purulente , ardeur brûlante vers les amygdales et les organes de la déglutition, fétidité de l'ha-leine , marasme extrême , débilité , œdématie des extrémités , face hippocratique , et la mort.... Il est facile de connoître les phénomènes divers que peut offrir l'ouverture des corps ; on les trouve dans les ouvrages de Bonnet (*Sepul-chretum*), de Bennet (*Theatrum tabidorum*), de Morton (*Phthysiologia*) , de Morgagni (*Epist. XXI*), de Portal (*Observations sur la Phthisie*), &c.....

CLXXX. Danger d'adopter une méthode générale et uniforme dans le traitement de la phthisie, aux premier et deuxième périodes , et nécessité de varier ce traitement , suivant les distinctions que j'ai établies.... La personne est-elle douée d'une constitution irritable et spasmodique ? habiter des vallées , des lieux bas et humides, faire usage de boissons émulsionnées, de fruits bien mûrs , de farineux , du lait coupé avec l'eau d'orge ou le gruau d'avoine.... éviter les passions vives , rechercher des objets de diversion , les plaisirs de la musique ; prendre des bains tièdes , &c.... Si , au contraire , la personne est d'une constitution phlegmatique ou disposée aux affections catarrales, habiter un lieu élevé, respirer un air pur et salubre , voyager , naviguer , aller à cheval , faire de l'exercice sans s'excéder , respirer des vapeurs aromatiques , ouvrir quelque exutoire , éviter un sommeil prolongé , user avec sobriété d'un vin généreux , prendre du chocolat , user en un mot d'une nourriture succulente et tonique ; je n'ai pas besoin de faire des remarques relatives au caractère de la phthisie , suivant qu'elle participe du vice scrofuleux , vénérien , scorbutique, arthritique , puisqu'on trouve ces distinctions dans l'ouvrage du docteur Portal , ainsi que les variétés du traitement qu'elles peuvent suggérer.

La fièvre lente ou hectique qu'on a si souvent placée au rang des fièvres primitives , quoiqu'elle soit purement secondaire , et qu'elle soit souvent le signe le plus manifeste d'une suppuration interne , mérite d'être rapportée comme un des symptômes les plus notables de la phthisie confirmée : ses progrès sont d'abord lents ; peu d'altération dans l'appétit, langue humectée, augmentation graduée de la débilité , très-grande sensibilité au froid, et souvent des frissonnemens , tandis que la peau fait éprouver par le contact le sentiment d'une chaleur âcre. Lorsque la fièvre est simple, pouls foible, petit et fréquent ; exacerbations marquées deux fois le jour ; à midi , ou après avoir mangé , et le soir , avec quelques frissons légers, ou à peine sensibles : l'urine , dès le commencement, fortement colorée , et très-peu d'un sédiment rouge et foncé ; peu à peu , si on ne remédie à la cause , la débilité augmente , les exacerbations sont accompagnées de sueurs inégales , froides , visqueuses, sur-tout au cou et au front : la face , qui étoit d'abord constamment pâle, prend un rouge fleuri aux joues, sur-tout durant les exacerbations, et à mesure que la maladie fait des progrès. Cette couleur rouge est circonscrite sur chaque joue, et semble même former une tache.

La conjonctive de l'œil prend la couleur des perles : la maladie faisant des progrès ultérieurs, sueurs de plus en plus copieuses, accroissement de débilité, marquée sur-tout par la foiblesse et l'irrégularité du pouls ; la membrane muqueuse de la langue et de l'arrière-bouche paroît légèrement enflammée, quelquefois avec des aphtes : le ventre, qui étoit auparavant resserré, est affecté, par intervalles, de diarrhée ; évacuation qui, en quelque sorte, est alternative avec les sueurs. Vers les approches d'une terminaison funeste, multiplication des aphtes, œdème de pieds, courbure des ongles, délire taciturne, face hippocratique, et toujours, même jusqu'aux derniers momens, illusions, et vain espoir de guérison. Je ne puis, d'ailleurs, que renvoyer à l'ouvrage du docteur Baumes (1) sur les différences de la fièvre hectique, suivant qu'elle accompagne une phthisie ulcéreuse, tuberculeuse ou pituiteuse, et sur les variétés du traitement dont la phthisie pulmonaire, dans ces divers cas, est susceptible.

------

(1) *De la Phthisie pulmonaire*, ouvrage couronné en 1783, sur la question proposée en ces termes : *Déterminer quels sont les signes qui annoncent une disposition à la phthisie pulmonaire, et quels sont les moyens d'en prévenir l'invasion et d'en arrêter le cours* ; par *J. B. T. Baumes*, professeur de l'Ecole de Médecine de Montpellier, &c.

CLXXXI. Genre LXXIII. *Maladie syphillitique.* Déluge d'écrits et de recettes prétendues
merveilleuses, de spécifiques dont on croit l'efficacité assurée contre le mal vénérien, foule de
méthodes tour-à-tour prônées, combattues, rem-
placées par d'autres, ou reproduites adroitement
sous d'autres formes. Le moindre empyrique
resserré dans les bornes d'une simple formule,
voit-il rien au-dessus de son habileté dans le
traitement de cette maladie, et ne se croit-il
point un homme supérieur? Cherchons à dissiper
cette illusion de l'amour-propre, et à montrer
dans tout leur jour les difficultés qu'offre le
traitement du mal vénérien, pour l'homme
éclairé et plein d'expérience. On ne peut douter
maintenant que le virus ne se propage par les
vaisseaux absorbans, et qu'il n'affecte sur-tout
les glandes par une sorte d'affinité particulière.
Quelle influence n'ont point dû avoir sur le traitement de cette maladie, les découvertes de l'anatomie relatives au systême lymphatique? Astruc,
dans son ouvrage, donne un index chronolo-
gique des divers auteurs qui ont écrit sur le
mal vénérien, depuis 1495 jusqu'à 1734, en y
ajoutant de légères notices. L'ouvrage d'Astruc
qui a paru à cette époque, est remarquable par
l'ordre et l'érudition qui y règnent; mais on
imagine combien il y a d'objets à rectifier sur
les formes variées de la maladie, sa contagion

et les méthodes de traitement. Il étoit naturel
que l'Angleterre, qui avoit été le berceau des
découvertes sur le système lymphatique, donnât
aussi l'exemple de l'heureuse application qu'on
en pouvoit faire à la propagation et au développement du mal vénérien. Jean Hunter, déjà
si célèbre par ses découvertes en anatomie, eut
cette gloire. Son traité sur les maladies vénériennes, est un des ouvrages les plus profonds
et les plus originaux qui aient paru depuis long-
temps dans la médecine. Nisbeth, Swediaur,
Clare, qui lui ont succédé, sans s'engager dans
ses théories subtiles ou ses opinions, quelquefois
paradoxales, ont beaucoup contribué à perfectionner le traitement. En France, De Horne
s'est borné au point de vue purement pratique,
en publiant en 1779 les observations sur les
différentes méthodes d'administrer le mercure
dans la maladie vénérienne.

CLXXXII. J'omets de parler ici des affections locales si connues, comme la gonorrhée,
les chancres, &c. pour considérer le mal vénérien devenu une affection générale, et pour
ainsi dire constitutionnelle. Le virus vénérien
reçu par les vaisseaux lymphatiques, peut être
porté dans les glandes de l'aine : il peut être
porté aussi dans le canal thorachique, et passer
dans la masse commune des liquides... Les effets
de cette dernière transmission, sont une légère

irritation accompagnée de frissons, quelquefois si légers et si vagues, qu'ils ne sont point sentis par les malades, ou qu'ils sont attribués à d'autres causes passagères, jusqu'à la manifestation des symptômes d'une infection générale... Le virus ne circule qu'un certain temps dans la masse générale des liquides, ordinairement cinq ou six semaines, et alors il se porte sur certaines glandes par une sorte d'affinité inconnue, sans que le sang, les autres fluides, ou les organes sécrétoires puissent être dits affectés, quand on veut parler d'une manière exacte. Lorsque le virus n'affecte qu'une glande isolée, on peut en extirpant la tumeur, enlever la maladie, comme Jean Hunter l'a éprouvé sur une glande de l'aisselle... Pour que le virus introduit dans le systême des liquides, puisse affecter certaines glandes, il faut que celles-ci soient sensibles à son action, de-là vient qu'il peut rester plus ou moins caché, et se développer ensuite par d'autres circonstances étrangères, comme des excès dans le régime, un état de grossesse pour les femmes, &c...

CLXXXIII. *Premier période.* Symptômes variés de la vérole constitutionnelle... Quelquefois la cause virulente agit d'abord sur les amygdales, et de-là elle s'étend à la bouche, à la langue, &c. Ces effets sur ces parties, sont une ulcération qui se développe tout-à-coup sans boutons, pustules, ni chancres. La surface ulcérée est d'un blanc sale, avec des bords durs, épais, et comme déchirés. Quelquefois le virus se porte sur les gencives, qui deviennent spongieuses avec des bords rouges et enflammés. La détermination du virus vénérien à la peau, peut y produire des éruptions variées, comme des taches, des pustules d'abord transparentes, puis couvertes de croûtes écailleuses, &c. Lorsque ces éruptions passent à l'état d'ulcère, leur base est recouverte d'une croûte épaisse, caverneuse, avec des bords durs et calleux. *Deuxième période*. Quoiqu'il soit quelquefois fort difficile de le déterminer, on peut en général le rapporter aux affections de certaines parties plus profondément situées, comme du périoste, des aponévroses, des tendons, des ligamens. Hunter a vu ces affections quelquefois se porter dans l'oreille interne, et produire la surdité avec les douleurs les plus violentes. Le progrès de l'irritation, dans les parties dont je viens de parler, se fait d'une manière plus uniforme que dans les autres; car on y reconnoît une certaine analogie avec la marche du vice scrofuleux ou du rhumatisme chronique. On voit, par exemple, une tumeur se former sur un os, tumeur qu'on ne peut rapporter qu'à une infection de plusieurs mois, et qui n'est quelquefois accompagnée que de douleurs légères; dans d'autres cas on éprouve les douleurs les plus violentes avant la formation de la tumeur. On peut faire les mêmes observations sur le gonflement des tendons et des aponévroses. La matière qui se forme à la suite de cette irritation inflammatoire, n'est point du vrai pus, mais une matière visqueuse... D'un autre côté, des nodosités, soit des tendons, soit des os, durent quelquefois des années entières, sans qu'il s'y forme la moindre quantité de matière, mais alors il est douteux si ces affections sont d'une nature purement vénérienne. *Troisième période.* Les douleurs internes des os avec des exacerbations nocturnes ne font que s'exaspérer : la substance des os en peut être diversement altérée; quelquefois c'est une carie, d'autres fois c'est une tendance des os à devenir spongieux, à produire des fongus comme dans les affections scrofuleuses, à se ramollir ou à se fracturer pour les causes les plus légères. Quand la maladie constitutionnelle a duré long-temps, souvent la fièvre hectique se déclare avec les symptômes propres au viscère affecté, et, suivant que le poumon, le foie ou toute autre partie sont attaqués, alors dépérissement, marasme, dévoiement colliquatif, et la mort.

CLXXXIV. On peut voir, dans le Recueil des observations de de Horme, avec quelle sagacité on peut varier l'usage du mercure dans certains cas, tantôt en employant une seule méthode,

tantôt en combinant deux méthodes ensemble
ou même trois. Frivolités des explications théo-
riques, de la manière d'agir du mercure par
trituration, évacuation, liquéfaction, ou par
une vertu spécifique. Il paroît sur-tout, en comparant ses effets avec des guérisons opérées par
d'autres moyens, qu'il agit comme stimulant du
système lymphatique, dont il augmente les forces vitales, et qu'il rend ainsi propre à expulser
ou à détruire le virus vénérien. Quelquefois le
malade éprouve une irritabilité morbifique trop
développée, et alors l'opium assure un succès
refusé au mercure (*London, méd. journal*, 1788).
Quoique le mal vénérien offre un témoignage
le moins irrécusable du pouvoir des médicamens, il ne rentre pas moins dans la règle générale de la plupart des maladies chroniques
sur l'efficacité des moyens pris de l'hygienne
seule, comme Van-Swietten l'a prouvé par des
exemples frappans; et ne sait-on pas que les
forçats infectés du mal vénérien, guérissent par
l'usage seul du régime végétal et de l'exercice
pénible qui fait leur tâche journalière? Je ne
m'engagerai point ici dans la longue énumération des remèdes non mercuriels, recommandés
pour guérir la maladie syphillitique, et exposés avec beaucoup de clarté dans l'ouvrage de
Swediaur (1); mais je ne dois point omettre de

---

(1) *Traité complet sur les symptômes, les effets, la nature et*

parler d'un nouveau moyen qui fixe depuis peu l'attention publique, et qui consiste dans l'usage interne et externe de l'oxygène (1). L'auteur rapporte une suite nombreuse de faits observés et de guérisons de la maladie syphillitique, opérées par l'usage interne de ce qu'il appelle sa tisane nitrique, combiné avec celui de la pommade oxygénée comme topique. On voit ici un exemple de l'heureuse application qu'on peut faire à la médecine des progrès de la chimie moderne ; mais comme des essais de ce genre entrepris dans l'hospice de l'Ecole de Médecine, se continuent encore sous les yeux des commissaires nommés par l'Ecole, suivant le vœu qu'en a formé le citoyen Alyon, il est prudent d'attendre ces nouveaux résultats de l'expérience, pour porter un jugement solide.

CLXXXV. Genre LXXIV. *Cancer.* Les parties évidemment glanduleuses, comme les mamelles, les lèvres, les aisselles, les aînes, &c. sont le siége le plus ordinaire du cancer ; et, comme d'ailleurs les glandes lymphatiques sont disséminées dans toutes les parties, ne doit-on pas leur rapporter les cancers qui s'y mani-

---

le traitement des maladies Syphillitiques, par *F. Swediaur*, D. M. *Paris*, an 6ᵉ de la République.

(1) *Essai sur les propriétés médicinales de l'oxygène, et sur l'application de ce principe dans les maladies vénériennes, psoriques et dartreuses.* Paris, Alyon.

festent quelquefois ? Il est bon d'opposer au mal vénérien, où le pouvoir de l'art de guérir se montre davantage dans le plus grand nombre de cas, une autre maladie où ses ressources sont quelquefois si bornées, et ses moyens si impuissans.

CLXXXVI. Stahl, pour bien tracer les caractères primitifs du cancer, se borne à considérer celui du sein. Ses causes les plus ordinaires sont des lésions externes, comme des compressions, des contusions, ou bien des vices de la menstruation. Dureté de la partie affectée, son accroissement plus ou moins lent, distension variqueuse des vaisseaux qui s'y rendent, douleurs lancinantes et très-vives, même dans l'état de cancer occulte. Elles accroissent encore, lorsqu'il devient ulcéré ; et il s'y joint alors sur toute la surface le sentiment d'une chaleur brûlante ; ce qui est en général le symptôme le plus insupportable. Stahl, en développant avec sagacité toutes les circonstances qui accompagnent le cancer, admet, pour expliquer sa nature, une certaine corruption putride, acide ou corrosive. S'il n'a point parlé d'une manière plus exacte, ne doit-on pas l'attribuer au peu de progrès qu'avoient fait alors la chimie et l'anatomie ? Boerhaave a tracé, avec son laconisme et son exactitude ordinaire, le tableau exact du cancer occulte et ulcéré. Le premier, squirre avec titillation , prurit , chaleur , rougeur , douleur lancinante , brûlante , pungitive , couleur successivement rougeâtre , rouge , pourpre , bleuâtre , livide , noirâtre : tumeur dure , inégale, raboteuse; vaisseaux sanguins distendus, noueux, variqueux , &c. Dans le cancer ulcéré , écoulement d'une sanie pénétrante , âcre , fétide , cadavéreuse , avec érosion des parties environnantes; étendue progressive en longueur et en profondeur, ses rebords gonflés, renversés, d'un aspect hideux , d'une douleur atroce, avec un sentiment intolérable de brûlure , de piqûre , d'érosion; une couleur cendrée , livide, noire; une traînée de cancers occultes dans les glandes voisines. Enfin , dans le dernier période , fièvre lente, hémorragies fréquentes , convulsions , marasme et la mort.

CLXXXVII. Depuis Boerhaave , on s'étoit plutôt occupé à faire des essais de certaines plantes , telles que la ciguë, la belladonne, &c. qu'à bien faire connoître le vrai caractère , la marche , les variétés de cette horrible maladie. L'académie de Lyon proposa pour sujet d'un prix, de déterminer le caractère du vice cancéreux et son traitement. Le mémoire de Peyrilhe fut couronné. L'auteur cherche à fixer les divers degrés du cancer , et il admet un certain mouvement spontané qui , une fois né dans une concrétion glanduleuse , ne s'arrête plus , selon lui , que toute la masse des humeurs extravasées ne soit transformée en un ichor putride, âcre et corrosif, &c. On doit regretter que la pathologie du système lymphatique, encore dans l'enfance, ne lui ait pas permis d'en faire une application heureuse aux symptômes du cancer. Combien il seroit important de déterminer avec précision, comme on l'a fait pour le mal vénérien, les divers périodes de la maladie, de distinguer les affections purement locales d'avec une affection générale et constitutionnelle, les indurations des glandes qui tiennent à une irritation des vaisseaux lymphatiques, d'avec celles qui proviennent d'une communication du vice cancéreux, &c.? N'est-ce point ainsi qu'on peut déterminer si l'extirpation de la tumeur sera suivie ou non du succès? Opinion peu favorable à cette opération, manifestée par Alexandre Monro (*Essais de Médecine de la Société d'Edimbourg,* vol. 5), d'après une longue expérience. D'un autre côté, M. Hill a publié un résultat contraire, d'après une suite de quatre-vingt-huit observations. Comment concilier cette contrariété, sinon en remarquant que Monro, par sa célébrité, n'attiroit auprès de lui que des personnes réduites à un état désespéré, au lieu que M. Hill, qui pratiquoit à la campagne, attaquoit le mal dès son origine, ou plutôt lorsqu'il n'étoit encore qu'une affection purement locale (*Traité des Ulcères de Bell, ouvrage traduit de l'anglais par Bosquillon*)? L'efficacité attribuée à la ciguë pour la guérison ou au moins pour le soulagement du cancer, doit-elle être encore un sujet d'indécision et de doute? D'un côté, observations nombreuses en sa faveur, faits les plus positifs et les plus détaillés, comme l'attestent Stork, Collin, Fouquet, Locher, Razous, &c. D'un autre côté, opinion assez généralement répandue contre le remède, et indifférence pour en faire de nouveaux essais. Mais ceux qui s'obstinent à nier ses effets s'appuient-ils, comme ceux qui les défendent, sur des preuves bien positives ? Ne sait-on point combien le succès d'un remède tient au choix de la substance, à sa préparation, à l'habileté d'en faire usage, à la persévérance, à l'histoire bien exacte des cas particuliers qu'on se propose de guérir ? N'est-il pas prudent de chercher à perfectionner et à propager l'usage d'un médicament, en faveur duquel réclament les faits les plus authentiques; sur-tout contre une maladie des plus cruelles, et où la médecine offre des ressources si bornées ou plutôt si souvent impuissantes ?

CLXXXVIII. Genre LXXV. *Rachitis, ou ostéomalaxie.* Cette maladie, envisagée sous le rapport simple d'un ramollissement et de la déformation des os, par une déviation ou un défaut de sécrétion du phosphate calcaire, devoit sans doute trouver ailleurs sa place dans l'ordre nosologique ; mais une suite nombreuse d'observations, publiées par M. Portal, indique que le rachitis n'est point une maladie primitive, mais seulement une affection symptomatique de quelques-unes des maladies qui viennent d'être exposées, comme les écrouelles, le mal vénérien, le scorbut, &c. On sait que Glisson en a le premier donné une description exacte vers le milieu du siècle dernier, en se bornant à considérer cette maladie dans l'enfance. Il n'y a guère qu'un enthousiasme aveugle pour l'antiquité qui puisse faire remonter cette découverte jusqu'aux premiers temps de la médecine. Cullen embrasse cette opinion ; mais est-il aussi heureux dans le choix de ses preuves, qu'il est prompt à l'adopter ? On voit Boerhaave et d'autres auteurs attribuer une grande influence aux causes occasionnelles du rachitis. Cullen s'attache à nier cette influence. Il est un moyen simple d'éviter la vacillation d'opinion qui peut résulter de ces contrariétés ; c'est de rapprocher un grand nombre de faits particuliers, autant que peut le permettre l'état actuel de nos connoissances, et alors on sera de l'avis de Boerhaave. On se gardera cependant d'adopter son erreur sur les substances sucrées. On pourroit citer ici plusieurs faits sur l'usage salutaire de ces substances (*Traité de la Canne à sucre, par du Thrône*).

Chercher à déterminer les divers périodes du rachitis, seroit tomber dans des répétitions inutiles, et tracer des maladies décrites ci-dessus. Mais comme on peut le méconnoître quelquefois, parce que l'attention du médecin se borne aux vices ou altérations des parties molles, il importe de tracer quelques signes distinctifs des affections rachitiques. Celle de l'enfance est annoncée ordinairement par la maigreur du corps, l'aridité de la peau, sa couleur ténue et sa consistance dure. Gonflement du ventre, foiblesse des membres, troubles de la dentition, grandeur disproportionnée de la tête, ou, dans quelques cas, petitesse de cette partie, par une sorte de solidité prématurée que contractent les os; développement précoce de la raison, et d'autres fois stupidité.

CLXXXIX. Le rachitis, qui provient de mauvaise nourriture, est précédé d'un gonflement du ventre par l'induration et l'accroissement du volume d'un ou de plusieurs viscères abdominaux : alors, progrès de marasme jusqu'à l'atrophie. Les extrémités des os longs deviennent plus volumineuses; les os du carpe, des extrémités, du sternum se tuméfient; les vertèbres se ramollissent; la colonne vertébrale se dévie. Quelquefois aussi ce sont les os longs qui se courbent, sans aucune altération des vertèbres, ou réciproquement. C'est de la courbure de l'épine que le rachitis a pris son nom , comme si ceux qui l'ont droite, et qui ont les extrémités torses et les apophyses gonflées , le sternum ployé , les côtes nouées, n'étoient pas rachitiques. De-là peut-être la nécessité de donner une dénomination plus exacte et plus étendue à ces affections de la substance des os , de les comprendre , par exemple , sous le nom d'*ostéomalaxie*.

CXC. Plusieurs auteurs ont répété, d'après Glisson , que le vice rachitique ne se manifeste que depuis l'âge de neuf à dix mois jusqu'à quatre ans ; mais des enfans nés de parens infectés du vice vénérien , ne donnent-ils point quelquefois des signes du vice rachitique dès leur naissance ? J'ai décrit, dans le Journal de Fourcroy (*la Médecine éclairée par les Sciences naturelles*), le squelette d'un fœtus rachitique. Les autres maladies d'où dépend le même vice , ne doivent-ils pas lui donner lieu à différentes époques de l'âge ? J'ai observé depuis peu une déviation notable de l'épine dans un jeune homme de dix-huit ans, menacé de phthisie. On est sans doute plus exposé au rachitis dans la jeunesse que dans l'âge adulte ou la vieillesse ; cependant on peut citer des exemples de courbure, de ramollissement des os dans ces deux périodes de la vie. Exemples frappans de la déformation des os des rachitiques , dans la description du Cabinet d'histoire naturelle, par Daubenton.

CXCI. Le traitement du rachitis doit varier, suivant le caractère de la maladie dont il peut dépendre. Boerhaave en a décrit les principes généraux avec sa précision et son laconisme ordinaires. Alimens légers et faciles à digérer, vin pur, bière de bonne qualité, vêtemens chauds, couchette composée avec des plantes aromatiques desséchées, habitation dans la partie la plus élevée de la maison; exercices suivant les forces et les progrès de l'âge; frictions sèches avec des flanelles imprégnées de parfums aromatiques, sur-tout le long de l'épine; moxa, cautère, vésicatoires. On sait que Bouvard et Portal ont fait un usage heureux du syrop de Bellet et du syrop anti-scorbutique. L'immersion dans l'eau froide a eu des succès si marqués en Angleterre, comme le remarque Floyer, qu'on ne peut que la recommander encore. Il est vrai que cette méthode ne s'accorde guère avec les principes de Brown, qui met le rachitis au rang des maladies asthéniques, et le froid au nombre des remèdes asthéniques. Pour trancher la difficulté, Brown dit seulement: *Summum corpus abluendum*, sans déterminer si c'est à l'eau chaude ou à l'eau froide.

ORDRE III.

Des lésions dans les fonctions des vaisseaux lymphatiques, ou de l'hydropisie.

CXCII. Influence continuelle des découvertes faites dans l'anatomie sur les progrès de la pathologie interne ; exemple frappant de ce genre, pris des lumières que les recherches sur des vaisseaux lymphatiques ont répandues sur la théorie de l'hydropisie. Combien les expressions employées par les anciens sur la formation de cette maladie sont inexactes, par l'état d'enfance où étoit encore l'anatomie ! Arétée, d'ailleurs si excellent observateur, ne fait que répéter, en parlant de l'hydropisie, les termes vagues de *fluxion froide*, de *changement du corps par une cause froide et humide*, *d'habitude du corps qui se résout en eau par une sorte de colliquation.* Je m'abstiens d'une plus longue énumeration des auteurs, même les plus célèbres, dont les expressions sur cet objet ne sont guère plus exactes. Ruisch a eu pour ainsi dire la gloire d'ouvrir une nouvelle carrière à la pathologie par ses injections. Il remarque (*Adversaria anat.*) que la surface interne de la dure-mère, de la plèvre, du péritoine, &c. est lubréfiée par un fluide fa-

cile à s'évaporer, et propre à être repompé comme
par un mouvement rétrograde, attribué par
Stenon et Malpighi à l'action de certaines glandes
qui se trouvent dans ces membranes, et par
Ruisch à des ramifications innombrables des
extrémités artérielles. On voit que ce dernier
anatomiste avoit entrevu l'objet, et qu'il n'est
dans l'erreur que sur la véritable voie de l'absorption, dont la connoissance a été le fruit des
recherches postérieures. Jusques-là, on avoit
cru que les épanchemens formés dans diverses
cavités étoient dus à une simple condensation
d'une sorte de vapeurs, et que la matière en
étoit un liquide aqueux.

CXCIII. C'est Hewson, célèbre anatomiste
anglais, qui, par des expériences et des observations comparatives, est parvenu à donner des
idées justes sur ce liquide. Il a recueilli dans un
animal récemment tué, le liquide qui se ramasse
dans la cavité de l'abdomen, le thorax, le péri-
carde; et par une simple exposition à l'air ou à
l'action de la chaleur, il en est résulté une substance coagulable ou de l'albumine même, lorsqu'on opère sur la sérosité du sang. Cette expérience, que Hewson a répétée plusieurs fois
sur des chiens, des oies, des lapins, a produit
toujours le même résultat. Haller et Monro sont
tous deux du même avis. Il s'agissoit de comparer ce même liquide avec celui qui se trouve

dans les vaisseaux lymphatiques. Hewson, après
avoit tué un animal sain, choisit des vaisseaux
lymphatiques d'une certaine étendue, qu'il lia
convenablement, qu'il détacha ensuite pour les
ouvrir et en recevoir le liquide dans une coupe.
Ce liquide, soumis aux mêmes épreuves que le
précédent, s'est trouvé de la même nature. Ces
expériences ont été plusieurs fois répétées sur
des oies, des lapins, des chats. On a seulement
remarqué des variétés pour la proportion de
l'albumine, non-seulement suivant les divers
genres d'animaux ou leurs âges respectifs, mais
encore suivant l'état de force et de débilité des
animaux de la même espèce; mais ce qu'il y a
sur-tout de curieux et de concluant pour l'identité
des trois liquides, savoir, celui qui se rassemble
aux surfaces intérieures des membranes diaphanes, celui que donne la sérosité du sang, et celui
qu'on trouve dans les vaisseaux lymphatiques;
c'est que lorsqu'on prenoit ces liquides dans le
même animal, soit dans l'état de santé, soit dans
un état de débilité ou de maladie, on y observoit
une correspondance constante pour la densité et
la consistance, et par conséquent pour la quantité
de l'albumine. Hewson a observé aussi que lorsque l'animal étoit affoibli depuis quelques jours
par la diette ou une boisson purement aqueuse,
les trois liquides étoient très-délayés et contenoient une très-petite proportion d'albumine.

Variétés des fluides lymphatiques constatées par l'histoire des maladies ; sorte de concrétions ou de fausses membranes formées aux surfaces intérieures des membranes diaphanes dans les inflammations par une sorte de surabondance de l'albumine. Au contraire, dans l'hydropisie, fluide épanché, quelquefois très-aqueux, d'autres fois plus ou moins consistant, soit qu'il provienne alors d'une inflammation lente, soit que la partie la plus fluide ait été repompée par le système lymphatique.

CXCIV. Nouvelles recherches faites par Mascagni, et propres à répandre des lumières sur la doctrine de l'hydropisie. Cet anatomiste a démontré que toutes les artères se continuent dans les veines, et qu'il se fait une exsudation continuelle par les pores de ces vaisseaux ; que ce fluide étoit tour-à-tour versé dans l'intérieur de la poitrine, de l'abdomen, de la tête, et repompé dans l'état de santé par les vaisseaux absorbans ; mais que cette transmission étoit troublée dans l'hydropisie (XXVII) ; il a aussi examiné et reconnu les changemens qu'éprouvoient dans cette maladie, soit les glandes, soit les vaisseaux lymphatiques. Une autre propriété de ces vaisseaux qu'il seroit important de mettre hors de doute pour rendre raison des épanchemens qu'éprouvent les hydropiques, est l'inhalation par la surface extérieure du corps que quelques savans contestent, et en faveur de laquelle cependant on peut citer des faits qui semblent décisifs, et qui n'ont point échappé à la sagacité des anatomistes. Le célèbre Dehaen, voyant que la privation de la boisson qu'on imposoit à ces malades n'empêchoit point leur intumescence, n'hésita point d'assurer qu'on ne pouvoit expliquer ce fait qu'en admettant une absorption de l'humidité de l'atmosphère par la surface du corps. Le docteur Home s'est trouvé plus pesant le matin à la balance qu'il ne l'étoit le soir précédent en se couchant, quoiqu'il eût transpiré toute la nuit, et qu'il n'eût pris aucune sorte de nourriture. L'abbé Fontana a assuré qu'en se promenant quelques heures en plein air, et par un temps humide, il s'étoit trouvé à la balance plus pesant de quelques onces qu'il ne l'étoit auparavant; ce qui suppose nécessairement une absorption de l'humidité de l'atmosphère. Nul doute, dit Cruikshank, sur cette fonction des tégumens; et il rapporte le fait suivant pour la confirmer. Un malade qui avoit une constriction de l'œsophage, telle qu'aucune substance fluide ou solide ne pouvoit parvenir dans l'estomac, ne prit aucune nourriture pendant deux mois. Il étoit tourmenté de la soif, et ne rendoit aucune urine; Cruikshank lui ordonna un bain chaud soir et matin pendant une heure durant l'espace d'un mois. Sa soif se dissipa; il urina comme s'il avoit bu à sa manière accoutumée, et que sa boisson fût descendue aisément dans l'estomac.

CXCV. Les lymphatiques, par leurs différens genres d'affections, deviennent la cause des maladies les plus graves, que Cruikshank rapporte à cinq points généraux de division (*Anatomie des vaisseaux absorbans* , traduction française, pag. 231). En nous bornant ici aux cas d'hydropisie, on doit remarquer que celle qui est la plus ordinaire tient à une débilité générale qui se fait d'abord ressentir aux extrémités inférieures ; ce qui arrive même durant la jeunesse, après des maladies longues et dangereuses : mais ce gonflement est d'un mauvais présage dans la vieillesse, sur-tout lorsqu'on éprouve des symptômes de l'asthme ; car il est probable que l'hydropisie visible des jambes est alors accompagnée d'un épanchement dans la poitrine. Les femmes supportent fréquemment cette intumescence des jambes beaucoup plus long-temps que les hommes, et même pendant des années, sans danger ; il est des hommes qui lui ont résisté près de douze ans, sans que leurs forces en reçussent aucune atteinte.

CXCVI. Parmi les causes encore très-peu connues de l'hydropisie, je ne dois point omettre de parler des inflammations chroniques, que les auteurs de médecine passent sous silence, tandis que tous les livres sont remplis de descriptions des phlegmasies aiguës. Ces inflammations chroniques ont beaucoup de variétés, et ne sont pas moins funestes que celles qui sont aiguës; elles le sont même plus, parce qu'elles sont souvent méconnues, à cause de la légéreté insidieuse de leurs symptômes, qu'on néglige souvent leur traitement ou même qu'on le dirige à contre-sens. Le siége le plus ordinaire de ces inflammations est dans les poumons, les intestins, les yeux, quelquefois aussi le foie; il est difficile d'abord de les reconnoître, à moins qu'elles ne succèdent à des phlegmasies aiguës, sur-tout dans les viscères parenchimateux. Celles des intestins sont plus faciles à saisir; mais elles peuvent tromper par une apparence d'embarras des premières voies, ou d'une colique flatueuse; dans les poumons, elles se montrent sous les dehors d'un catarre, souvent aussi elles viennent d'un catarre aigu qui a été négligé ou mal traité. Dans leur état invétéré, elles dégénèrent en asthme, en hydrothorax, en tubercules du poumon, en phthisie; c'est ainsi que l'inflammation chronique des intestins, ou de quelqu'une des parties situées dans l'abdomen, finit par des constipations opiniâtres, quelquefois des diarrhées ou l'ascite. Elle peut aussi attaquer les reins, dans des affections calculeuses ou goutteuses, la vessie, l'utérus, et suivant des circonstances accidentelles se montrer sous diverses formes ou produire d'autres maladies. Outre les symptômes propres à la partie affectée, elles ont souvent pour indices une légère fièvre hectique qui ne se manifeste que le soir, et qui est beaucoup moins remarquée que celle qui provient d'une ulcération interne; quelquefois aussi cette fièvre n'est point sensible. Si le siége de l'affection est dans les poumons, toux légère, continue et rebelle, difficulté de respirer; s'il est dans le foie, jaunisse peu marquée, peu d'anxiétés, peu ou point du tout de gonflement dans l'hypocondre droit, nausées, perte de l'appétit, déjections bilieuses et fréquentes. Dans l'hospice de la Salpêtrière, on observe de semblables inflammations des intestins qui sont marquées par plus ou moins de tension dans l'abdomen, par une sensibilité plus ou moins vive de cette partie au moindre contact, par des douleurs sourdes, des diarrhées interminables, ou bien un épanchement ascitique.

CXCVII. Quel que soit le siége de la maladie, elle continue ainsi avec des symptômes légers ou équivoques pendant plusieurs jours, quelquefois des mois entiers ou même des années, avec lésion plus ou moins manifeste des fonctions de la partie affectée; elle s'étend par degrés quelquefois aux parties voisines, et la fièvre hectique finit par faire tomber dans le dépérissement et par devenir funeste. Celle qui attaque l'estomac est en général plus douloureuse, et a une marche plus rapide, par les troubles et la perversion de la digestion, par la morosité sombre, la mélancolie et l'abattement qui en sont la suite. On peut voir des exemples nombreux de ces inflammations chroniques dans l'ouvrage si connu de Morgagni, et on sent combien il est important dans l'exercice de la médecine de distinguer les hydropisies qui en sont la suite, d'avec celles qui sont primitives.

CXCVIII. Genre LXXVI. *Hydrocéphale*. Heureux alliage des recherches d'histoire naturelle avec l'exercice de la médecine, et pureté de goût qui en résulte pour la méthode d'observer et de décrire les maladies. Camper en donne un exemple en parlant de l'hydrocéphale, dans sa dissertation sur l'hydropisie (*Mémoires de la Société de Médecine, pour les années 1784 et 1785*); ce médecin habile compare les résultats des observations de divers auteurs sur la quantité plus ou moins considérable de liquide épanché dans l'intérieur du crâne : il fait connoître les dimensions excessives qu'a prises alors, dans certains cas, l'assemblage des os qui forment cette cavité, comme l'attestent des pièces d'anatomie, conservées dans les cabinets de certains naturalistes. Il résulte des faits observés qu'il rapporte, que les enfans attaqués d'hydrocéphale, dont les sutures sont écartées, vivent rarement au-delà de trois ou quatre ans, et que ceux au contraire dont les sutures ne sont nullement disjointes peuvent parvenir jusqu'à l'adolescence.

CXCIX. Le siége de l'épanchement, dans l'hydrocéphale, est très-varié; tantôt il est entre le crâne et la dure-mère, ou entre cette dernière et la pie-mère, et tantôt entre la pie-mère et l'arachnoïde. On a trouvé aussi quelquefois des hydatides, ou bien une grande quantité de liquide dans les ventricules du cerveau... Dans tous ces cas, il résulte en général les symptômes de la compression du cerveau et de l'interruption plus ou moins marquée de ses fonctions, comme douleurs de tête, vertiges, engourdissemens, écoulement involontaire de larmes, stupeur, quelquefois perte de la vue, d'autres fois de l'ouïe; extinction graduée des facultés de l'entendement, enfin convulsion, léthargie, apoplexie et la mort. Monro, dans son essai sur l'hydropisie, distingue, d'après Vhytt, trois périodes dans cette maladie, et il cherche à la faire connoître dès son premier développement; mais les signes qu'il en donne ne sont-ils point équivoques, excepté au dernier degré? Morgagni (*Epist. XII*) a donné des notions justes et précises sur l'hydrocéphale, et il a fait voir avec sagacité dans cette maladie, l'origine du phénomène singulier des fœtus acéphales, c'est-à-dire des fœtus nés à terme, et dont on n'apperçoit plus que la base du crâne. Ces observations ont été multipliées, au point qu'il seroit maintenant superflu d'en communiquer de nouvelles descriptions, ou au public ou à des compagnies savantes, comme un objet piquant de nouveautés. Dans des cas rapportés par Vésale et Tulpius, le cerveau, à la vérité, ne manquoit pas ; mais en perdant sa première forme, il avoit pris celle d'une cavité voûtée, et la substance médullaire avoit été tellement distendue, qu'elle ressembloit seulement à une membrane un peu épaisse : ce qui est très-remarquable, c'est que, même dans ces cas, les fonctions de l'entendement se conservoient dans leur intégrité. Camper dit avoir vu le même phénomène avec admiration ; mais il convient cependant que la plupart des enfans hydrocéphales sont hébêtés et dans un état de stupeur. Dans ceux dont il a fait l'ouverture après la mort, il a toujours trouvé l'épanchement dans les ventricules antérieurs du cerveau, ce qui avoit extrêmement aminci la substance médullaire. Il est facile, d'ailleurs, de juger que cet amincissement, l'expansion des os, l'écartement et l'étendue des sutures, sont des affections au-dessus des ressources de la médecine... L'avis des auteurs les plus sages est de ne rien faire, de peur de hâter la mort de ces infortunés... *Le Cat*, séduit sans doute par un passage d'un écrit publié sous le nom d'Hippocrate, a proposé dans ce cas l'incision ou la paracenthèse; mais Camper, dans sa dissertation, réfute cette opération comme vaine et téméraire. Le seul remède en faveur duquel on puisse citer quelques observations, se trouve rapporté dans les écrits de Cruikshank, de Clare, d'Underwood, auteurs anglais; c'est la salivation produite par les frictions mercurielles et soutenues pendant quelques jours, dans la vue d'exciter les fonctions des vaisseaux lymphatiques, et de produire la résorption du fluide épanché. Mais, comme le remarque Camper, ces faits ne sont point assez clairs et assez concluans pour qu'on en puisse inférer que la lymphe épanchée dans les ventricules du cerveau puisse être résorbée; ce sont tout au plus des essais qui donnent quelque espoir, et qu'on ne doit point négliger de vérifier par des expériences ultérieures. L'hydrocéphale un peu avancé, est en général une maladie incurable; et on doit se proposer seulement de tenir l'enfant dans une situation commode et horizontale, de lui faire porter une sorte de bonnet de cuir, afin d'éviter des compressions inégales dans la substance du cerveau lorsque l'enfant est couché, et de prévenir les convulsions qui en peuvent résulter.

CC. Extrême affinité de l'hydropisie de la moelle épinière (*Spina bifida*) avec l'hydrocéphale, aussi Morgagni traite-t-il en même temps de l'une et de l'autre (*Epist. XII*); mais cette affection de l'épine admet beaucoup de variétés; c'est le plus souvent une tumeur molle et quelquefois transparente, qui naît de la cavité intérieure des vertèbres à la nuque, au milieu du dos, ou bien dans la partie inférieure, aux lombes et à l'os sacrum; quelquefois elle se manifeste dans deux endroits distincts, comme Camper en a vu des exemples. Bidloo a vu et a dessiné une hydropisie semblable, qui étoit générale dans toute l'étendue de l'épine. Valsava rapporte aussi un exemple de cette sorte. Des recherches anatomiques très-exactes, ont appris à Camper que la tumeur appelée *spina bifida*, et par quelque auteur *hernie épinière*, est un véritable vice dans les vertèbres et la peau correspondante, que cette tumeur est le plus souvent composée d'une seule membrane ou de l'enveloppe de la moelle épinière, très-dilatée par l'épanchement d'une lymphe entièrement semblable à celle qui se trouve dans les ventricules du cerveau : il peut provenir de cet état, des paralysies plus ou moins caractérisées. Dans plusieurs enfans affectés de cette tumeur, le même auteur a observé que la fontanelle étoit plus ouverte, et qu'elle se gonfloit toutes les fois qu'on comprimoit la tumeur de l'épine, ce qui prouve que l'hydropisie de l'épine et celle de la tête ne sont que la même maladie. Il n'est pas étonnant que Tulpius ait regardé comme très-dangereuse ou même mortelle, l'ouverture faite par l'instrument, du *spina bifida* ; il faut en effet être sur ce point d'une réserve extrême. Camper assure que la mort a été la suite de cette opération faite toujours contre son vœu ; il rapporte seulement un exemple qui fait exception, et qui contient des détails curieux : en général il se borne à proposer un bandage auquel on adapteroit une sorte de paume concave analogue à la tumeur et propre à prévenir sa rupture.

CCI. Genre LXXVII. *Hydro-thorax*. Les écrits des anciens n'offrent que des principes peu exacts sur les principes de l'hydro-thorax, qui ne peuvent être bien connus que par un rapprochement des symptômes de la maladie avec les résultats de l'ouverture des corps. On trouve une dissertation pleine d'érudition sur cet objet, dans un ouvrage très-estimé, qui fut publié au commencement de ce siècle, et qui a pour titre : *Historia morborum qui annis 1699, 1700, 1701, Wratislaviæ grassati sunt*. Mais quand on veut tirer un résultat clair et lumineux d'une foule de citations d'auteurs, qui n'ont observé cette maladie que d'une manière superficielle, ou même qui se bornent à parler sur la foi d'autrui, on ne trouve que vacillation et incertitude. C'est dans l'ouvrage seul de Morgagni qu'on trouve sur ce point comme sur tant d'autres, des faits précis et discutés avec la plus grande sagacité (*Epist. anatomico-me-dica XVII*). On doit citer aussi avec honneur ce que Camper rapporte de l'hydro-thorax, dans le mémoire que j'ai déjà cité, et qui est écrit avec autant de profondeur que de justesse.

CCII. Les signes les plus ordinaires de l'hy-dro-thorax lorsqu'il existe seul, sont la diffi-culté de respirer sur-tout dans une position horizontale, la nécessité de se tenir assis ou incliné, en avant ou sur un des côtés ; souvent le réveil en sursaut dans les premières heures du sommeil, avec un sentiment de suffocation, couleur livide des lèvres et du nez, œdématie des pieds, et par les progrès de la maladie, bouf-fissure de la face ; quelquefois, sur-tout dans la jeunesse, fièvre, soif vive, toux incommode avec peu d'expectoration ; d'autres fois, sur-tout dans un âge avancé, point de frisson ou seule-ment un pouls fréquent, et déprimé avec froi-deur des extrémités ; point de toux, assoupisse-ment, mort, tantôt à la suite d'un état comateux, tantôt par une suffocation subite. A l'ouverture des cadavres on trouve des épanchemens d'un liquide, dans l'une ou l'autre cavité de la plèvre, ou dans les deux à la fois. Ce liquide est quel-quefois limpide, d'autres fois lactescent, jau-nâtre ou verdâtre. Camper, en exposant une fois ce liquide à l'évaporation, a obtenu après une réduction de moitié, une matière albumineuse coagulée... Le diaphragme s'est trouvé quelquefois poussé vers l'abdomen par le poids du liquide, formant une sorte de convexité abdominale. Le poumon, du côté de l'épanchement, quelquefois est desséché, flétri et réduit à un petit volume, d'autres fois il s'y est formé des abcès. L'origine de l'hydro-thorax tient souvent à un état de dépérissement ou à des maladies antérieures. On peut voir, dans l'ouvrage de Monro sur l'hydropisie (1), l'usage qu'on peut faire des diaphorétiques, des toniques, des purgatifs, des émétiques ou des diurétiques; mais la nature de la maladie dans ses périodes avancés, doit empêcher de la livrer à une crédulité trop confiante dans les remèdes. Les pilules toniques de Bacher ont cependant obtenu quelquefois des succès très-marqués... Une des histoires particulières de l'hydro-thorax qui mérite d'être connue, est celle qui a terminé la vie d'un des hommes les plus célèbres de ce siècle, par la mâle énergie de son caractère, son esprit philosophique et ses talens militaires: je parle de Frédéric II, roi de Prusse. Cette histoire se trouve dans un ouvrage qui a paru depuis peu sous le titre d'*Observations de Médecine, traduites de l'alle-*

---

(1) *An Essay on the Dropsy and its different species by* D. *Monro.* London, 1754. Cet ouvrage a été traduit en français.

mand du docteur Selle, par le docteur Corai. *Paris*, an 4°. Un extrait de cette histoire est très-propre à donner une idée exacte du caractère de la maladie et des principes du traitement.

CCIII. Frédéric, dès sa jeunesse, sujet à une grande débilité et à une sensibilité particulière de l'estomac, disposition naturelle au vomissement, irritabilité du conduit intestinal, et facilité à provoquer des évacuations en prenant quelques grains de rhubarbe. A vingt-huit ans, peu après son avénement au trône, goutte et hémorroïdes; à trente-sept ans, hémiplégie, mais qui céda facilement à l'usage des remèdes simples; à soixante-quatorze ans, coliques périodiques, défaillances passagères autant par les progrès de l'âge que par l'effet des travaux assidus : au printemps suivant, légère attaque de goutte; usage des eaux d'Egra à l'ordinaire, mais foiblesse croissante des organes digestifs. Selle conseille de suspendre les eaux minérales, d'user d'un peu de rhubarbe, de recourir au fréquent exercice du cheval; colique et diarrhée augmentent en même temps que la débilité, ou plutôt une sorte de dépérissement; habitude depuis long-temps contractée d'une saignée périodique tous les quatre mois; mais sentiment de pression à l'épigastre, mauvais goût de la bouche, langue chargée, fréquentes tranchées et cours de ventre fétide. La revue prochaine des troupes en Silésie, fit préférer à l'émétique l'usage des extraits amers pour le fortifier; ondée de pluie reçue un jour de cette revue, mouvemens fébriles qui en furent la suite, négligés en faveur des occupations militaires; au commencement de l'automne, sentiment subit de suffocation durant la nuit, et soulagement marqué produit par un émétique : immédiatement après, douleurs arthritiques aux extrémités, toux incommode avec peu d'expectoration; suivant son expression la goutte et les hémorroïdes étoient aux prises, et ce combat devoit finir par sa destruction. Le suc de scille pris avec du thé vers le soir, étoit fort utile pour faciliter l'expectoration; à mesure que les sueurs ordinaires de la nuit diminuoient, la toux plus violente, la difficulté de respirer plus incommode, sentiment de pesanteur au diaphragme, heureux effets d'un vésicatoire au bras; la poitrine plus libre et le sommeil plus tranquille, mais toujours délabrement des organes digestifs; divers remèdes proposés, rejetés, ou bientôt abandonnés, si l'effet n'en étoit pas prompt; car un monarque veut que tout cède à sa volonté suprême, même en médecine : et comment alors faire adopter une méthode lente et sagement combinée? Dépérissement progressif, sommeil suivi d'une sorte de stupeur, extrême gêne de la respiration au moindre exer-

cice, mais soulagement passager et très-marqué
par des clystères où entroit *l'assa - fœtida ;*
quelques jours après, exaspération de tous
les symptômes, violente palpitation du cœur,
difficulté extrême de respirer au moindre mouvement, vertiges, pouls irrégulier et convulsif
dans les momens de suffocation : sommeil moins
agité le jour dans son fauteuil que la nuit dans
son lit; maladie visiblement incurable : il falloit
songer seulement à prolonger la vie, ou pour
se servir de son expression, prolonger la maladie. Clystères *d'assa fœtida,* petites doses de
sel de Glauber (sulfate de soude), quelques
grains de rhubarbe soulageoient le bas-ventre
et la poitrine ; mais toux toujours opiniâtre,
et déjà enflure des pieds : cautère habituel et
plaie de vésicatoires coulent moins, attaques de
suffocation accompagnées de râle et de sueur
froide au visage, crachats souvent teints de
sang, tiraillement pénible à la nuque et menaces
d'apoplexie ; mais quinze jours après, diarrhée
spontanée très-douloureuse, et soulagement des
symptômes. Selle, son médecin, continua d'entretenir et de favoriser les excrétions naturelles
par les moyens les plus doux et les moins propres à affoiblir; légers expectorans, suc de scille
pour la poitrine, évacuations légères du bas-
ventre entretenues. Frédéric se tenoit toujours
la tête baissée en avant, ne pouvant plus se

coucher ; un second vésicatoire appliqué au pied gauche produisit une inflammation si violente, qu'il fallut le supprimer; pouls plus foible, lèvres pâles, haleine très-courte, peu d'expectoration, toujours danger imminent de suffocation; par intervalles, signes de congestion vers la tête, matières expectorées teintes de sang. Résolution prise tout-à-coup par Frédéric, d'aller dans sa retraite favorite de *Sans-souci ;* usage alors de pilules composées de serpentaire de Virginie, des extraits de quassia et de cascarille, de storax : essai de monter à cheval, suivi de fatigue, mais toujours soulagement après des évacuations alvines spontanées ou provoquées. La maladie duroit depuis environ sept mois à dater du premier sentiment de suffocation, lorsqu'il survint subitement un accès de fièvre qui finit par la sueur et par une enflure du pied et de la jambe droite, et cependant le cours de ventre qui avoit commencé depuis huit jours continuoit d'être abondant: diminution pendant trois semaines des symptômes, soit par les effets de la fièvre ou du cours de ventre ; un mois après, gonflement des deux pieds, oppression vers la région du diaphragme, grande partie de la nuit passée sur un fauteuil, la tête penchée en avant et inclinée du côté droit, fréquentes convulsions pendant le sommeil, réveil en sursaut, visage bouffi et luisant. Zimmermann appelé alors au-

près de Frédéric, et prescription du suc de pis-
senlit (*Leontodon taraxacon*, L.) : entretiens
singuliers entre le nouveau médecin et le roi
dans l'agonie ; ce dernier fait diverses questions
sur l'effet des médicamens mis en usage, il veut
des remèdes qui soulagent sur-le-champ, et
cependant il est loin de se gêner sur l'article du
régime, puisqu'il va jusqu'à manger de l'anguille
par excès ; Zimmermann se retire, et Selle se
borne à conseiller la teinture de rhubarbe mêlée
avec le tartrite de potasse et la liqueur anodyne,
ce qui soulageoit les symptômes, entretenoit la
liberté du ventre, et son usage fut continué jusqu'à la mort. La maladie, à dater de la première
suffocation, dura onze mois, à très-peu d'inter-
ruptions près, efforts conservateurs de la nature
manifestés plusieurs fois durant cet intervalle
par des cours de ventre ou des dépôts inflammatoires à la peau ; toutes les forces de l'entendement, la tranquillité et le calme conservés
jusqu'aux derniers momens de la vie.

CCIV. Genre LXXVIII. *Ascite*. En médecine, comme dans toutes les autres sciences, on
ne peut acquérir un goût sûr et un jugement
solide, qu'en étudiant avec soin l'esprit de la
méthode de divers auteurs, en les mettant quelquefois en opposition les unes avec les autres,
et en les soumettant ainsi à une discussion raisonnée.... C'est dans cette vue que je vais rappro-

cher ici ce que disent Stahl et Brown sur l'ascite, et il sera facile de voir de quel côté est
l'avantage..... Stahl, partisan sévère de l'esprit
d'observation, et la prenant toujours pour base
de ses recherches, analyse toutes les circonstances qui peuvent donner lieu à l'ascite, comme
la suppression de certaines hémorragies par
l'abus des astringens, la guérison prématurée
des fièvres intermittentes, la rétropulsion de la
goutte..... L'âge tendre ou la jeunesse ne contractent cette maladie que par des accidens particuliers, et elle est bien plus ordinaire dans un
âge avancé ou une constitution détériorée....
Lister avoit attribué à des excès dans la boisson
des liqueurs spiritueuses, la plus grande fréquence de l'ascite qu'on observoit depuis une
certaine époque à Londres, d'après des relevés
des registres mortuaires; mais Stahl remarque
avec raison, qu'on ne se livre pas moins à des
excès d'intempérance dans le nord, comme en
Russie, en Pologne, en Suède, &c. et que cependant on n'y a point remarqué une plus
grande proportion d'ascitiques : il remonte donc
à une autre cause bien plus probable ; savoir,
à l'introduction du quinquina, et à l'extrême
facilité avec laquelle on le prodigue en Angleterre dans une foule de maladies, comme l'attestent encore tous les ouvrages de médecine et
les recueils d'observations.... Stahl tire encore

de nouvelles lumières de l'ouverture des corps,
sur la nature rebelle de l'ascite ; et il fait remarquer les vices et les altérations qu'éprouvent
alors les viscères abdominaux ou les glandes : il
ne lui manquoit que des notions sur le systême
lymphatique pour s'élever à la vraie théorie de
cette maladie.... Brown, étranger à la marche
lente mais sûre de l'observation, doué d'une
imagination fougueuse et desirant d'être chef de
secte, s'élève, dans ses Elémens de Médecine,
à une considération générale et abstraite de l'hydropisie, n'y remarque qu'un simple rapport de
débilité ou d'asthénie qui la rapproche de certaines maladies : il fonde sur ce simple rapport les principes du traitement, comme si la
nature étoit asservie à ses ordres ; il prescrit
une nourriture stimulante, des liqueurs fermentées, l'opium même, prétendant que cette maladie peut être aussi facilement guérie que toute
autre asthénie.... Pourquoi ces hautes espérances
et cette manière de voir abstraite sont-elles si
loin d'être réalisées, quand on remonte à l'expérience ?

CCV. Les signes de l'ascite se tirent de la
gêne de la respiration par le refoulement du diaphragme, de la proéminence de la région iliaque,
de la forme ovale de tout l'abdomen, de l'œdématie des pieds, ainsi que du scrotum et des
grandes lèvres dans les femmes, d'un sentiment

II.   T

de fluctuation en portant les mains sur les deux côtés opposés du ventre.... Que de détails à exposer sur les variétés de l'ascite, sur sa distinction d'avec l'hydropisie de l'ovaire ou bien celle de l'utérus, sur les différences du liquide épanché, sur la tympanite, &c. Mais on ne peut que renvoyer sur ces objets à l'excellent ouvrage de Morgagni (*De causis et sedibus morborum, Epist. XXXVIII*), ainsi qu'à la dissertation de Camper, insérée dans les Mémoires de la Société de Médecine.... Il importe cependant de dire un mot sur la formation des hydatides dont la connoissance exacte est due aux travaux de plusieurs naturalistes, tels que Linné, Pallas, Bloch, &c. On sait maintenant que tout ce que les plus graves auteurs en médecine avoient dit sur les hydatides, est erroné, et que ces vésicules dont le volume offre tant de variétés, sont dues ou plutôt font partie d'un insecte dont Pallas a donné avec la dernière exactitude la description et le dessin, et que Bloch a fait connoître sous le nom de *vermis vesicularis eremita*, dans son Mémoire sur les *vers* et les *vermifuges*.

CCVI. Il seroit superflu d'insister sur les remèdes dont on use contre l'ascite, puisqu'on les trouve exposés dans tous les traités de médecine, et qu'ils sont en général pris dans la classe des drastiques, des sudorifiques, des vomitifs ou des diurétiques ? Mais combien de cas où il

faut se défier de l'efficacité attribuée à ces remèdes ! Que de circonspection inspire l'histoire bien connue de l'ascite ! Camper avoue
avoir tenté dans un grand nombre de cas tous
les remèdes les plus vantés, et avoir été trompé
dans son attente. Il reconnoît avec candeur que
si la théorie de l'ascite, comme celle des autres
genres d'hydropisie, a fait des progrès par l'application des connoissances acquises dans la
structure et les fonctions du système lymphatique, les principes du traitement en sont à-peu-
près renfermés dans les mêmes limites. Sur plus
de cent cas où cet auteur a pratiqué la paracen-
tèse, il dit pouvoir à peine en citer six où elle ait
été suivie du rétablissement de la santé ; cette
opération n'est guère bonne qu'à délivrer le
malade d'un symptôme très-urgent, comme
d'un danger de la suffocation ou d'une position
très-incommode par l'extrême distension du
ventre.

CCVII. Genre LXXIX. *Anasarque.* Nécessité
de remonter à des notions exactes sur la structure, les divers prolongemens et les fonctions du
tissu cellulaire, pour être éclairé sur la nature et
les suites des symptômes qu'offre l'anasarque....
Que de choses ingénieuses dans les recherches
sur le tissu muqueux ou l'organe cellulaire, par
Bordeu ! Nouveaux développemens donnés à
ces recherches, dans une dissertation publiée à

Montpellier (*Corporis cribrosi Hippocratis*,1774).
Il en est de même d'une autre dissertation postérieure sur cet objet, *An in celluloso textu
frequentius morbi et morborum mutationes....* On
sait que le tissu cellulaire est composé de filamens et de lames séparées entr'elles, de nerfs, de
vaisseaux sanguins qui laissent transsuder par
des pores innombrables divers liquides lymphatiques, adipeux, séreux, muqueux, avec divers
degrés de circonstances. Les liquides sont dé-
posés dans des aréoles ou cellules qui varient
pour la grandeur et la figure, et qu'on rend sur-
tout manifestes par la macération et l'insufflation. Les cellules se distendent et se gonflent par
des injections artificielles, soit dans les veines,
soit dans les artéres, et la partie la plus liquide
qui transsude de leurs pores est reprise par les
vaisseaux absorbans ou lymphatiques. Qu'on
suppose maintenant que, par une cause quelconque, ces derniers vaisseaux perdent leur faculté de repomper le fluide épanché dans les cellules, on a dès-lors une juste idée de l'anasarque.... Cette maladie semble suivre, dans ses
différens développemens, les divers propaga-
tions ou départemens du tissu cellulaire: d'abord
gonflement des pieds, qui devient moins sensible
quand on est couché à cause de la transmission
du fluide de cellules en cellules. L'enflure s'élève
ensuite par degrés aux cuisses, aux lombes, au

ventre. Elle gagne ensuite par degrés le thorax,
les bras, les mains, la face.

CCVIII. *Causes de l'anasarque.* Suppression
ou dérangement des menstrues, des lochies, des
hémorroïdes, des sueurs, &c. Abus des médicamens dans les maladies aiguës ou chroniques, dans
les fièvres intermittentes, répercussion d'un exanthème, l'usage des astringens dans une diarrhée
séreuse, une rétention d'urine, l'hystérie, des
vices dans quelques-uns des viscères abdominaux, &c. Comme le fluide épanché dans le
tissu cellulaire distend la peau, comprime les
vaisseaux sanguins, les nerfs, les muscles, &c.
et tient tout dans un état de relâchement, la chaleur animale, le ton contractile des vaisseaux en
sont beaucoup diminués, et la peau devient
quelquefois insensible, même à l'impression de
la brûlure. La résistance que la circulation
éprouve dans les petits vaisseaux, fait refluer le
sang dans les grands vaisseaux vers le cœur et
dans les poumons : ce qui produit des anxiétés
et une difficulté de respirer au moindre mouvement. Quelquefois, sur-tout quand la peau est
délicate, le fluide distend et dilate tellement les
pores de la peau, qu'il s'y fraye un libre passage,
et y forme une transsudation plus ou moins
abondante. S'il ne peut traverser que la peau
proprement dite et le tissu cellulaire, sans pénétrer l'épiderme, il sépare ce dernier sous forme

de vésicules qui , étant ouvertes , laissent écouler le fluide.... Une anasarque, lors même qu'il n'y a point d'épanchement dans la poitrine ou l'abdomen , entraîne toujours une diffusion de liquide dans le tissu cellulaire qui environne les viscères ; ce qui ne peut que troubler les fonctions de ces derniers , et produire des symptômes divers suivant la partie affectée.

CCIX. La graisse , durant des maladies longues, est resorbée et sert d'aliment : dans l'emphysème , par une cause externe , comme la fracture d'une côte , la blessure de la trachéeartère , l'air est resorbé et expulsé au-dehors. De même, une grande diffusion ou exubérance du liquide dans le tissu cellulaire peut disparoître par l'action du systême lymphatique ou absorbant, si on peut parvenir à ranimer cette fonction par l'action des évacuans et des toniques. D'où l'on voit qu'en général les auteurs qui ont traité du tissu cellulaire ont donné trop d'étendue à ses fonctions actives, puisque c'est une substance inorganique , et ils ont négligé de faire entrer en considération le concours d'action du sysême lymphatique. J'ai peu besoin d'insister sur les remèdes généraux qu'on peut opposer à l'anasarque, comme l'usage des hydragogues, des sudorifiques, des diurétiques , puisqu'on trouve ces objets dans tous les Traités généraux de médecine. Mais combien ne faut-il pas de sagacité dans le choix de ces moyens, suivant la cause de la maladie, l'âge et les dispositions de l'individu, la saison, le climat, &c. Camper remarque judicieusement qu'on doit peu compter sur les évacuans, si on n'interpose habilement les stimulans et les toniques. Les préceptes qu'avoit donnés auparavant Hoffman sont pleins de sagesse. Il fait craindre l'usage précipité des hydragogues ou diurétiques, comme propres à produire quelquefois l'inflammation des intestins, ou à accroître un état de débilité nuisible. Il insiste sur-tout sur la méthode d'expectation, en prolongeant le traitement un ou deux mois, et en ranimant lentement les ressources de la nature, par l'interposition adroite des toniques et l'emploi des évacuans simples et point trop énergiques. Il finit même par un précepte général qu'on ne sauroit trop méditer: *In maximis morbis vincendis, lenissima et simplicissima remedia diù continuata.*

CLASSE NON DÉTERMINÉE.

CCX. Toute science de faits , comme la médecine, ne peut être que le fruit lent du temps et de l'expérience : des questions qui ne peuvent être résolues à une certaine époque peuvent l'être dans une autre ; de ce nombre est la classification des maladies internes , par rapport aux genres suivans. Une méthode rigoureuse empêche de les rapporter à aucune des classes précédentes, et cependant il reste encore des lacunes à remplir pour en former une nouvelle : gardons-nous de rien précipiter ; exposons les caractères de ces genres , en attendant des lumières ultérieures sur leur distribution méthodique. Que de progrès solides auroit faits la médecine , si , à certaines époques, on eût bien distingué ce qui étoit connu de ce qu'il restoit encore à connoître !

CCXI. Genre LXXX. *Ictère des nouveaux-nés.* Cette maladie et son traitement , indiqués par Van-Swieten et Underwood dans son *Traité des maladies des enfans.* Morgagni la regarde comme une affection assez générale, par une suite des changemens survenus dans la circulation à l'époque de la naissance , et il remarque que quinze enfans dont il avoit été le père, en ont donné des indices plus ou moins marqués à l'époque de la naissance (*Ep. XLVIII*). Comme cependant il en peut résulter des effets plus ou moins nuisibles , et qu'il importe beaucoup d'approfondir tout ce qui tient à l'institution des enfans , la Faculté de Médecine de Paris proposa en 1785, pour sujet d'un prix, *de décrire l'ictère des nouveaux-nés, et distinguer les circonstances où cet ictère exige les secours de l'art, et celles où il faut tout attendre de la nature.* Le prix fut décerné au docteur Baumes.

CCXII. L'auteur , pour faire mieux connoître la nature et les variétés de l'ictère des nouveaux-nés , procède par la voie analytique, c'est-à-dire qu'il rapporte une suite de faits observés. Dans la première observation , nulle erreur de régime, l'enfant lavé avec une eau savonneuse tiède , et plié dans ses langes sans maillot; plusieurs cuillerées de petit-lait miellé, données avant qu'il pût prendre le sein ; lavé de nouveau douze heures après la naissance. Alors couleur jaune de la peau , avec évacuation du méconium , souplesse du ventre et point de résistance dans les hypocondres ; lavages continués, frictions sèches sur le ventre , boissons relâchantes, et guérison de la jaunisse dans trois

jours. Dans une autre observation, ictère survenu aussi-tôt après la ligature du cordon ombi-
lical, et guérison obtenue par les mêmes moyens.
Dans un troisième cas, ictère survenu quarante
heures après l'accouchement, par le peu d'évacuation du meconium; angoisses, vomissemens;
eau de savon prescrite en lavement; boissons
légèrement purgatives avec l'eau de rhubarbe et
la manne, frictions sur le ventre; par ces
moyens, évacuation d'un meconium épais et
poisseux, et, bientôt après, guérison de la jaunisse. Parmi les autres cas, on doit distinguer
l'exemple d'un ictère causé par un lait de quinze
mois, donné au nouveau-né qui d'ailleurs avoit
peu évacué du meconium après vingt-quatre
heures depuis sa naissance; mêmes remèdes avec
fomentations sur le ventre, et changement de
nourrice. Autre cas qui donne un exemple des
erreurs du régime, par des préjugés d'une bonne
femme qui avoit gorgé le nouveau-né d'huile
d'amandes douces pour faire évacuer le meconium, et qui avoit causé par-là un plus grand
embarras dans le conduit intestinal, des coliques
cruelles, la constipation, l'ictère, les convulsions; le rétablissement produit peu à peu par la
boisson d'une eau de chiendent sucrée.... Une
erreur de régime bien plus funeste, est de donner
au nouveau-né du vin sucré sous prétexte de le
rendre robuste. Cette pratique, mise en usage dès

la naissance, produisit, dès le second jour, la constipation, des cris aigus, le vomissement, l'ictère, la sécheresse de la peau, et un dépérissement qui se termina par la mort dans une quinzaine de jours.... Enfin, l'ictère des nouveaux-nés peut être la suite d'une maladie éprouvée par la mère durant la grossesse, et tenir à une affection du foie. Baumes rapporte l'exemple d'un nouveau-né ictérique, qui succomba vers la quatrième semaine. A l'ouverture du corps, on trouva un petit abcès au foie; et il fut reconnu que la mère, durant sa grossesse, étoit tombée dans un état de langueur à la suite d'une longue dyssenterie.

CCXIII. Les causes générales de l'ictère des nouveaux-nés peuvent donc être rapportées, soit au changement de la circulation qui s'opère à l'époque de la naissance, soit à des embarras gastriques causés par la rétention du meconium, le lait d'une nourrice anciennement accouchée, l'abus des huileux ou des spiritueux.... Il peut aussi tenir à une maladie antérieure de la mère durant sa grossesse. Le ventre et les hypocondres peuvent n'être point tendus, et alors attendre tout de la nature, à l'aide de quelques doux laxatifs.... Mais d'autres symptômes, tels que la constipation, le vomissement, des cris aigus, la sécheresse de la peau, peuvent demander des secours actifs. Mais que peut-on faire, lorsque l'ictère tient à un vice organique ? Les exemples nombreux d'ictère, par des erreurs de régime, montrent combien les notions simples et naturelles de l'institution primitive sont peu répandues.

CCXIV. Genre LXXXI. *Diabètes*. On a toujours lieu d'admirer l'exactitude et la précision avec lesquelles les anciens tracent les symptômes des maladies qu'ils ont observées. Arétée en donne encore un exemple dans la description du diabètes, dont il trace non-seulement les symptômes dans son plus haut degré de développement, mais encore les signes qui doivent le faire présager. On doit regretter que l'application indéterminée du mot *diabètes*, à des écoulemens surabondans d'urine qui n'avoient point ce caractère, ait introduit dans la suite une confusion toujours nuisible aux progrès de l'art de guérir. Desault remarque avec raison, dans son Journal (Tom. 1), qu'on a beaucoup trop multiplié les espèces de diabètes ; et il n'admet que l'espèce qui provient d'un défaut d'assimilation, et celle qui tient au relâchement et à l'irritation des reins. Cette dernière, renvoyée à la médecine externe qui s'occupe spécialement des maladies des voies urinaires ; l'autre appartient proprement à la médecine interne, et ne peut être rangée dans aucune des classes qui ont précédé. On verra encore ici un exemple des moyens subsidiaires que peut fournir quelquefois la chimie médicale pour compléter l'histoire des maladies.

CCXV. *Causes ordinaires des diabètes ;* constitution détériorée par de grandes hémorragies, des saignées fréquentes, des suppurations abondantes, des maladies longues qui ont exigé une diète sévère : de ce nombre sont encore un abus de liqueurs spiritueuses, ou bien de boissons aqueuses chaudes ou tièdes, une habitation humide et froide, une vie sédentaire, une nourriture peu saine ou peu succulente, l'habitude de la mélancolie, des chagrins profonds..... *Signes précurseurs.* Besoin fréquent d'uriner ; sentiment de chaleur ou de froid, qui se propage du ventre dans la vessie ; accroissement progressif de la quantité de l'urine ; gravité dans la région précordiale ; soif peu vive.... *Premier période.* Débilité ; abattement sans fièvre ; point de douleur dans la région des reins ni vers la vessie ; urines limpides, inodores, presque sans saveur et sans sédiment ; soif augmentée.... *Deuxième période.* Dessèchement de toute l'habitude du corps ; maigreur ; sentiment d'une chaleur peu vive, mais mordicante à l'intérieur ; besoin d'uriner plus fréquent, appétit qu'on ne peut assouvir, peau aride, maigreur ; affaissement général, au point de ne pouvoir se soutenir sur ses jambes ; soif extrême ; fièvre lente ; dìgestions pénibles ; rapports acides ; urines, tantôt blanchâtres , tantôt jaunâtres, et semblables à une dissolution de miel dans l'eau , avec une saveur douceâtre et sucrée, et un sédiment grisâtre et abondant ; peau sèche et rugueuse, quelquefois alternative et réciprocité du gonflement du ventre et de l'écoulement immodéré de l'urine.... *Troisième période*. Marasme complet ; pouls petit, irrégulier et intermittent; consomption ; mort plus ou moins prompte.

CCXVI. Combien vagues et frivoles sont les prétendues indications de donner plus de consistance aux humeurs , de les empêcher de se porter vers les reins , et les détourner vers une autre partie ! Que peut-on attendre du seul usage des astringens et des toniques dans une maladie qui affecte toute l'habitude du corps, et qui tient à un défaut d'assimilation ou plutôt à une déviation de la matière nutritive ?.... Je vais ici joindre quelques faits chimiques pour mieux faire connoître son vrai caractère. Ces faits sont extraits de deux ouvrages anglais, et je les ai autrefois consignés dans des Journaux de Médecine.

CCXVII. Qu'on prenne de l'urine rendue durant le deuxième période du diabètes, et qu'on la conserve dans un vase au printemps ou en été, elle passera par les divers degrés de la fermentation vineuse, puis acéteuse, de même que toutes les substances sucrées et liquides ; et il s'en dégagera du gaz acide carbonique.... L'urine, dans le diabètes traité par les réactifs, ne donne aucun signe de la présence de l'ammoniaque...... Une quantité donnée d'extrait de la même urine, se dissout promptement dans l'eau, mais non dans l'esprit-de-vin ; ce qui fait voir que cet extrait est composé d'une matière sucrée unie à une substance gommeuse.... Qu'on rapproche maintenant ces faits de ce qui se passe dans l'économie animale !... On sait que presque toutes les substances alimentaires que nous prenons, le pain, le vin, les fruits, les végétaux de tout genre, contiennent tous à divers degrés la matière sucrée, qui, étant dissoluble dans tous les liquides aqueux, pénètre facilement avec le chyle dans toutes les parties ; et, se combinant sur-tout avec l'albumine et la gélatine, se dépose dans les muscles et le tissu cellulaire avec ces mêmes substances nutritives : car M. Thouvenel, qui a fait des recherches si importantes sur ces objets, a trouvé dans les chairs des animaux, une substance sucrée et extractive en partie soluble dans l'eau et l'esprit-de-vin, et qui a une saveur marquée, tandis que l'albumine et la gélatine n'en ont point. Cette substance, évaporée jusqu'à siccité, prend une saveur âcre et salée ; elle se boursoufle sur les charbons, s'y liquéfie en exhalant une odeur acide piquante, semblable à celle du sucre brûlé : elle attire l'humidité de l'air, et il se forme une efflorescence saline à sa surface ; elle s'aigrit et se pourrit à un air chaud : or, toutes ces propriétés annoncent une matière extractive et sucrée.

CCXVIII. L'expérience fait donc voir que la matière sucrée est un des élémens que nous recevons avec le chyle, et qui, en se déposant avec l'albumine, la gélatine et des sels neutres, dans toutes les parties, y contribue à l'assimilation et à la nutrition, suivant les proportions qu'exige l'état de santé. Si donc, par une surabondance de cette matière sucrée, ou par une déviation partielle, elle se porte vers les organes sécrétoires de l'urine, elle peut déterminer cet écoulement excessif d'un liquide savoureux qui fait le caractère du diabètes, et amener le dépérissement et le marasme.... On explique le rachitis par une déviation du phosphate calcaire, qui, au lieu de se déposer dans les os, se porte au-dehors par les voies urinaires. Pourquoi ne supposeroit-on point que le diabètes est une déviation de la matière sucrée qui, combinée avec d'autres substances, prend la voie des urines, au lieu de se déposer dans toutes les parties du corps pour y réparer ses pertes journalières ?

CCXIX. Cullen atteste, par sa propre expérience, que le diabètes est presque toujours mortel.... Lorsqu'il n'est encore qu'au second période, il peut être guéri, comme j'en ai vu un exemple; mais c'est alors bien moins par les secours de la pharmacie que par l'application des vrais principes de l'hygiène, l'art de relever le courage du malade, d'augmenter progressivement l'exercice du corps, de faire diversion à ses idées tristes et mélancoliques, de lui faire prendre avec modération un vin généreux et une nourriture succulente. On doit sans doute s'empresser d'accueillir les lumières que la chimie peut répandre sur la médecine; mais on n'en doit pas moins s'imposer la loi de les soumettre à une discussion sévère. Le diabètes est un des points qu'on fait le plus valoir en faveur de la chimie médicale; et on sait avec quelle sagacité Rollo, médecin anglais, a cherché à développer le vrai caractère de cette maladie. Mais quel sens précis attacher à ce qu'il appelle une *condition morbifique de l'estomac, et une dispersion de la matière sucrée avec changement des fluides du systéme?* Dire qu'il faut prévenir la formation ou le développement de la matière sucrée de l'estomac, et diminuer l'action de ce viscère, est-ce rétablir la nécessité absolue de l'usage des désoxigénans, comme le repos, la diète animale, le sulfure de potasse? Dans un cas de diabètes causé par des chagrins profonds, et parvenu déjà au dernier degré, un malade à qui je donnois des soins l'année passée a été guéri en séjournant à la campagne, en se livrant à un exercice régulier, en sortant de son abattement, et en insistant autant sur le régime végétal que sur toute autre substance. C'est le rétablissement des forces vitales, et non des combinaisons chimiques, qui procure dans ce cas, comme dans beaucoup d'autres, une guérison solide.

CCXX. Genre LXXXII. *Vers des intestins.* Plusieurs savans du nord, tels que MM. Pallas, Wagler, Zoëga, Fabricius, Goetze, et sur-tout M. Muller, ont fait des recherches sur les vers des intestins; mais on ne pouvoit regarder leurs travaux que comme des fragmens encore insuffisans pour former un système complet. Il étoit donc digne d'une société éclairée d'encourager les naturalistes et les médecins à donner une plus grande étendue à cette sorte de connoissances : c'est ce que M. Bloch a exécuté avec un avantage qui lui a mérité le prix de la Société royale de Copenhague. Son ouvrage est divisé en trois sections, dont la première contient les faits observés, la seconde les conséquences qu'on en doit déduire, et la troisième un Traité des vermifuges. L'auteur ne comprend particulièrement dans les vers des intestins que ceux que la nature a particulièrement destinés à vivre dans le corps des animaux; il en exclut ceux qui se glissent de dehors dans la peau, tels que le *dragonneau*, la *furie*, la *mixyne*, ainsi que ceux qui entrent dans notre corps avec nos alimens et nos boissons. C'est d'après ces vues qu'il fait une distinction générale des vers des intestins en vers plats et en vers ronds. Ces deux ordres offrent ensuite une grande variété que l'on peut diviser de nouveau en différens genres et en espèces. C'est ainsi que l'ordre des vers plats comprend trois genres, savoir: la bandelette (*ligula*), la douve (*fasciola*), et les *tænia*, dont l'auteur distingue vingt espèces, qui se trouvent ou dans l'homme ou dans divers animaux. Parmi les vers ronds, M. Bloch distingue onze genres, qui se sous-divisent en plusieurs espèces.

CCXXI. La douve du foie, qui forme la première espèce du *fasciola*, se trouve quelque-fois dans la vésicule du fiel, les conduits de la bile, ou même le foie des brebis. Si ces animaux, dit M. Bloch, ont un pâturage humide, la bile devient aqueuse, le foie se gonfle, et les vers qui s'y engendrent y font des ravages ; les brebis maigrissent et meurent enfin de l'ascite. L'œil morne, la pâleur de la conjonctive et de la sur-face intérieure de la paupière, sont les indices ordinaires qu'une brebis en est affectée. Quand le mal n'est pas encore très-enraciné, elles s'en rétablissent en pâturant sur un terrein sec, sur des collines ou dans des forêts où il croît de la bruyère. M. Bloch réfute l'opinion de Schaeffer et de Linné, qui croyoient que les bêtes à laine,

en buvant dans les ruisseaux et les mares, ava-
lent cette sorte de vers.

CCXXII. Les diverses espèces de *tænia* sont
décrites avec la plus grande exactitude dans
l'ouvrage de M. Bloch, et supposent un grand
nombre de recherches. Les *tænia*, comme l'on
sait, sont formés d'une chaîne d'articulations
plates et tellement engrenées, que la marge large
ou inférieure de l'une, à compter depuis la tête,
embrasse toujours la marge étroite ou supérieure
de la suivante ; elles s'élargissent toujours de
plus en plus vers la queue, et se rétrécissent
vers la tête, de façon que cette dernière se trouve,
en plusieurs espèces, si petite qu'on ne sauroit
plus la distinguer sans microscope. Les *tænia*
appartiennent aux ovipares, et chaque articulation est remplie d'une quantité si prodigieuse
d'œufs, qu'on ne peut qu'en être stupéfait en les
regardant au microscope. De quelle manière ces
œufs sont-ils fécondés ? Les *tænia* ont-ils deux
sexes différens, ou bien sont-ils hermaphrodites
et s'accouplent-ils alternativement comme les
escargots ? Ce sont des questions que M. Bloch
n'est point encore parvenu à résoudre.

CCXXIII. On sait que l'origine des vers des
intestins a donné lieu à diverses opinions parmi
les naturalistes. M. Bloch croit mettre hors (1)

____

(1) M. Van-Doeveren, dont M. Bloch ne parle point,
croit avoir constaté de la manière la plus positive l'opinion

de doute que ces vers n'entrent point dans notre corps, et qu'ils sont destinés par la nature à ne vivre qu'en nous ; mais quoi qu'il en soit de semblables questions, qui sont peut-être insolubles, tout ce qui nous importe, c'est d'empêcher le développement des vers, ou, si celui-ci est trop avancé, de tâcher de les expulser. On obtient le premier avantage en donnant du ressort aux fibres du canal intestinal, et en prévenant ainsi la génération de la mucosité qui sert de siége aux vers. On remplit l'autre indication en évacuant de temps en temps les premières voies, et en employant, après une légère évacuation, les toniques, comme la limaille de fer, le quinquina, l'exercice du corps, des lotions d'eau froide sur le ventre. L'ouvrage de M. Bloch finit par un précis du traitement contre le *tænia*, qui a été acheté par le Gouvernement, et rendu public en France en 1775.

CCXXIV. Genre LXXXIII. *Morsure des insectes*. Nouveaux témoignages de la connexion étroite de l'étude de la médecine avec celle de la zoologie. Ne seroit-il pas honteux d'ignorer quel est le siége du venin de différens insectes,

---

contraire dans l'ouvrage qui a pour titre : *Observations physico-médicales sur les Vers qui se forment dans les intestins*, &c. *Paris*, 1764. C'est-là le sort de toutes ces questions qui ne peuvent être résolues par des expériences directes.

suivant leurs genres particuliers, et par quel mécanisme ils le lancent lors de leur piqûre? Or, on ne peut avoir la moindre idée sur ces objets, sans être un peu familier avec l'excellent ouvrage de Swammerdan, dont on a donné la traduction dans la *Collection Académique* (*Tom. V, de la partie étrangère*). Un médecin ne seroit-il pas tourné en ridicule par un naturaliste, s'il ne pouvoit point lui assigner le caractère spécifique du scorpion (*scorpio Europeus*, L.), de la tarentule (*aranea tarentula*, L.), de la cantharide (*meloë vesicatorius*, L.), de l'abeille (*apis mellifica*, L.), &c. L'académie de Lyon avoit proposé en 1787, pour sujet d'un prix, de déterminer *quels sont les différens insectes de la France réputés venimeux? quelle est la nature de leur venin? quels sont les moyens d'en arrêter les effets?* Le prix fut adjugé au docteur Amoureux, médecin de Montpellier, dont l'ouvrage a été ensuite publié à Paris (*Notice des insectes de la France réputés venimeux*). Pour en donner une idée, faisons connoître l'espèce de scorpion qu'on trouve en Languedoc et en Provence, et auquel on peut donner le nom de *scorpio rufus.* La couleur fauve de ce scorpion, et sa forme plus grande que celle du scorpion ordinaire, les points, les intersections de son dos, l'alongement des articulations de ses bras, sans angles ni crochets, et l'arrondissement de l'ampoule qui recèle son venin à l'extrémité de sa queue, indiquent que c'est une espèce particulière qui n'a été connue ni de Linné ni de Fabricius.... On sait que les expériences faites par Maupertuis avec ce scorpion, favorisent l'opinion de ceux qui croyent le scorpion venimeux, ainsi que l'opinion contraire. En effet, un chien piqué sous le ventre par un de ces scorpions irrités, devint très-enflé; une heure après, il chancela, vomit, tomba en convulsions, et mourut cinq heures après sa blessure; cinq autres chiens piqués de même, n'en éprouvèrent aucun effet dangereux; trois poulets aussi piqués sous l'aile et sous la poitrine, ne donnèrent aucun signe de poison... Le peuple se fait une sorte de jeu de provoquer les scorpions contre différentes sortes d'animaux; quelques-uns en sont affectés, d'autres ne le sont nullement; peut-être que l'action du venin du scorpion est susceptible de variétés suivant la saison, le climat, son état de liberté ou de captivité, sa faim, le temps de ses amours, ou l'épuisement de son venin par des combats antérieurs...

CCXXV. Genre LXXXIV. *Morsure des serpens.* L'histoire des serpens venimeux, leur classification méthodique, le siége de leur venin et le mécanisme par lequel il est lancé, la connoissance des symptômes qui en résultent, et les

moyens de les prévenir ou de les guérir, sont
autant d'objets curieux pour l'homme qui se
livre avec ardeur à l'étude de la nature... *Marc-
Aurelle-Severin*, dans son Traité sur la vipère,
a pour ainsi dire frayé la route; mais il y mêle,
suivant le goût du dix-septième siècle, beaucoup
de fables, d'explications et de vaines discussions
à ses recherches. Un demi-siècle après, Charas
en France, Rhedi en Italie, Mead, Tysson en
Angleterre, ont repris le même objet avec beaucoup plus d'exactitude et une marche plus sévère, en sorte qu'il ne reste rien à desirer sur
le siége du venin de la vipère et sur le mécanisme avec lequel il est lancé... On avoit seulement à desirer de connoître par la voie expérimentale, les effets du venin de la vipère sur les
animaux vivans, et c'est ce qu'a fait le célèbre
Fontana, il y a environ douze années. Kempfer
et d'autres voyageurs ont fait connoître les par-
ticularités de la morsure des serpens des Indes
et du Nouveau-monde. On peut en voir le récit
dans trois dissertations insérées dans le Recueil
si connu de Linné, *Amœnitates Academicæ*;
1°. *de ligno colubrino*; 2°. *radix Senega*; 3°. *mor-
sura serpentum*. Le caractère générique des affections produites par la morsure des serpens
venimeux est difficile à établir, puisque, suivant
les relations des voyageurs, l'aspic (v. g.) produit une affection comateuse; le *céraste* produit

le tétanos ; la vipère, la jaunisse ; le sepis , la gangrène ; le dipsas , une soif extrême, &c. Mais connoît-on ces résultats par des observations exactes et réitérées ? On ne peut guère révoquer en doute les effets funestes et les remèdes de la morsure du serpent à sonnettes (*crotalus Americanus*), non plus que ceux du naja, puisqu'ils ont été attestés par des naturalistes, et qu'ils ont fait le sujet d'une dissertation dont j'ai déjà parlé. Mais combien sont plus complètes les connoissances qu'on a acquises sur le mécanisme de la morsure de la vipère, et de ses effets sur les animaux ? On peut en juger par l'extrait de l'ouvrage de *Fontana*. On sait que le virus de la vipère loge dans une vésicule à la base de chaque dent canine ; que la quantité de cette liqueur vénéneuse n'excède guère deux ou trois gouttes, et que par un mécanisme singulier elle est transmise dans le corps de la dent, et ne peut être versée que par degrés à chaque morsure. Ce virus peut conserver son énergie des années entières sans perdre sa couleur et sa transparence, et il devient aussi actif que jamais. Si on place la dent de la vipère dans de l'eau chaude pour le dissoudre, on en obtient l'extrait à l'exemple des gommes.

CCXXVI. L'auteur cherche à déterminer la cause de la mort des animaux mordus par la vipère. Il ne paroît pas, selon lui, que le virus agisse

en décomposant les globules du sang ; mais en
ayant injecté dans la veine jugulaire d'un lapin,
la mort s'en est suivie en moins de deux minutes, et à la dissection le sang a été trouvé
coagulé dans le cœur et dans les grands vaisseaux. L'auteur pense que l'impression dangereuse du virus est portée sur la fibre musculaire,
et qu'il y agit de même que l'air méphitique, en
détruisant son irritabilité et en la disposant à la
putréfaction. Il a fait un grand nombre d'expériences sur des pigeons et des cochons d'Inde,
des lapins, des chiens et des grenouilles. Un
pigeon mordu par une vipère à une de ses
jambes, est mort en douze minutes ; un second
mordu par la même vipère, a survécu dix-huit
minutes (*Mead, de vipera*) ; un troisième encore
plus, et ainsi de suite jusqu'au sixième qui a été
peu affecté. Le septième n'a rien éprouvé de la
morsure faite par la même vipère ; il paroît donc
que le venin de celle-ci avoit été entièrement
épuisé par ces moyens réitérés. Les expériences
ont aussi constaté qu'un animal meurt plutôt
s'il est mordu en deux endroits, que s'il ne l'est
qu'en un seul ; que le virus est meurtrier pour
les jeunes chiens, mais que ceux qui sont
gros, et qui ont atteint leur terme d'accroissement, ne succombent point quoiqu'on les
soumette aux morsures de trois ou quatre vi-

pères : les chats résistent encore plus aux effets de ce venin.

CCXXVII. L'auteur a cherché à déterminer la quantité de virus nécessaire pour tuer différens animaux. Ses expériences l'ont convaincu que $\frac{1}{1000}$ de grain introduit dans un muscle à travers une blessure, étoit funeste aux moineaux, et qu'une quantité cinq ou six fois plus grande suffisoit pour tuer un pigeon. Les moineaux sur lesquels il faisoit ses expériences pesoient moins d'une once, et les pigeons plus de six fois autant. Il lui parut donc que, pour produire des effets semblables, les quantités de virus devoient être proportionnées à la masse de l'animal mordu, et que par conséquent pour tuer un bœuf qui pèse 750 livres, il ne faudroit que cent vingt-neuf grains du virus de la vipère, et deux grains pour donner la mort à un homme dont le poids seroit de 150 livres. Les expériences semblent indiquer que l'effet du virus est proportionné à sa quantité. L'auteur observe qu'une vipère d'un volume modéré contient seulement vingt-neuf grains de virus dans sa vésicule ; mais comme l'animal n'en lance qu'une petite partie à chaque morsure, il conjecture qu'il faudroit au moins quinze à vingt vipères pour tuer un bœuf, et cinq ou six pour produire le même effet sur un homme.

CCXXVIII. Il paroît donc que dans les acci-

dens ordinaires, il est douteux que la morsure
de la vipère soit jamais mortelle pour l'homme :
parmi ceux qui ont éprouvé ces accidens, il
est fort rare d'en trouver deux qui aient usé
du même remède, et cependant personne n'en
est mort. Peut-on donc supposer qu'une affection qui admet des moyens de guérir opposés,
différens même, soit elle-même dangereuse, et
dans ce cas-là, comme dans beaucoup d'autres
cures vantées de maladies, n'est-ce pas la nature
qui opère par ses seules ressources ? L'auteur
rapporte qu'il a vu lui-même dix à douze exemples de morsures semblables sur l'homme ; que
d'autres lui en ont rapporté plus de cinquante,
et qu'on ne pouvoit citer dans ce nombre qu'un
seul cas de mort. Cet accident fut même dû à
des scarifications profondes qui furent faites,
et qui produisirent la gangrène. Les secours
qu'on donna au malade furent donc pires que
la morsure de la vipère.

CCXXIX. C'est ainsi que Fontana explique
ces prétendues guérisons qui ont été opérées par
l'alkali volatil ou l'eau de luce. Il ne nie pas
cependant l'avantage de plonger la partie dans
l'eau chaude et de donner un émétique ; en effet,
la médecine peut ne point posséder d'antidote
contre le venin de la vipère, et les loix qui
veillent à notre conservation suffire pour expulser le virus ou dompter ses effets, mais s'en-

suit-il que d'autres moyens auxiliaires ne puissent être utiles? telles peuvent être les secousses du vomissement et l'action pénétrante de l'alkali volatil ou de la thériaque. Il faut éviter en tout les extrêmes. L'un a une confiance aveugle aux remèdes, et croit à leur toute-puissance, d'autres les regardent comme des moyens dangereux et toujours prodigués sans choix et sans discernement. Entre ces deux extrêmes, marche l'esprit observateur qui étudie avec soin les loix de la nature, qui joue souvent le rôle de simple spectateur, mais qui ne craint point dans l'occasion, de seconder ses efforts salutaires, de les ranimer s'ils languissent, ou de calmer leur trop grande violence. Il paroît que le virus de la vipère demande du temps pour se propager : l'action n'en est point retardée par l'application des sangsues ou la succion par la bouche. M. Fontana a essayé l'amputation, et s'est convaincu qu'un cochon d'Inde qui avoit été mordu à la jambe, en réchappoit quand on ne tardoit pas plus de six minutes à faire l'opération. Des essais analogues ont été faits sur d'autres animaux, sur des lapins, sur des gros chiens, et il a paru que l'excision de la partie mordue, dans l'espace des vingt premières minutes, prévenoit tout danger. Enfin, c'est encore l'expérience qui semble constater une méthode plus aisée et moins douloureuse que l'amputation, c'est une forte ligature qui empêche la circulation de la lymphe et du sang vers l'intérieur. Des essais nombreux sur les animaux semblent garantir cette pratique, et on ne peut lui opposer qu'un très-petit nombre d'exceptions.

CCXXX. Kempfer avoit élevé auprès de lui une des belettes (*viverra mungos*) qui est l'ennemi capital du naja (*coluber scut. abd. 193, squam. caudal. 60.* S. N.), et qui a indiqué le vrai contrepoison de la morsure de ce serpent. *Garzias ab-Horto*, dans son *Histoire des Aromates de l'Inde*, parle aussi de l'un et de l'autre; mais il ignoroit le vrai caractère du végétal dont la racine est douée de ces qualités précieuses. On est enfin parvenu à le découvrir dans des voyages entrepris pour les progrès de l'histoire naturelle; et il est bien connu maintenant sous le titre *Strychnos colubrina*, L. Il en a été à-peu-près de même du végétal qui remédie aux morsures du serpent à sonnettes (*crotalus Americanus*), dont la découverte est due à Fennant, et dont la dénomination spécifique est *poligala Senega*, L. Il est singulier que, parmi les nations les plus éclairées, on soit, à certains égards, au-dessous des sauvages, et qu'on ne soit point parvenu en Europe à connoître le végétal propre à remédier aux suites de la morsure de la vipère, dont l'analogie cependant indique l'existence ; mais, d'un autre côté, que de recherches et d'expériences , soit sur le siége du venin de ce serpent, soit sur ses qualités plus ou moins dangereuses ! C'est ainsi que la médecine doit toujours marcher entourée des sciences naturelles, prendre pour guide l'esprit de méthode qui les dirige, mettre à profit leurs découvertes, sans se laisser trop promptement séduire par leurs nouveautés, opposer enfin aux prétentions qu'elles peuvent avoir de la subjuguer et de lui donner de nouveaux principes, une filiation de faits observés depuis plus de vingt siècles, et les progrès lents mais solides d'une expérience éclairée.

PRINCIPES GÉNÉRAUX *sur la Méthode d'étudier et d'observer en Médecine.*

MÊMES principes pour la recherche de la vérité dans la médecine, que dans les autres sciences naturelles; mêmes règles pour acquérir un goût pur et des connoissances solides; même attention de mettre à profit les préceptes généraux donnés par les philosophes pour assurer la marche et les progrès de l'esprit humain : nulle part, on n'est autant autorisé d'appliquer le reproche fait par Bacon à la raison humaine, de n'être souvent que le produit de l'erreur et un assemblage confus d'opinions hasardées et adoptées sur parole, de notions puériles qu'on a reçues sans discussion et sans examen. Mais Bacon, avec un génie très-élevé, n'a pu faire une application heureuse de sa méthode à la médecine, par le défaut de connoissances précises et de détails que peut donner seule l'observation des maladies; il marque cependant une estime sentie pour Hippocrate, et il le propose pour modèle. Le doute philosophique de Descartes peut souvent s'appliquer à la pathologie interne; et quel bienfait pour le genre humain, si on pouvoit le faire adopter par l'universalité de ceux qui exercent la médecine ! Peut-on être trop familier avec le précepte que donne ce philosophe « de conduire » par ordre ses pensées, en commençant par les » objets les plus simples et les plus aisés à con- » noître, pour monter peu à peu par degrés aux » connoissances les plus compliquées ». La marche qu'a suivie Linné dans sa Philosophie Botanique, peut beaucoup servir à éclairer la classification des maladies ; mais ce naturaliste avoit-il une connoissance assez approfondie de ces dernières pour donner une forme nouvelle à la nosologie ? On ne peut omettre, en parlant de la méthode, le vaste tableau des connoissances humaines par d'Alembert, dans son Discours préliminaire sur l'Encyclopédie. Il remarque que l'esprit de l'homme a dû se porter d'abord sur les arts absolument nécessaires, comme l'agriculture et la médecine : « Elles ont été en » même temps et nos connoissances primitives, » et la source de toutes les autres, même de celles » qui paroissent très-éloignées ». Tout ce qu'il dit sur la renaissance des lettres et des sciences en Europe, s'applique très-heureusement à une foule d'écrits en médecine, et doit être présent à l'esprit de tous ceux qui allient sagement l'étude des anciens à celle des modernes.... Que de préceptes sages et lumineux dans le Discours préliminaire de Buffon sur la manière d'étudier et de traiter l'histoire naturelle, quoiqu'il y ait été peu fidèle lui-même dans la suite, en donnant trop d'essor à son imagination ! Le ton mâle et éloquent qu'il prend en faveur des anciens naturalistes, ne semble-t-il pas d'ailleurs l'expression des sentimens que doit inspirer la médecine grecque (1)? L'histoire de l'entendement humain, qui a été retracée avec tant de justesse et de profondeur par Locke et Condillac, pourroit-elle être ignorée par le médecin qui a non-seulement à décrire les vésanies ou maladies morales et à indiquer toutes leurs nuances, mais encore qui a besoin de porter la logique la plus sévère pour éviter de donner de la réalité à des termes abstraits, pour procéder avec sagesse des idées simples à des idées complexes, et qui a sans cesse sous ses yeux des écrits où le défaut de s'enten-

---

(1) Sorte de droit d'aînesse qu'ont les anciens Grecs pour les beaux-arts et la plupart des sciences. On sait à quel degré de perfection ont été portées chez eux la sculpture, la peinture, l'architecture, la musique. Peut-on parler de poésie sans que les noms d'Homère, de Sophocle, d'Euripide, &c. s'offrent à l'esprit? L'ouvrage de Thucidide n'est-il point un modèle d'une histoire fidelle des événemens et de la plus élégante simplicité? Euclide n'est-il point encore le père de la géométrie? et ne trouve-t-on point dans toutes les bibliothèques l'histoire des animaux par Aristote? Enfin quelques efforts de certains esprits excentriques, depuis Thémison jusqu'à Brown, ont-ils empêché de regarder Hippocrate comme le vrai fondateur de la méthode d'observation en médecine?

dre, la séduction de l'esprit de systême et l'abus des expressions vagues et indéterminées , ont amené des milliers de volumes et des disputes interminables?

L'art de diriger ses études en médecine a été loin d'être négligé par les médecins eux-mêmes, et on en peut voir , dans un ouvrage sorti de l'école de Leyde , la longue mais superflue énumération , puisque la plupart d'entr'eux ont été bien plus propres à égarer et à fomenter des préjugés , qu'à éclairer l'esprit et à le diriger dans la recherche de la vérité. Boerhaave lui-même, dans l'ouvrage dont nous devons une édition très-soignée à Haller (1) , donne sans doute la plus haute idée de son érudition et de ses vues étendues sur l'éducation médicale, dans laquelle il fait entrer l'étude de la physique, de la géométrie, de la chimie , de la botanique , de la pathologie, &c. Mais n'est-ce pas plutôt un catalogue raisonné des auteurs qui ont écrit sur ces objets , qu'une méthode simple et lumineuse pour faire éviter dans l'étude de la médecine, des idées fausses ou obscures , et pour s'élever à ses vrais principes? C'est dans des dissertations par-

____

(1) *Hermanni Boerhaave viri summi suique præceptoris, methodus studii medici , emaculata et accessionibus locupletata ab Alberto ab Haller , &c. Amstelædami , 1751 , 2 vol. in-4°.*

ticulières : *De commendando studio Hippocratico, de repurgatæ Medicinæ facili simplicitate, Honos medici servitus*, qu'il retrace sur-tout les préceptes les plus sages, pour faire des progrès solides en médecine. Par quelle fatalité se trouve-t-il ensuite en opposition avec lui-même, en fondant un système par l'application de la mécanique aux loix de l'économie animale?

Nécessité de l'observation en médecine, l'origine, les progrès et les vrais fondemens de cette science, les obstacles qu'elle a éprouvés dans son cours, le peu d'estime qu'on a faite des anciens, les entraves qui tiennent à des opinions fausses ou à des préjugés, analogies trompeuses, études dirigées sans ordre et sans méthode, desir d'acquérir de la célébrité par quelque système, &c. tels ont été les objets dont Baglivi a traité dans autant d'articles séparés, et où il a répandu les vues les plus saines et les plus philosophiques. Zimmerman enfin a donné, dans ces derniers temps, une bien plus grande extension à cette doctrine, en traitant de l'expérience en médecine, en faisant distinguer la vraie de la fausse, en traitant en détail de l'esprit d'observation, et de l'influence qu'il a eue sur l'expérience, de l'observation des signes pris des principaux phénomènes de l'économie animale, du génie et de ses premiers pas vers l'expérience, &c. Mais, comme il paroît avoir fait sentir trop foiblement le vrai caractère de la médecine grecque, et comme il importe de bien lier les découvertes des modernes avec une connoissance exacte et précise de l'antiquité, je vais, en écartant toute la surcharge d'une érudition embarrassée et entravée par des compilations sans nombre, 1°. suivre la filiation des résultats de l'observation depuis Hippocrate jusqu'à nous, mais à l'aide d'une saine critique; 2°. indiquer la marche rigoureuse qu'on doit tenir pour bien observer et pour décrire avec exactitude les symptômes des maladies.

ARTICLE PREMIER.

Étudier avec choix, ne point s'asservir aux opinions des auteurs même les plus célèbres.

Avoir une estime sentie pour Hippocrate, rendre hommage à sa supériorité, le regarder comme le vrai fondateur de la médecine d'observation, ce n'est point croire qu'il a tout vu, tout observé; ce n'est point adopter servilement tout ce qui a été publié sous son nom, ni admettre aveuglément toutes ses opinions et ses principes dans le traitement des maladies. Que d'objets ont échappé à sa sagacité ! Que de propositions trop générales à modifier et à restreindre ! Combien la médecine ne s'est point enrichie par les travaux successifs de ceux qui l'ont exercée, dans tous les âges , avec un jugement sain, et des principes solides ! Hippocrate n'en doit pas moins servir de modèle, par des qualités rares qui lui ont mérité la vénération de tous les siècles : jugement sain et exempt de toute superstition ; mépris des richesses ; amour ardent de la liberté et de l'indépendance ; candeur ; éloignement de toute jactance, de tout sentiment de haine ou d'envie ; abjuration de l'esprit de système , et sagacité profonde pour s'élever des histoires particulières des maladies à des vues générales et à des vérités aphoristiques , confirmées depuis par une éternelle expérience.

Faire choix des meilleurs auteurs , et ne prendre pour modèle que ce qu'il y a de plus excellent dans leurs écrits, a été toujours une règle invariable du bon goût dans les sciences comme dans les beaux-arts et les lettres. Peut-on se dispenser d'en faire l'application à la médecine hippocratique, à moins de tomber dans une érudition incohérente et confuse ? Écrits volumineux, discussions graves des critiques sur la distinction des ouvrages légitimes d'Hippocrate d'avec ceux qu'on doit regarder comme supposés. *Erotianus* , qui vivoit du temps de *Néron* , expli-

que les termes obscurs (1) , et cherche à établir
une distinction entre ces écrits du père de la
médecine.... *Galien* parle aussi de cet alliage des
écrits d'Hippocrate vrais ou supposés, et il indique les moyens de les distinguer dans diverses
parties de ses ouvrages.... Un docteur de *Sala-
manque* (2) , *Ludovicus Lemosius* , a travaillé
sur le même objet. On doit louer le courage qu'a
eu *Mercurialis* (3) de n'avoir point adopté
toutes les opinions de *Galien* sur la distribution
des livres d'Hippocrate, sur-tout dans un siècle
(1583) où le galénisme dominoit dans les écoles.
Piquer (4) , médecin espagnol, s'est encore engagé dans cette recherche vers ces derniers
temps , et on lui doit des vues très-saines de
critique.... On doit regretter que *Haller* ait trop
déféré à l'autorité de *Galien* dans sa distribution des écrits d'*Hippocrate* , et qu'il n'ait
point adopté un ordre plus exact et plus méthodique. Grunner (*Censura librorum Hippocrateo-
rum* , &c. 1772) s'est aussi distingué par une critique très-sage sur le même objet, et il a fait
preuve d'une connoissance profonde de la langue

---

(1) *Vocum quæ apud Hippocratem sunt collectio , et ejus
operum in septem sectiones distributio.*

(2) *De optima prædicendi ratione , item judicii operum
magni Hippocratis , liber unus.*

(3) *Censura et dispositio operum Hippocratis.*

(4) *Las obras de Hippocrates , mas selectas,* 1757.

grecque. Je m'écarterai cependant sur plusieurs points de la division qu'il a admise.

Quel moyen sûr doit-on prendre pour fixer son jugement dans cette discussion ?... C'est de choisir d'abord les écrits d'*Hippocrate* sur lesquels il n'y a point eu de controverse parmi les critiques, d'en bien saisir le caractère, soit pour la précision du style et l'enchaînement des idées, soit pour l'exactitude des observations et le talent de s'élever à des vérités générales. S'éclairer ainsi, épurer son goût par la méditation des principes lumineux de la médecine hippocratique, et parvenir par-là à juger sainement des écrits qui en approchent plus ou moins, et de ceux qu'on doit regarder comme supposés; ne point négliger d'ailleurs le témoignage des auteurs qui se sont exercés dans cette critique.

PREMIÈRE RÈGLE. *Mettre au premier rang des écrits d'Hippocrate ceux qu'on a toujours regardés comme légitimes, et qui, après avoir servi de guides aux médecins observateurs de tous les âges, par une description exacte et correcte des phénomènes des maladies, peuvent être mis à côté de ce qu'on trouve de plus achevé dans toute autre branche des sciences naturelles.* On doit mettre de ce nombre ce que les traducteurs latins désignent par les titres suivans : 1°. *Apho-rismi.* 2°. *Liber Prænotionum.* 3°. *Liber primus et tertius Epidemiorum.* 4°. *De aëre, locis et aquis.*

DEUXIÈME RÈGLE. *On rejettera du nombre des écrits hippocratiques ceux que la plupart des critiques ont regardés comme supposés, et qui démentent d'abord le caractère connu du père de la médecine, soit pour la solidité et la méthode, soit pour la correction du style.* Ces écrits, qui n'auroient point dû être publiés sous le nom d'Hippocrate, quoiqu'ils offrent quelquefois des vues utiles, sont : *Jusjurandum, præceptiones, de lege, de vetere mediciná, de medico, de decenti ornatu, de exsectione fœtús, de resectione corporum, de corde, de glandulis, de dentitione, de visu, de medicamentis purgantibus, de hominis structurá, de virginum morbis, epistolæ.*

Erotien, de même que *Galien,* gardent le silence sur ces écrits, et ne paroissent point les avoir connus. On doit soupçonner qu'ils ont été insérés parmi les écrits d'*Hippocrate* dans des temps postérieurs. *Mercurialis* et *le Clerc* les regardent comme supposés. Pour les juger d'ailleurs apocryphes, il ne faut qu'un goût épuré par la lecture et la méditation des écrits hippocratiques.

TROISIÈME RÈGLE. *Quel parti prendre sur les écrits publiés sous le nom d'Hippocrate que certains critiques ont rejetés, que d'autres ont re-*

gardés comme légitimes , et qui d'ailleurs por-
tent en partie le caractère de la touche d'Hippo-
crate , et sous d'autres rapports le démentent ?
C'est de suspendre son jugement , de regarder ces
écrits comme laissés dans un état d'imperfection
par Hippocrate , ou comme insérés par ses dis-
ciples ou les copistes , parmi ses ouvrages ; de
ne les lire qu'avec une sage réserve , et après
avoir acquis toute la maturité du goût ; de sou-
mettre enfin les objets douteux à l'épreuve du
temps et des progrès ultérieurs qu'a faits la
médecine.

Ces écrits, qu'on doit placer au second rang,
et qui semblent devoir servir de passage naturel
entre ceux qui ont été rapportés ci-dessus, sont
les autres traités qu'on trouve dans la collection
des ouvrages publiés sous le nom d'*Hippocrate.*
Pour les disposer ici suivant leur plus ou moins
de conformité avec la doctrine hippocratique,
ou plutôt avec les résultats solides de l'expérience, je placerai au premier rang ce que les
traducteurs latins appellent., 1°. *Prænotiones*
coacæ ; 2°. *prædictiones* ; 3°. *liber secundus et*
sextus de morbis vulgaribus ; 4°. *victus ratio in*
acutis ; 5°. *liber quintus et septimus de morbis*
vulgaribus ; 6°. *de locis in homine* ; 7°. *de ali-*
mento ; 8°. *de judicationibus* ; 9°. *de diebus ju-*
dicatoriis ; 10°. *de humoribus.*

On doit regarder comme inférieurs à ces derniers, les livres *de morbis*, *de affectionibus*, *de internis affectionibus*, *de naturâ muliebri*, *de morbis mulierum*, *de sterilibus*, *de flatibus*.

Je mettrai dans la dernière classe, les écrits suivans : *De morbo sacro*, *de humidorum usu*, *de naturâ hominis*, *de septimetri partu*, *de octimetri partu*, *de ossibus*, *de carnibus seu principiis*, *de geniturâ*, *de naturâ pueri*, *de superfetatione*, *de hemorrhoïdibus*, *de salubri dietâ*, *de dietâ libri tres*, *de insomniis*. Je ne prononce point sur d'autres écrits qui appartiennent à la pathologie externe, comme *de vulneribus capitis*, *de fracturis*, *de articulis*, *de officinâ medici*, *de fistulis*.

Une distinction sévère mise ainsi entre les écrits d'Hippocrate, a resserré de plus en plus l'horizon, et la marche analytique conduit ensuite à fixer d'abord nos regards sur les productions légitimes du père de la médecine, à bien saisir le caractère de ces écrits où il paroît avoir mis la dernière main, à se faire ainsi un type primitif pour juger par comparaison des autres ; enfin, à chercher dans quel ordre il faut en faire une étude particulière.

Les connoissances qu'*Hippocrate* avoit puisées, soit dans les traditions des *Asclépiades* ses aïeux, soit dans les célèbres écoles de *Cos*, de *Gnide* et de *Rhodes*, ne s'élevoient guère au-dessus de certaines règles de pratique et d'une

sorte d'empyrisme.... Pour jeter les vrais fondemens de la médecine, et en faire une vraie
science qui eût sa méthode propre et ses principes, il falloit encore avoir l'esprit très-cultivé
par l'étude et la méditation des philosophes et
même des poètes, et s'être fait un style propre
en approfondissant les règles de l'art d'écrire....
Il falloit en outre l'impulsion forte du génie.....
C'est *Hippocrate* qui inventa le langage propre
à la méthode descriptive des maladies, qui écarta
avec sévérité tout raisonnement vague ou systé-
matique, et qui, en se bornant à une narration
fidelle et laconique des faits observés, montra
par quels changemens, par quels efforts plus ou
moins orageux, par quelle tendance favorable
ou funeste la nature parvient à terminer une
maladie aiguë. Quelques exemples pris des Epidémies justifieront cet hommage rendu au père
de la médecine.

Malade quatrième du livre 3 des Epidémies.
Frénésie le premier jour, et vomissemens d'une
matiere liquide et verte, fièvre vive, sueur
abondante, douleur gravative de la tête. Le second jour, perte de la voix ou aphonie, sou-
bresaut des tendons, et la nuit des convulsions.
Le troisième jour, les symptômes s'aggravent,
et la mort survint le quatrième.

Exemple différent, et marqué par une ten-

dance favorable de la nature. (*Malade septième
du premier livre des Epidémies.*)

Une fièvre violente se déclare avec douleur
et sentiment de pesanteur dans les lombes. Le
deuxième jour, liberté des déjections, entre-
tenue par une boisson abondante. Le troisième
jour, douleur gravative de la tête, &c. Quatrième jour, exaspération des symptômes avec
écoulement de quelques gouttes de sang par la
narine droite, &c. Le cinquième jour, hémorragie par la narine gauche. Une sueur abondante
achève la crise de la maladie. Après la crise, il y
eut un léger délire, que des affusions d'eau sur
la tête firent cesser. Le malade n'éprouva pas de
récidive; mais, après la crise, la même hémorragie du nez se répéta à plusieurs reprises.

Heureuse application de la méthode analytique à l'étude des écrits d'Hippocrate, en passant
du plus simple au plus composé, et avantage de
commencer cette étude par les histoires particulières qui se trouvent dans le premier et le
troisième livre des Epidémies, pour se faire une
idée exacte et précise de la marche de la nature
dans les maladies aiguës. On passera ensuite à la
description de la constitution médicale des saisons, et on s'élèvera enfin aux maximes générales renfermées dans *les Prognostics* et *les
Aphorismes.* L'analyse du livre du Prognostic,
montre combien *Hipprocate* a réuni les vues

élevées et le talent d'écrire des philosopes aux connoissances de détail sur la marche des maladies (1) : disposition du sujet en grandes masses distribuées dans un ordre lumineux et méthodique, correction et laconisme du style, suppression d'une foule d'idées secondaires, dont il semble avoir laissé le développement verbeux aux commentateurs de tous les âges.

Le Clerc, dans son histoire de la Médecine, cherche à donner une idée des principes d'Hippocrate dans le traitement des maladies, et il cite indistinctement tous les ouvrages publiés sous le nom de ce père de la médecine : mais, 1°. ces livres de pratique sont très-peu corrects, soit qu'ils aient été supposés, soit qu'ils aient été laissés dans un état d'imperfection. 2°. Dans ces premiers temps de l'art de guérir, les moyens curatifs pris des médicamens, méritent peu de confiance, et la matière médicale n'a cessé d'être un fatras informe, que par les progrès qu'ont faits dans ces derniers temps l'histoire naturelle, et sur-tout la botanique et la chimie.

Mon plan étant de faire connoître le véritable esprit de la médecine hippocratique, et les

____

(1) Qu'on examine l'ensemble et les détails de cet écrit avec les règles que *Buffon* a si bien développées dans son discours sur le Style, et on verra combien *Hippocrate* avoit approfondi l'art d'écrire.

progrès marqués que lui ont fait faire les meilleurs observateurs dans les siècles suivans, je m'attacherai à faire distinguer le vrai caractère des auteurs originaux qui, en marchant sur les traces d'Hippocrate, ou en s'écartant plus ou moins, ont bien mérité de l'humanité par de nouvelles découvertes, ou bien, ont altéré la pureté et la simplicité de la médecine grecque.

Un des premiers qui se rencontrent dans cette carrière, par la célébrité du nom et l'éclat des talens, est *Galien*, postérieur à Hippocrate d'environ cinq siècles. Sa vie, dans l'édition de *Chartier* (1), pleine de petits contes et de fables; son éducation très-soignée dans la maison paternelle, et divers voyages entrepris dans la vue de s'instruire. Il fréquenta la fameuse école d'*Alexandrie*, et il est nommé à l'âge de trente-quatre ans, médecin de l'empereur *Marc-Aurèle*. Une peste s'étant déclarée à *Rome*, il quitta cette dernière ville pour se rendre à *Pergame*, sa patrie, ce qui est un trait peu honorable pour sa mémoire. Son extrême passion pour l'étude, et son application assidue aux belles-lettres et à la philosophie d'*Aristote*. Il étoit profondément nourri des principes de la médecine hip-

----

(1) *Magni Hippocratis Coi et Claudi Galeni universa quæ extant opera, &c. Renatus Charterius, &c.* 1ma *edit. Paris.* 1639, 14 vol. *in-fol.*

pocratique, et dans tous les écrits où il l'a prise pour modèle, il l'a enrichie de nouvelles vérités ; c'est ainsi, par exemple, que dans le livre *de Methodo medendi ad Glauconem*, ce qu'il dit sur le caractère et le régime des fièvres intermittentes, annonce la marche sage et circonspecte de l'observateur le plus éclairé et le plus attentif... Il s'étoit non-seulement rendu familier le traité du Prognostic d'Hippocrate, mais il en avoit étendu les règles par ses propres observations (1). Il annonce d'avance une hémorragie du nez, critique, dans une circonstance éclatante et propre à lui donner une grande supériorité sur les autres médecins ; mais on doit le considérer sous d'autres rapports moins favorables. Il s'écarte de la sévère exactitude d'Hippocrate, en introduisant des divisions subtiles du pouls, comme autant de moyens du prognostic. Dans la plupart de ses écrits, il fait un abus perpétuel d'explications versatiles et des subtilités de la doctrine d'Aristote ; et pour mieux l'emporter sur ses rivaux, il cherche à les tourner en ridicule, et à faire voir la nécessité de l'application de la philosophie du Lycée à la médecine..... Il fait plus, il parle avec bouffissure et avec jactance de lui-même ; il dit (cap. 8,

______

(1) *De Prænotione ad Posthumum*, cap. 13. *Charterii*, tom. VIII, pag. 850.

lib. 9, *de Methodo medendi ad Glauconem*) qu'il a montré, le premier, la vraie méthode de traiter les maladies, et qu'il a fait en médecine ce que *Trajan* avoit fait par rapport à l'Empire Romain, c'est-à-dire qu'il en avoit reculé de bien loin les limites. Dans son essor ambitieux pour dominer, quels propos outrageans, quelles satires virulentes ne prodigue-t-il point contre des sectes rivales qui osoient le contrarier !

On s'égareroit donc dans une mer immense, si on vouloit étudier tous les écrits de *Galien*, ou même simplement les parcourir, et on n'en retireroit que du dégoût et de la satiété... On doit louer le zèle infatigable de *Chartier*, qui est parvenu à faire une édition correcte en grec et en latin, des Œuvres d'Hippocrate et de Galien, ou plutôt des écrits publiés sous leurs noms; mais quel courage pour ne pas succomber sous le poids énorme de quatorze volumes *in-folio*? que de choses dans ces écrits, qui sont condamnées à dormir éternellement dans nos bibliothèques ! Distinction suivante à faire :

1°. Les livres de Galien, qui appartiennent à la médecine d'observation, sont les suivans : *de Locis affectis, de Methodo medendi ad Eugenianum, de Arte curativa ad Glauconem, de Crisibus, de Diebus decretoriis, de Tuenda valetudine,* divers commentaires sur différens écrits d'Hip-

pocrate. Dans les livres de cette première classe,
on trouve d'excellentes maximes de pratique,
quoique Galien n'y perde pas entièrement de
vue ses idées systématiques sur les élémens et
les facultés.

2°. Les livres d'une théorie purement hypo-
thétique et contentieuse, sont ceux *de Faculta-*
tibus, de Elementis, de inœquali Temperie, de Pla-
citis Hippocratis et Platonis, de Temperamentis,
quod animi mores , corporis temperamenta se-
quantur.

3°. On doit mettre dans une classe moyenne,
les livres de Galien sur la pathologie, l'anatomie, la pharmacie, et les introductions à différentes parties de la médecine ; mais, dans
l'état actuel de nos connoissances, a-t-on besoin
des descriptions anatomiques de *Galien*, ou de
ses formules compliquées de médicamens ? *Ga-*
lien sembloit né pour faire faire les plus grands
progrès à la médecine d'observation ; mais il fut
séduit, comme les autres savans de son siècle,
par l'appareil scientifique et les brillantes subtilités de la philosophie d'*Aristote*, et sur-tout
par la grande faveur que cette doctrine obtint
de son temps à Rome, puisqu'elle fut professée
publiquement. Son ambition et le desir d'inno-
ver, finirent par l'égarer.

Qu'il est heureux de pouvoir opposer aux
écarts brillans de Galien, la sagacité profonde

et la marche sage et circonspecte d'*Arétée*, qui
fit l'application la plus heureuse des grands principes d'Hippocrate à la médecine, et qui en fit
pour ainsi dire un corps de doctrine régulier et
solide, en les soumettant de nouveau à l'épreuve
de l'expérience... Peut-être qu'aucun médecin
n'a mérité plus que lui d'être placé à côté d'Hippocrate... Dans quel siècle a-t-il vécu ? dans
quel lieu a-t-il exercé la médecine ? Sans chercher ici à dissiper ces savantes obscurités, je
renvoie à la préface que Wigan (1) a mise à la tête
de son ouvrage, et aux remarques qui ont été
ajoutées par Haller lui-même. Je me bornerai à
quelques traits qui peuvent le caractériser....
Style grave et sentencieux comme celui du père
de la Médecine, description vive et pittoresque
des phénomènes des maladies, avec toutes les
circonstances des périodes de l'âge, de l'influence
des saisons et des climats, &c. attention soutenue d'isoler le diagnostic des maladies, et de
l'approfondir avant de parler du traitement ;
application des principes de l'hygiène sur l'air,
le régime, l'exercice, &c. au rétablissement de
la santé... Quel tableau touchant et animé présente, par exemple, sa description de la phthisie...
Dans le traitement de la phrénésie, avec quel

____

(1) *Artis Medicæ principes, &c. recensuit Albertus Haller*,
tom. V.

soin ne fait-il point éviter les impressions les plus légères sur les organes des sens... S'agit-il de la foiblesse des organes de la digestion, il recommande sur-tout des promenades régulières, la déclamation à haute voix, la gestation dans les lieux plantés de lauriers, de myrtes, &c. des frictions sèches, le jeu du ballon ou autres semblables... Arétée, comme tous les auteurs originaux, a dédaigné le titre de compilateur, et sa manière d'écrire annonce qu'il n'a traité que des maladies qu'il avoit observées.

On doit louer aussi *Celse* d'avoir suivi la direction et la marche de la médecine hippocratique, et d'avoir écarté avec soin de ses écrits tout raisonnement vague, tout esprit d'hypothèse. On sait qu'il vivoit sous les règnes d'*Auguste* et de *Tibère*, et qu'il a paru profiter, soit des découvertes faites en anatomie par *Erasistrate* et *Hérophile*, soit des progrès que la médecine externe avoit faits dans la fameuse école d'*Alexandrie*. On peut voir ces détails, dans la préface que Haller a placée à la tête des écrits de ce médecin (8ᵉ vol. *artis medicæ principes*). J'ajouterai seulement quelques réflexions sur les préceptes d'hygiène, qu'il a rédigés avec tant d'élégance et de clarté, sur la pathologie interne ou description de certaines maladies, et sur ses principes généraux de traitement des maladies. 1°. L'hygiène remonte jusqu'au temps des plus anciens philosophes, puisque l'institut de *Pytha-gore* paroît fondé sur ses principes (*Voyage du jeune Anacharsis*, tom. VI) ; mais *Celse* a eu l'avantage d'en faire un corps de doctrine des plus solides, et on peut ajouter qu'il est écrit avec toute la pureté de la langue latine. 2°. Quelque soin qu'ait mis Celse à nous donner une compilation des plus élégantes de la médecine hippocratique, on voit avec regret qu'il a très-peu insisté sur l'histoire et la détermination du vrai caractère des maladies internes, et cette remarque n'a point échappé à la sagacité profonde de Stahl; ce qui confirme de plus en plus l'opinion qu'on a que Celse n'a jamais exercé la médecine. 3°. La diététique appliquée au traitement des maladies, est une partie sur laquelle *Celse* s'est le plus distingué, en faisant faire de nouveaux pas à la médecine hippocratique. Tout ce qu'il dit sur les variétés de la manie, et la conduite qu'on doit tenir à l'égard des maniaques, est plein de sagacité; mais les formules de médicament pour la médecine externe et interne se ressentent du siècle où il a vécu, et on sait en général que ces moyens curatifs n'ont acquis de la justesse et de la précision, que par les progrès récens de la chimie et de la botanique.

L'excellent jugement de Celse se manifeste par la discussion des principes du traitement adopté par certaines sectes de médecins, et par son adhésion aux maximes antiques de l'expectation. Après avoir rapporté, v. g. (liv. III, chap. IV) la méthode singulière, suivie par *Asclépiade* dans le traitement des fièvres, il ajoute qu'il faut à la vérité être circonspect sur l'usage des médicamens et des purgatifs, et qu'il faut seulement diminuer la matière morbifique, qui se dissipe ensuite par les forces de la nature et indépendamment de tous les secours de l'art.

Destinée éternelle de la vérité d'être en proie à la division des sectes, et d'être défigurée par l'esprit de parti ! Parmi les successeurs d'Hippocrate, les uns en admettant la nécessité de l'observation, pensent que les principes de nos corps, la structure des parties, les causes soit cachées soit manifestes des maladies, doivent être connus des médecins, et ce sont les dogmatistes. Bientôt l'abus qu'on fait du raisonnement jette dans un excès opposé, et donne naissance à la secte des empyriques qui soutiennent qu'on ne doit s'attacher qu'aux résultats simples de l'observation et de l'expérience. Différence extrême entre l'empyrisme borné et la médecine expérimentale, qui consiste à observer avec attention, à ne s'en rapporter qu'à des signes sensibles, à répéter plusieurs fois les observations, à noter leurs résultats généraux ou particuliers des faits observés, à tenir compte de la constitution individuelle, de l'influence des saisons et des climats, des périodes des âges, &c. c'est-là la médecine hippocratique. Les divisions entre les dogmatistes et les empyriques, donnent lieu à la secte des méthodistes qui prennent le milieu entre les deux autres sectes rivales, mais qui, pour se distinguer par une innovation remarquable, réduisent les maladies à trois classes générales, suivant l'état de constriction ou de relâchement des solides, *strictum*, *laxum et mixtum*... C'est sur ces principes qu'ils fondoient les méthodes de traitement, en admettant cependant les diverses périodes des maladies d'Hippocrate... *Soranus* d'*Ephèse*, qui vécut d'abord à *Alexandrie* et ensuite à *Rome*, sous l'empire de *Trajan*, mit la dernière main au système des méthodistes. Tous les critiques s'accordent à regarder les écrits publiés sous le nom de *Cœlius Aurelianus*, comme étant propres à *Soranus*... Ces écrits paroissent avoir été traduits du grec en latin, avec très-peu de changement... Contraste frappant entre *Celse* et *Cœlius Aurelianus* pour le style : autant le premier a écrit avec toute la pureté et l'élégance de la langue latine, autant l'autre parle un langage incorrect et souvent barbare. Mais *Cœlius Aurelianus* a fait faire de nouveaux pas à la médecine hippocratique, en perfectionnant la partie descriptive des maladies ; c'est un modèle à suivre pour la

justesse et l'exactitude du diagnostic... Qu'il parle
de la catalepsie, il rapporte ses causes antécé-
dentes, ses signes précurseurs; ceux qui annoncent un changement en mieux ou en pire, sa
dégénération en frénésie ou en léthargie, ses
rapports de ressemblance ou de dissemblance
avec l'apoplexie, l'hystérie, une affection vermineuse..... La léthargie, la frénésie, la paralysie, la péripneumonie, la pleurésie, portent dans
ses écrits le même caractère, et leur histoire ne
présente qu'une description exacte et rigoureuse
des faits observés... On doit encore savoir gré
à *Cælius Aurelianus* de nous avoir conservé
plusieurs fragmens des écrits des plus célèbres
médecins de l'antiquité, de *Dioclès*, de *Praxa-
gore*, d'*Erasistrate*, d'*Hérophile*, de *Sérapion*,
d'*Héraclide de Tarente*, d'*Asclépiade*, de *Thémison*, et de nous avoir fait connoître leur pratique, avec des remarques critiques plus ou
moins judicieuses... Il est facile de sentir ce qu'il
peut y avoir de vicieux dans les principes de
traitement, lorsqu'il les rapporte seulement au
strictum et au *laxum*.... Mais la doctrine des
cycles appliquée au traitement de certaines maladies chroniques, tient à des vues profondes sur
l'économie animale, et mériteroit encore d'être
renouvelée avec les restrictions des temps et des
lieux.... On entend par cycles des méthodistes,
un certain ordre, une succession ou des alter-

natives, soit de médicamens, soit de moyens diététiques ou des exercices de la gymnastique, combinés pour produire un effet déterminé et durable sur le corps vivant. L'un de ces cycles étoit destiné à changer la constitution individuelle, et portoit le nom de *métasincritique*, ou le nom barbare de *récorporatif*. L'autre, qui étoit propre à opérer une augmentation graduée des forces, s'appeloit *résomptif*. Les méthodistes employoient alternativement ces cycles, en commençant tantôt par l'un, tantôt par l'autre: on peut en voir un exemple dans le traitement de la céphalée (*Morborum chronic. lib. 1, cap. 1*).

Je m'étendrai peu sur les écrits d'*Alexandre de Trales*, qui a eu aussi la gloire d'agrandir par ses propres observations, le champ de la médecine grecque, et qui a vécu vers le milieu du quatrième siècle. On peut consulter sur cet auteur les préfaces de *Freind* et de *Haller*, qui sont à la tête de ses ouvrages (*Artis med. princip.* tom. VI). Observateur exact et plein de candeur, écrivain élégant et pur, il a eu la sage attention de ne publier ses écrits, qu'après avoir acquis toute la maturité de l'âge et de l'expérience... Il excelle aussi pour le diagnostic des maladies; avec quelle sagacité ne fait-il pas distinguer la pleurésie de l'hépatite, par les symptômes qui leur sont propres?... S'il s'agit

d'une hémoptysie, quelle sage retenue n'ins-
pire-t-il point en faisant rechercher avec un
soin scrupuleux quel peut être le siége du mal,
en distinguant si cette hémoptysie vient d'une
rupture des vaisseaux ou d'une ulcération, si
le sang provient de l'arrière-bouche ou du thorax ? Il manifeste aussi les principes les plus
sains dans l'exposition du traitement méthodique des maladies ; il insiste beaucoup sur les
règles du régime, les bains, les onctions, &c.
C'est ainsi, par exemple, que dans le traitement
de la fièvre tierce, il recommande l'usage des
fruits doux, comme du raisin, des melons, que
des préjugés invétérés faisoient proscrire. Mais,
si d'un autre côté son esprit est nourri des
principes de la méthode hippocratique, il n'en
est pas moins ardent sectateur des subtiles théories de Galien, puisqu'il parle sans cesse des
intempéries du froid, du chaud, de l'humidité,
et qu'il prodigue également le titre de très-divin
à Galien et à Hippocrate. Sa matière médicale
est quelquefois très-chargée, et elle abonde en
médicamens somptueux, ce qui suppose qu'il
exerçoit la médecine, sur-tout chez les gens les
plus riches et les plus opulens... Il a aussi payé
son tribut de foiblesse à l'humanité, et participé
aux erreurs de son siècle sur les enchantemens
et la magie. Les ouvrages d'*Alexandre de Trales,*
comme ceux des meilleurs auteurs, ne doivent

être lus et médités qu'avec les principes d'une saine critique.

Dans l'horizon immense que j'embrasse, je n'arrête pour ainsi dire ma vue que sur les points les plus saillans, c'est-à-dire que je cherche seulement à caractériser les auteurs originaux qui ont enrichi la médecine d'observations et lui ont fait faire de nouveaux progrès. Je ne dois donc pas faire entrer dans mon plan, les écrits d'*Aëtius*, d'*Oribase*, de *Paul d'Egine*, qui ont très-peu observé par eux-mêmes, et qu'on ne doit guère mettre que dans la seconde classe des compilateurs, quoique leurs écrits méritent d'être consultés, et qu'ils renferment des objets précieux sur la médecine antique... Après Alexandre de Trales, la médecine d'observation, ainsi que toutes les autres sciences naturelles, paroît comme suspendue dans sa marche, par l'état de guerre, de barbarie et d'ignorance, où l'*Europe* reste plongée pendant une suite de siècles... Les auteurs originaux ne se trouvent guère que dans la bibliothèque d'*Alexandrie*... Difficulté extrême d'en obtenir des copies... Exercice de l'art borné à un pur empyrisme et confié au clergé... A cette nuit profonde, succède un léger crépuscule vers le huitième siècle... Les Arabes, après leurs incursions en *Afrique* et en *Espagne*, avoient fixé leur demeure à *Cordoue*; là, comme à *Bagdad* en *Perse*, ils avoient bâti

une belle mosquée, un grand hôpital, un col-
lège et la fameuse bibliothèque de l'*Escurial*,
remplie sans doute des débris de celle d'Alexandrie, saccagée vers l'an 640 de l'ère chrétienne...
C'est l'école de Cordoue qui donna naissance à
celle de *Salerne*, vers le commencement du
onzième siècle, et à celle de *Montpellier* vers la
fin du douzième... Mais la restauration de la
médecine grecque est due principalement à la
Faculté de Médecine de *Paris*, qui alla aussi
puiser la connoissance des auteurs originaux
dans l'école de Cordoue, dès le douzième siècle,
et qui emprunta de l'école de Salerne les principes de la diététique... On sait que les divers
auteurs arabes qui ont écrit avant cette époque
sont, *Hali-Abbas*, *Rhazès*, *Avicenne*, *Aven-
zoar*, *Averrhoès*, *Albucasis*. Mais que trouve-
t-on dans leurs écrits ? de pures compilations
des anciens, et une sorte de débordement d'explications scholastiques, puisées dans la doctrine
de Galien et d'Aristote. De tout cet amas de volumes, il ne reste que quelques pages de *Rhazès*
sur la petite-vérole, qui offrent des recherches
nouvelles et quelques traits de la médecine d'observation... A quoi aboutissent donc tous les
efforts de l'esprit humain quand il erre sans
méthode, et qu'il est détourné de sa route naturelle ?

Ce ne fut que par des progrès lents et suc-

cessifs, qu'à compter du douzième siècle la médecine grecque fut connue dans l'Université de
Paris, et sur-tout disséminée et rendue plus
générale à l'aide de l'invention admirable de
l'imprimerie, vers la fin du quinzième siècle...
On doit rendre hommage aux lumières et au
zèle infatigable qu'a montré cette célèbre école
pour préparer par degrés, et assurer l'empire
de la médecine d'observation (1). Mais pour juger
sainement de l'esprit de ces temps, sur-tout au
renouvellement des sciences en Europe, il faut
rappeler ce que dit d'*Alembert* à ce sujet dans le
discours préliminaire de l'Encyclopédie : « L'é-
» tude des langues et de l'histoire, abandonnée
» par nécessité durant les siècles d'ignorance, fut
» la première à laquelle on se livra. L'esprit hu-
» main se trouva, au sortir de la barbarie, dans
» une espèce d'enfance, avide d'accumuler des
» idées et incapable pourtant d'en acquérir d'a-
» bord d'un certain ordre, par l'espèce d'engour-
» dissement où les facultés de l'ame avoient été
» si long-temps. De toutes les facultés, la mé-
» moire fut celle qu'on cultiva d'abord, parce
» qu'elle est plus facile à satisfaire ; on ne com-

---

(1) *Notice des Hommes les plus célèbres de la Faculté de
Médecine en l'Université de Paris , depuis 1110 jusqu'à
1750 , &c. par Jacques-Albert Hazon. Paris , in-4°. de
270 pages.*

» mença donc point à étudier la nature, ainsi
» que les inventeurs avoient dû faire. Les ou-
» vrages des anciens commençoient à être com-
» muns, et on croyoit n'avoir qu'à lire pour
» devenir savant. Ainsi on dévora, sans distinc-
» tion, tout ce que les anciens nous avoient lais-
» sé ; on les traduisit, on les commenta, et par
» une espèce de reconnoissance, on se mit à les
» adorer, sans connoître à beaucoup près ce
» qu'ils valoient ». Ce que d'*Alembert* dit des
sciences en général, s'applique très-exactement
à la médecine grecque. Dès le seizième siècle,
on étudia avec une ardeur extrême les ouvrages
des médecins grecs, dont on venoit de donner
des éditions correctes à *Venise*, à *Rome*, à
Paris... Foule d'éditeurs, de commentateurs,
de scholiastes qui citoient des passages d'Hippocrate et de Galien comme autant d'oracles, et
qui se tourmentoient nuit et jour pour expliquer
le sens obscur d'un terme grec, ou à concilier
des textes contradictoires. Les plus distingués,
comme *Mercurialis*, *Prosper Martianus*, *Dure-
tus*, *Ballonius*, *Hollerius*, &c. ne se livroient à
l'observation des maladies que pour mieux pénétrer le vrai sens des auteurs grecs, mais peu
dans la vue de les rectifier, ou d'étendre par de
nouvelles recherches le champ de l'observation...
Ce fut sur-tout le Galénisme qui fut funeste aux
écoles, et qui donna prise aux violentes diatribes

des Paracelsites, ou de ce qu'on appelle la secte des chimistes qui jura pour ainsi dire la perte de la médecine grecque, mais qui n'eut à lui opposer que des théories insensées d'une fausse chimie.

Paracelse, esprit fougueux et violent, doué d'une imagination déréglée, habile à s'entourer d'un appareil scientifique de chimie pharmaceutique, et à capter les suffrages d'une multitude bornée et amie du merveilleux. Il employa des termes nouveaux et bizarres, pour que ses disciples pussent y attacher un sens mystérieux. Il prétend renverser la pathologie interne, et divise toutes les maladies en cinq classes; 1°. *ens Dei*, maladies qui viennent de Dieu, 2°. *ens astrale*, maladies qui viennent des astres; 3°. *ens naturale*, celles qui viennent du vice de la nature; 4°. *ens pagoïcum*, maladies d'imagination ou par enchantement; 5°. *ens veneni*, maladies qui viennent d'une matière vénéneuse ou interne ou externe. Ceux qui voudront avoir une juste idée des opinions folles et des absurdes visions de *Paracelse*, n'ont qu'à consulter un ouvrage de *Sennert* qui a pour titre : *De Chimicorum cum Aristotelicis et Galenicis consensu et dissensu*, in-4°. Wirtemberg, 1629. On peut donc juger avec quel peu de fondement *Montaigne* a avancé que Paracelse avoit changé et renversé la médecine grecque.

La lutte qui s'étoit établie entre les faux chimistes et les galénistes, étoit également propre à dégoûter des deux sectes, et à faire sentir la nécessité de reprendre le fil de l'observation hippocratique abandonné depuis un si grand nombre de siècles... Il ne falloit qu'un homme de génie pour donner une nouvelle impulsion aux esprits. *Sydhenam* parut vers la fin du dix-septième siècle. Profondément nourri de ce que la doctrine des anciens offre de plus excellent, mais plein du sentiment de ses forces, et aimant à penser par lui-même, il se fraye une nouvelle route dans la description des maladies et de la constitution médicale des saisons. Il apprend à distinguer les maladies qui tiennent à des qualités connues de l'atmosphère, comme le froid, le chaud, les vents, &c. et celles qui dépendent de certaines altérations cachées et inexplicables du même air atmosphérique, et qui, après avoir régné vers l'équinoxe d'automne, continuent à dominer le reste de l'année, et impriment un caractère particulier aux autres maladies inter-currentes. Ses recherches continuées pendant quinze années de suite avec une constance et une finesse d'observation dignes des plus beaux jours de la médecine grecque, peuvent être mises en parallèle avec ce que peut offrir de mieux toute autre branche des sciences naturelles. Sa pratique est bien loin de mériter les mêmes

éloges, et comment concilier avec les principes
éternels de la *force médicatrice de la nature*,
ce qu'il dit au sujet du traitement de la pleurésie,
qui, suivant lui, ne peut être guérie dans un
adulte qu'en lui faisant perdre quarante onces
de sang par des saignées successives? Comment
a-t-il pu, avec un jugement aussi sain, se ranger
du parti de Botal, et proposer la saignée même
pour la peste?

Baglivi, quoiqu'avec moins de titres que
Sydenham au vrai génie et au caractère d'auteur
original, mérite cependant d'être remarqué
parmi les auteurs qui, vers la fin du dernier
siècle, ont secoué le joug du Galénisme, et puissamment concouru à rétablir la médecine d'observation sur ses fondemens antiques. « Ce n'est
» point un homme, c'est la nature qui parle par
» la voix d'Hippocrate, dit-il, au commence-
» ment de son premier livre ». En un autre endroit, parlant de la médecine grecque, il dit :
Historica et mascula Græcorum disciplina. Il se
déclare par-tout avec force contre les théories
spéculatives, et l'esprit contentieux des auteurs
Arabes, des Galénistes, et des partisans de Paracelse et de Van-Helmont. Aucun auteur n'a autant
insisté que lui, et n'a donné des préceptes aussi
judicieux sur la méthode à suivre pour se diriger dans la carrière de l'observation. Dans
l'exposition qu'il fait des obstacles qui ont re-

tardé les progrès de la saine médecine, il cite
en détail, 1°. la dérision inepte ou la négligence
de l'étude des anciens ; 2°. des préjugés ou des
opinions fausses ; 3°. un faux genre d'analogie
et des comparaisons incomplètes ; 4°. le défaut
de méthode dans l'étude ; 5°. une interprétation
mal entendue des auteurs, et la manie éternelle
les hypothèses ; 6°. l'intermission de l'exposition
des maladies en langage aphoristique. C'est à la
suite de ces préceptes qu'il rapporte le résultat
de ses propres observations dans les hôpitaux
sur diverses maladies, avec des rapprochemens
fréquens de la médecine des Anciens : mais par
un contraste dont l'esprit humain offre si souvent des exemples, il s'écarte lui-même dans
son traité de la fibre motrice, des règles qu'il
avoit données, et il se livre à des opinions hypothétiques sur un prétendu mouvement sis-
taltique de la dure-mère, démenti dans la suite
par des expériences directes de *Lamure*, *Haller*
et autres anatomistes. On sait aussi que des observations du docteur *Serrao*, médecin de Naples,
ont détruit tout le merveilleux du Tarentisme,
c'est-à-dire des symptômes singuliers que Baglivi
attribue à la morsure de la tarentule, et qu'il prétend être guéris par la musique et la danse... On
ne doit guère regarder les écrits de Baglivi, que
comme les essais d'un homme doué d'un grand talent et d'un jugement exquis, mais qu'une mort

prématurée a enlevé au moment où il commençoit à réaliser son projet de la réforme de la médecine.

Stahl paroît avec cette fierté de génie qui dédaigne les routes frayées, et avec cette solidité de jugement qui maîtrise une imagination ardente; il ne veut rien devoir qu'à l'observation et à l'expérience; il commence par s'entourer de bonne heure des lumières accessoires, soit des sciences physico-mathématiques et de la chimie, soit de l'anatomie humaine et de la zootomie... Il s'élève ensuite aux sources pures de la médecine Grecque, non pour la suivre avec une admiration timide et servile, mais pour y puiser des idées mères et originales, et les féconder par les réflexions les plus profondes et l'observation la plus attentive des phénomènes des maladies. Ce sont sur-tout les maladies chroniques qui lui ont ouvert un champ libre pour de nouvelles recherches... Les anciens avoient reconnu, à la vérité, que dans les maladies il y avoit des mouvemens de la nature qu'on ne doit pas du tout craindre, puisqu'ils tendent à repousser l'atteinte des puissances morbifiques. On sait qu'ils rappellent souvent dans leurs écrits, *leurs mouvemens critiques, la succession des périodes des maladies, les tendances et les efforts salutaires de la nature, les moyens subsidiaires qui peuvent venir à son aide, une sorte de ministère et d'obéissance à ses loix.* Des expressions semblables , dit *Stahl*, renferment de grandes vérités ; mais il restoit à rassembler et à bien caractériser les formes variées, les combinaisons et les successions de ces mouvemens salutaires de la nature dans les divers genres de maladies, et c'est la tâche que s'est proposé de remplir un des hommes les plus extraordinaires du commencement de ce siècle autant en chimie qu'en médecine. La grande célébrité qu'il acquit bientôt dans l'enseignement public, et la foule de disciples qu'il attira à *Jena* en *Saxe*, pour l'entendre, l'animèrent d'un nouveau zèle... Il indiquoit à ceux qui marquoient le plus de talens et d'ardeur, des objets particuliers à traiter, et de-là est résulté une précieuse collection de thèses soutenues sous sa présidence. Pour en donner une idée, je vais joindre ici les titres de quelquesunes de ces dissertations : *Distinctio mixti et vivi, motus tonicus vitalis, de motu humorum spasmodico, autocratia naturæ, synergia naturæ, de morbis ætatum, de temperamentis, de infrequentia morborum, de vera œthiologia morborum, de vena Portæ porta malorum, de motu sanguinis hœmorrhoïdalis, de hœmorroïdibus internis et externis, de podagræ nova pathologia, de insolitis mensium viis, de febribus, de morbis habitualibus, de consuetudinis efficacia, de morbis contumacibus, de anomaliis motuum,* &c.

Stahl s'étoit livré à l'enseignement public dès l'année 1684, et ce ne fut qu'en l'année 1730, c'est-à-dire après avoir acquis une expérience consommée, qu'il développa ses principes de la médecine expectante : *Ars sanandi cum expectatione*, &c. en réponse à la satire virulente de Gedeon Harvey, et au sens détourné et dérisoire que celui-ci donnoit à la médecine d'expectation. Il est facile de voir qu'à mesure qu'il a avancé dans sa carrière, son scepticisme sur la vertu des médicamens n'a fait qu'augmenter ; mais ce n'étoit qu'à mesure aussi que l'esprit d'observation et une étude profonde de la médecine lui découvroit toute l'étendue des ressources de la nature, quand elle est habilement secourue. L'exposition de ses principes généraux de pathologie parurent peu après dans un ouvrage qui a pour titre : *Theoria medica vera*, in-4°. Les grandes découvertes de Stahl en chimie, et la gloire d'avoir été le restaurateur de cette science en même temps qu'il portoit des vues si profondes sur les loix de l'économie animale, lui assurent une supériorité rare et lui méritent un nouveau degré d'admiration... Mais il faut avoir du courage pour dévorer toute l'âpreté de son style germanique, et aller chercher quelques points lumineux de doctrine à travers une stérile redondance de termes peu harmonieux et du langage de l'école.

Dans la médecine comme dans toutes les autres sciences naturelles, nul spectacle n'est plus instructif et plus propre à exciter l'émulation que celui de la succession et de la marche progressive des découvertes. Souvent ce qu'un auteur célèbre a omis, est repris par un autre et devient un des plus beaux titres de sa gloire... Stahl, suivant ses principes dans un ouvrage déjà cité, fait regarder en général comme superflu l'usage du quinquina dans le traitement des fièvres intermittentes; et il omet de parler de ce qu'on appelle fièvres intermittentes malignes ou pernicieuses, dans lesquelles il est prouvé, par les expériences les plus précises et les plus répétées, que le quinquina seul peut sauver la vie du malade; c'est sur-tout à Morton et à Torti (1) que nous devons ces connoissances. On entend par fièvres intermittentes pernicieuses, celles qui offrent en apparence un caractère de bénignité par leur intermittence, et sont cependant marquées pendant l'accès par quelques symptômes les plus violens et les plus dangereux, comme de superpurgations, des cardialgies, des syncopes, une affection comateuse, &c. Torti en distingue sept espèces, selon la prédominance de quelques-uns de ces symptômes, durant l'accès et la forme

---

(1) *Francisci Torti*, &c. *Therapeutice specialis ad febres periodicas perniciosas*, &c. *in-4°.*

simulée d'une affection connue. Il est prouvé
par des événemens malheureux souvent répétés, que dans ces fièvres le quatrième ou le
cinquième accès souvent est mortel, et que par
conséquent on ne peut les prévenir et sauver
le malade qu'en faisant prendre pendant l'intermission le quinquina en substance, à la dose
d'une once ou d'une once et demie. Les observations de Torti sont un modèle d'exactitude
et de justesse.

Une juste admiration pour les anciens ne doit
point faire dissimuler qu'ils n'ont eu presqu'aucunes lumières sur les vices organiques ou maladies des viscères, dont le diagnostic est appuyé
sur la comparaison des symptômes avec les résultats de l'ouverture des corps. Ce nouveau
genre de recherches réservé aux modernes, suppose d'ailleurs un siècle où l'anatomie ait été
déjà perfectionnée... Le *sepulchretum* de *Bonnet,*
par l'inexactitude et le peu de choix des observations, par ses détails superflus et le défaut
d'une saine critique, n'offre guère qu'une es-
quisse fort imparfaite... La gloire de cette grande
et immortelle entreprise reste presque toute
entière à *Morgagni,* qui a joint aux avantages
d'une érudition choisie et d'un jugement exquis
les connoissances les plus profondes de l'anatomie
pathologique..... Egalement propre aux travaux
de l'amphithéâtre et à une rédaction soignée

et correcte des faits observés, il a eu l'art de rapprocher, avec une sagacité rare, plusieurs cas particuliers analogues, et d'en faire ressortir des vérités générales... Son excellent livre *de causis et sedibus morborum per anatomen investigatis*, sera toujours recherché et médité tant que le bon goût et la saine raison présideront à l'exercice de la médecine.

Le reproche mérité qu'on a fait à *Boerhaave* d'avoir abusé en pathologie des raisonnemens pris de la mécanique, ne doit point faire oublier les services signalés qu'il a rendus à l'humanité, puisque l'impulsion qu'il a communiquée vers le commencement de ce siècle pour la médecine d'observation dure encore, et que ses nombreux disciples l'ont transmise dans toutes les contrées de l'Europe. Son éloge par *Fontenelle*, me dispense d'entrer ici dans les détails de sa vie; et en effet quel riche fonds pour un éloge qu'un médecin dont la haute réputation de talens et de savoir n'a été et ne sera peut-être jamais égalée : mais à présent que tout ce brillant prestige s'est dissipé, cherchons à le juger tel qu'il paroîtra aux yeux sévères de la postérité. Ses aphorismes, ou plutôt son sommaire précis et laconique de la médecine ancienne et moderne, offrent un chef-d'œuvre pour l'art de la rédaction, l'étendue des connoissances et la correction du style. Mais cela suffit-il pour occuper un des premiers rangs en médecine, et être placé dans la ligne des inventeurs ? Il n'est pas moins vrai que l'histoire détaillée qu'il donne de deux cas de pratique très-rares, attestent un talent pour l'observateur porté au plus haut degré, et offrent un modèle de methode descriptive et d'une exactitude sévère dans l'exposition des faits. Quel hommage éclatant ne rend-il point à la doctrine des anciens, dans son discours si connu : *De commendando studio Hippocratico!* Sa gloire est encore plus assurée en chimie, quand on se reporte à l'époque où ses écrits sur cette science ont été publiés, et qu'on lit avec attention ses dissertations sur le feu, sur l'air, ses travaux sur la chimie végétale, son histoire de la fermentation ; peut-être même que personne n'a manifesté plus de génie que lui pour la physique chimique et expérimentale.

La forte impulsion communiquée par l'Ecole de *Leyde*, ou plutôt par *Boerhaave*, ne s'est point bornée à faire marcher de front la médecine et toutes les sciences qui lui sont accessoires ; mais elle a donné encore naissance aux deux écoles de *Vienne* et d'*Edimbourg*, qui ont acquis dans la suite tant de célébrité. Il seroit trop long de parler ici et de donner une juste idée des ouvrages qu'on doit aux professeurs de ces deux écoles, et ce seroit d'ailleurs répéter ce que j'ai dit dans le cours de ma Nosographie : mais je dois observer que la grande faveur qu'ont ob-

tenue pendant la première moitié de ce siècle, la
physique expérimentale et les sciences physico-
mathématiques, ne pouvoit guère manquer de
séduire. Des médecins avides de réputation, cru-
rent que les sciences exactes alloient communiquer leur marche rigoureuse à la médecine,
et dès-lors on se flatta de lui faire faire les progrès
les plus rapides en appliquant leurs principes
à la théorie et au traitement des maladies... On
peut voir, sur cet objet, *Bellini*, *Pitcarn*, *Mi-*
chelot, *Jurin*, *Sauvages*, &c. mais le juste oubli
où ces productions de l'esprit du jour sont tom-
bées, fait voir combien les prétentions de leurs
auteurs étoient vaines... J'en appelle d'ailleurs
à tous ceux qui ont fait une étude approfondie
des mathématiques pour mettre cette sorte d'ouvrages à leur vraie place. « On a voulu réduire
» en calcul jusqu'à l'art de guérir, dit *d'Alem-*
» *bert*, et le corps humain, cette machine si
» compliquée, a été traité par nos médecins
» algébristes, comme la machine la plus simple
» et la plus facile à décomposer. C'est une chose
» singulière de voir ces auteurs résoudre d'un
» trait de plume des problêmes d'hydraulique et
» de statique, capables d'arrêter toute la vie les
» plus grands géomètres ».

Pendant que plusieurs médecins d'un mérite
d'ailleurs distingué étoient ainsi adonnés à des
spéculations brillantes, d'autres observateurs

plus sages dans leur marche, étudioient dans le grand livre de la nature les phénomènes des maladies, et c'est après avoir acquis toute la maturité de l'expérience, qu'ils ont concouru à illustrer la dernière moitié de ce siècle par les écrits les plus solides. J'ai déjà fait connoître la plupart d'entreux en traitant des fièvres et des phlegmasies, et j'ai fait voir combien leurs travaux combinés ont contribué à compléter la doctrine des maladies aiguës, en se rapprochant plus ou moins de la médecine hippocratique. Je ne parle point de l'informe compilation de *Wan-Swieten*, qui n'est guère bonne qu'à être consultée comme un dictionnaire, ainsi que la Nosologie de *Sauvages*... Parmi tant d'ouvrages élémentaires qui ont paru sur la médecine-pratique, on distingue celui de *Cullen* par l'esprit d'ordre et de méthode qui y règne, par une histoire fidelle des maladies, et par l'art ingénieux de donner une forme nouvelle à sa doctrine en profitant des découvertes modernes. Mais dans le développement qu'il donne des causes prochaines des maladies, doit-on louer sa sagacité, ou lui reprocher au contraire de s'être élevé à des opinions hypothétiques? Ses principes de traitement n'ont-ils point une versatilité qui peut égarer, et qui jette souvent dans l'incertitude?

Ce dix-huitième siècle, qui est si remarquable par l'essor immense qu'ont pris presque

toutes les sciences naturelles, a aussi fait éclore
quelques nouveautés qui ont eu une influence
plus ou moins marquée sur la théorie et l'exercice de la médecine ; je ne puis ici que les indiquer, et en donner une foible exquisse.

1°. L'inoculation. Un des écrits les plus piquans et les plus philosophiques qui ait été fait
dans les premiers temps, est celui qui a pour
titre : *Lettre de M. de la Condamine* au docteur
Mathy , sur l'état présent de l'inoculation, &c.
On sait combien, avant et depuis cette époque,
on a publié des résultats exacts d'observations,
des mémoires et des écrits polémiques. La pratique de l'inoculation a triomphé de tous les obstacles, et il s'agit seulement des précautions à prendre pour qu'elle ne soit pas la cause de quelque
épidémie dangereuse. Camper, dans une dissertation très-sage et très-judicieuse (*De emolu-
mentis et optima methodo insitionis variolarum,*
an. 1772), écarte avec soin toutes ces recettes
frivoles, toutes ces attentions minutieuses, dont
la pratique de l'inoculation a été surchargée, pour
pouvoir faire mieux admirer l'habileté de l'in-
oculateur.

2°. Les observations de *Solano de Lucques*,
sur la prédiction des crises par le pouls, avec
les remarques de *Nihel*, avoient déjà fixé l'at-
tion des médecins zélés pour les progrès de l'art
de guérir, sur-tout depuis la traduction fran-

çaise de cet ouvrage, qui fut publiée à Paris en 1748 par *Lavirote*. Cette doctrine fut ensuite cultivée par *Bordeu*, *Menuret*, *Fouquet*, &c. Ce fut en 1772 que *Bordeu publia ses recherches sur le pouls par rapport aux crises* ; mais l'ambition d'enrichir par de nouvelles découvertes ce qui avoit déjà été fait sur le pouls, ne lui a-t-il pas fait établir des distinctions quelquefois subtiles pour ne point dire imaginaires ? Pour obtenir d'ailleurs des succès dans cette partie du pronostic, il faut entretenir l'organe du tact dans une délicatesse extrême, et l'exercer par une culture assidue à saisir les différences les plus déliées du pouls, dans l'état de santé comme dans celui de maladie.

3°. *Les mémoires de Haller, sur la nature sensible et irritable des parties du corps humain*, an. 1756, forment une autre époque très-remarquable dans l'histoire de la science médicale. Que d'expériences ont été faites dans la suite ! que d'écrits publiés, pour confirmer, combattre ou restreindre les observations de *Haller!...* Ces connoissances très-propres à donner des idées plus exactes et plus précises des maladies nerveuses, et des affections spasmodiques si variées et si anomales. Les diverses méthodes de traitement, dans l'asphyxie, qui sembloient être le produit du hasard, n'ont-elles pas maintenant des bases fixes qu'on avoit auparavant ignorées ?

4°. Il n'y a peut-être pas de découvertes plus propres à donner des connoissances justes et précises, sur les principes de la contagion et sur la nature d'un grand nombre de maladies, que l'anatomie des vaisseaux absorbans ou lymphatiques qu'on doit aux travaux successifs de *Monro*, *Hewsson*, *Sheldon*, *Cruikshank*, *Mascagni*, &c. Le résultat de ces recherches est sans doute bien plus important que la découverte de la circulation du sang par *Harvée*, puisque celleci n'a fait que remplir la pathologie de vaines explications et de fausses théories d'hydraulique et de mécanique. Les progrès qu'on a faits, au contraire, dans la connoissance des vaisseaux lymphatiques répand la plus grande lumière sur le vrai principe des maladies contagieuses, sur les affections cutanées, les maladies des glandes et les divers genres d'hydropisie.

5°. La révolution produite par *Linné* en histoire naturelle, et l'introduction d'une méthode descriptive exacte et laconique, ne pouvoient qu'avoir une grande influence sur la médecine. Elle a d'ailleurs l'avantage de caractériser avec une extrême précision les plantes qui servent à des usages médicinaux, comme l'ont fait dans leurs matières médicales *Linné*, *Bergius*, *Murrai*. La plupart des dissertations insérées dans l'ouvrage si connu (*Amœnitates academicœ Linnœi*), prouvent combien la médecine a acquis de précision et de lumières étendues par les progrès de l'histoire naturelle. Peut-on parler des animaux utiles, soit quadrupèdes, oiseaux ou poissons, ou des animaux dangereux ou nuisible, comme serpens, vers, insectes, sans indiquer la dénomination spécifique adoptée par les naturalistes?

6°. Les brillantes découvertes faites en physique sur l'électricité et le fluide magnétique, ont donné d'abord l'espoir d'en faire l'application la plus heureuse à la médecine. Des connoissances superficielles de cette dernière science n'ont pas manqué de jeter dans l'erreur, et on a été jusqu'à faire de l'électricité un instrument général de la guérison des maladies (*De l'électricité du corps humain dans l'état de santé et de maladie*, par Bertholon, 1780). Des expériences sans nombre, des écrits polémiques, et une discussion sage et fondée sur les faits, ont ramené les esprits à beaucoup circonscrire l'influence de l'électricité. Un des ouvrages les plus judicieux en ce genre, est celui de Mauduit (*Mémoire sur les différentes manières d'administrer l'électricité*. Paris, 1784). Il en est de même par rapport au fluide magnétique, d'un Mémoire qui a pour titre : *Observations et recherches sur l'usage de l'aimant en médecine*, par Andry et Touret (*Mémoires de la Société de Médecine*, an. 1789). Le galvanisme ne peut être encore regardé que comme une variété de l'électricité animale, ou du moins, pour l'en séparer, il faut attendre des lumières ultérieures.

7°. Chaque science semble dominer à son tour, et prendre sur les autres un ascendant irrésistible. La chimie est parvenue depuis quelques années à cette époque brillante, et faut-il s'étonner qu'elle cherche à subjuguer pour ainsi dire la médecine, et à lui donner une forme nouvelle? En Angleterre, on se promet de faire des substances aériformes, une sorte de matière médicale très-étendue. En France, l'oxygène est regardé comme un agent puissant de la guérison de plusieurs maladies, et certaines fois comme un principe de maladie par son excès ou son défaut dans l'économie animale. Un médecin de Montpellier, dont j'ai souvent rappelé les écrits, a partagé l'enthousiasme général, et l'a porté encore plus loin que personne, en publiant récemment *un essai d'un système chimique de la science de l'homme*. Mais Fourcroy qui, dans ses leçons publiques ou particulières, semble avoir donné depuis plusieurs années l'éveil aux esprits, a senti la nécessité de modérer cette ardeur précoce d'une conquête entière des principes de la médecine faite par la chimie, et dans un Mémoire lu depuis peu dans une des séances particulières de l'école, il a cherché à déterminer par des faits, les propriétés médicamenteuses de l'oxygène, et indique la route moyenne à tenir entre l'obstination aveugle d'un détracteur de la chimie médicale et les prétentions illimitées d'un novateur exagéré : des expériences authentiques se répètent, les essais se multiplient, et dans quelque temps on sera en état de porter un jugement qu'il est prudent de suspendre dans l'état actuel de nos connoissances.

ARTICLE II.

Exercice de la Médecine.

Zimmerman, dans son Traité de l'expérience, trace avec soin les règles de l'observation des signes pris des principaux phénomènes de l'économie animale ; il parle successivement des présages qu'on peut tirer de l'état du pouls, de la respiration, des urines, des différentes positions du corps, des dispositions de l'esprit, &c. On peut ajouter à ces préceptes, l'importance de se faire de bonne heure, et immédiatement après avoir terminé ses études académiques, un plan invariable pour combiner les travaux du cabinet avec l'exercice de la médecine, pour se donner une sorte d'institution qu'on ne doive qu'à soi-même, sans autre guide qu'une raison saine ;

les principes qu'on a reçus dans les écoles, l'étude
et la méditation des meilleurs auteurs, le spectacle des loix de l'économie animale dans l'état
de maladie. Sans un plan sagement combiné, et
poursuivi avec une constance et un courage
imperturbables, les années s'écoulent, les faits
qu'on observe ne sont point rapportés à des
principes généraux, on n'en conserve qu'une
foible image dans la mémoire, et souvent des
préventions erronées; et c'est ainsi qu'on continue le reste de sa vie de prendre pour guide
un instinct machinal dans les sentiers tortueux
de la routine.

Que reste-t-il à l'homme qui, dénué de principes, laisse errer sa vue au hasard sur une vaste
galerie de tableaux? Combien, au contraire, est
profonde l'impression que fait sur un artiste
exercé un tableau d'un grand maître, dont il
parcourt avec des yeux avides et une sorte
d'enthousiasme, le dessin, le coloris et les beautés
de détail... Il en est de même de la médecine; une
attention superficielle et pour ainsi dire épar-
pillée sur une foule d'objets, ne donne que des
notions incomplètes ou fausses... Eprouver au
contraire un goût dominant pour la médecine,
concentrer d'abord toutes les forces de l'entendement sur un petit nombre de maladies, en
suivre jour par jour avec un soin scrupuleux
la marche et les phénomènes, rédiger correc-

tement plusieurs cas particuliers, et s'élever en les rapprochant, à une histoire générale qui embrasse leur ensemble, pouvoir ainsi reconnoître l'influence des saisons et des climats sur le corps de l'homme : telle est l'immense carrière ouverte à l'ambition d'être utile à l'humanité, et de la sauver des erreurs les plus funestes.

Ce n'est pas autant la mémoire que le jugement qu'il faut cultiver, pour mettre à profit l'expérience des meilleurs auteurs. Des traités généraux de pratique, comme ceux de *Van-Swieten*, *Junker*, *Macbride*, *Cullen*, &c. doivent être regardés comme des sortes de répertoires ou de dictionnaires qu'on a souvent besoin de consulter, mais qui ne peuvent nullement inspirer d'attraits, former un goût épuré, servir en un mot de base fondamentale pour une étude profondément réfléchie... Il faut s'élever aux auteurs originaux où brille le talent de l'observation, et qui semblent le communiquer par une sorte d'électrisation, tandis que les compilateurs n'inspirent que le dégoût et la satiété... Je parlerai ci-après de l'ordre qu'il convient de mettre dans l'étude des écrits légitimes d'*Hippocrate*, qui doivent servir de vrais fondemens à l'art d'observer... mais en outre il importe que l'élève adopte spécialement, pour base de ses méditations, un auteur original qui ait traité des maladies les plus ordinaires, et qui soit dans les principes de la médecine grecque. On peut opter entre *Arétée*, *Cœlius-Aurelianus*, *Sydenham*, *Baglivi*, *Stoll*, &c. mais en faisant toujours usage d'une saine critique pour ne point adopter en aveugle les opinions de l'auteur, et pour pouvoir au contraire rectifier ou étendre ce qu'il a d'inexact et d'incomplet. L'ouvrage favori dont on aura fait choix, sera pris pour modèle ; on tâchera d'en bien saisir l'esprit, en lisant peu d'objets à la fois, mais avec une extrême attention et en cherchant à vérifier les faits auprès du lit des malades. « Puisque la » pratique, dit *Baglivi*, consiste dans les résul- » tats d'une longue expérience, et qu'on les » oublie aisément si on ne les retrace soi-même, il » sera utile d'avoir un mémorial avec des titres » des objets les plus remarquables qu'on aura » lus ; on y rapportera les sentences les plus re- » marquables, on en répétera souvent la lecture » dans des instans de relâche pour les graver » plus profondément dans la mémoire, et les » féconder par ses propres réflexions ».

I. *Description historique d'une maladie aiguë.* Il y a divers degrés en médecine comme dans les autres sciences ; mais dans l'une comme dans les autres, c'est toujours l'homme le moins éclairé qui est le plus confiant et le plus satisfait de lui-même : tout homme peut débiter de graves maximes près du lit du malade, l'as-

sourdir de ses scientifiques explications, et lui
prescrire des formules longues et compliquées.
Les froides et insipides compilations sont aussi
à la portée de tous les esprits, et on se console
de voir si peu de bons observateurs en médecine, et sur-tout d'écrivains judicieux et profonds, quand on se rappelle qu'il en est de
même de la physique, de l'histoire naturelle,
de la philosophie morale. Les écrits se multiplient dans toutes les sciences naturelles, et à
peine les voit-on faire de loin en loin quelques
pas bien marqués ; mais s'il n'est pas donné à
tous les hommes de s'ouvrir de nouvelles routes,
l'exercice habituel de la médecine ne peut se
séparer de l'esprit d'observation, à moins de le
borner à une aveugle routine, et à l'instinct
machinal d'une garde-malade. Quel nom donner
à l'habitude automatique de se diriger dans le
traitement des maladies, d'après les indications
les plus frivoles, de faire des efforts laborieux
pour guérir celles que la nature elle-même
guérit avec sûreté, d'agir le plus souvent à
contre-sens de ses opérations salutaires, de ne
rien noter par écrit, de s'en rapporter vague-
ment à sa mémoire, et, comme l'a dit un médecin
caustique, de voir sans cesse des malades sans
voir des maladies ?

Zimmerman donne sans doute une idée peu
lumineuse du génie en médecine, en disant qu'il

entend par-là un haut degré d'esprit, accompagné
d'un haut degré de finesse et de pénétration , &c.
Il n'éclaircit pas davantage la vraie signification
de ce terme, en le regardant comme le produit
de l'intelligence et de l'imagination, et en l'assimilant à celui des politiques, des généraux
d'armée; Buffon en fait bien mieux ressortir le
vrai caractère, lorsqu'en louant l'assiduité au
travail et la patience des observateurs en histoire naturelle, il ajoute qu'on ne peut leur
refuser des qualités plus élevées. « Il y a une
» espèce de force de génie et de courage d'esprit,
» à pouvoir envisager sans s'étonner, la nature
» dans la multitude innombrable de ses produc-
» tions, et à se croire capable de les comprendre
» et de les comparer; il y a une espèce de goût
» à les aimer, plus grand que le goût qui n'a
» pour but que des objets particuliers, et l'on
» peut dire que l'amour de l'étude de la nature
» suppose dans l'esprit deux qualités, qui pa-
» roissent opposées, les grandes vues d'un génie
» ardent qui embrasse tout d'un coup-d'œil, et
» les petites attentions d'un instinct laborieux
» qui ne s'attache qu'à un seul point ».

Ces idées appliquées à la médecine qui n'est
qu'une branche de l'histoire naturelle, font voir
l'avantage d'avoir reçu une heureuse impulsion
de la nature pour bien observer, et l'importance
de s'appliquer avec un jugement réfléchi à tous

les détails et à toutes les circonstances propres
à faire distinguer le vrai caractère d'une maladie.

1°. Reconnoître l'âge, la constitution individuelle, la profession du malade; faire retracer
les symptômes qui se sont manifestés lors de
l'invasion, ceux qui l'ont suivi et ceux qu'on
observe encore; fixer d'après le témoignage des
sens et indépendamment de toute opinion hy-
pothétique l'état actuel des fonctions de la vie,
du pouls, de la chaleur, de la respiration, de la
digestion, des facultés intellectuelles, des excrétions. Ne point omettre les causes éloignées qui
ont pu concourir plus ou moins directement à
la production de la maladie, ou qui ont pu la
modifier, comme des excès d'intempérance ou
de fatigues, les affections morales, une forte
contention d'esprit long-temps soutenue, l'abus
des plaisirs, l'impression d'un air insalubre, des
principes contagieux, &c. S'informer du régime
suivi depuis le commencement de la maladie,
des remèdes déjà administrés, et des effets qu'ils
ont pu produire.

2°. Sans une détermination précise de la maladie, il n'y a jamais qu'incertitude et versatilité
dans la méthode de traitement; avantages et peut-
être nécessité absolue de la méthode analytique
pour saisir ces traits distinctifs des maladies, soit
dans leur description, soit dans la manière de
les observer, comme on peut s'en assurer par

la lecture de ma Nosographie. Par cette méthode on parvient à écarter toutes les notions vagues et indéterminées, à considérer séparément et avec maturité les objets, à suivre la maladie dans ses divers degrés de développement et ses variétés, à juger de son état de simplicité primitive ou de ses diverses complications, à connoître ses périodes et sa marche, non d'après des préventions erronées, les fausses lueurs de la routine ou les écarts d'une imagination échauffée par une hypothèse favorite, mais d'après un ensemble de signes extérieurs non équivoques, et des rapprochemens avec des résultats non contestés d'une expérience éclairée.

3°. Les histoires particulières des maladies des épidémies d'Hippocrate, celles sur-tout du premier et du troisième livre, méritent de servir de modèle, non-seulement pour la précision du style et l'exposition la plus fidelle des symptômes, mais encore par le choix des circonstances les plus propres à donner une juste idée de la marche de la nature dans les maladies aiguës... Elles servent d'ailleurs de bases à une foule de vérités éternelles, consignées dans les aphorismes et les prognostics du père de la médecine; vérités dont on ne peut sentir toute la valeur et l'importance qu'autant qu'on suit la marche analytique, et qu'on s'élève des faits particuliers aux résultats généraux... Mais il faut remarquer

que les relations historiques dont je viens de
parler, ont été rédigées avec soin par Hippocrate lui-même, à l'époque de la terminaison de
ces maladies ; et il ne faut pas les confondre avec
les notes qu'Hippocrate prenoit lui-même auprès des malades, et où se trouvoient consignés
jour par jour, les différens symptômes qui frap-
poient ses sens... *Baglivi* compare ingénieusement cette sorte de notes à l'échafaudage qu'on
emploie pour élever un édifice, et qu'on fait
disparoître après que l'édifice est élevé. Durant
le cours de la maladie qu'on observe, on écrira
donc sur des feuilles volantes, ou sur un cahier
séparé, l'ordre et la succession des symptômes
jour par jour, en notant avec soin tout ce qu'on
reconnoîtra par le témoignage fidèle de ses sens,
ou bien sur le rapport du malade et de ceux qui
l'entourent, tous les phénomènes en un mot de
la maladie, l'état de la respiration, de la circulation, des facultés de l'entendement, des forces
musculaires, des organes de la voix et de leur
déglutition, les exacerbations ou paroxysmes qui
ont lieu à certaines heures, les exanthèmes qui
peuvent se manifester, et les changemens qu'ils
produisent, l'état particulier des sécrétions et
excrétions, en s'aidant même des lumières de la
chimie moderne, les effets des remèdes, &c.
On visitera le malade deux ou trois fois par
jour, ou même plus souvent dans des circons-

tances difficiles ; et on notera, par écrit, ce que son état présentera de plus frappant. Ces détails seront d'autant plus lumineux, que le traitement sera plus simple et plus conforme à la marche que suit la nature. Les ouvrages de médecine fourmillent d'observations, dont on ne peut tirer aucuns résultats par la multiplicité des moyens curatifs ou la complication des remèdes.

Un des écrits de l'antiquité qui offre le plus de points fixes pour la connoissance et la description des maladies aiguës, est le traité du prognostic d'Hippocrate, puisqu'il indique les phénomènes accompagnés de plus ou moins de danger, et qui par conséquent doivent être notés avec plus de soin ; c'est un de ceux qu'on doit se rendre les plus familiers par l'étude et la méditation. Par une raison contraire les phénomènes qui ne sont point d'un mauvais présage, ne doivent-ils point être plutôt regardés comme des efforts salutaires de la nature qui lutte contre l'impression des puissances morbifiques, que comme des dérangemens purement passifs qu'il faut combattre par des remèdes ? C'est sur cette importante distinction que Stahl a sans cesse tourné ses vues. « Les an- » ciens, dit-il, parlent toujours du combat de la » nature contre la maladie ; mais dans les fièvres, » à peine s'agit-il de cette lutte salutaire, excepté

» pour le jour critique, et on regarde comme
» des symptômes passifs, les affections multi-
» pliées qui ont lieu dans le cours de la plupart
» des fièvres, comme une chaleur vive, l'exci-
» tation du mouvement du cœur et des artères,
» l'accélération de la respiration, l'aridité de la
» bouche, une soif vive, le défaut d'appétit, la
» suspension ou les irrégularités des différentes
» excrétions, la langueur des forces musculaires,
» les veilles, l'inquiétude, l'impatience, les dou-
» leurs de tête. Il faut cependant remarquer,
» ajoute-t-il, qu'au moment de la crise toutes ces
» affections cessent, et que toutes les fonctions
» de la vie sont rendues par degrés à leur état
» naturel, si la crise est heureuse. Dans ce chan-
» gement si marqué, qui s'opère souvent avec
» des secours artificiels très-bornés, peut-on
» méconnoître le mouvement salutaire qui
» s'opère par les loix de l'économie animale »?
Faut-il donc s'étonner que Stahl, en avançant
dans la maturité de l'âge et de l'expérience, soit
tombé dans une sorte de scepticisme pour les
vertus des médicamens, et qu'il en ait de plus
en plus restreint l'usage à mesure qu'il étudioit
avec plus de profondeur la branche des maladies
aiguës?

4°. L'époque de la terminaison de la maladie
et les circonstances qui peuvent l'accompagner,
méritent sur-tout d'être notées avec le plus grand

soin. Je ne puis m'étendre ici sur la doctrine des crises, admise en général par tous les rigides sectateurs de la médecine hippocratique, et combattue tour-à-tour par des auteurs d'une réputation éphémère qui ne veulent que des moyens actifs dans les madies aiguës (*Voyez* sur les crises *Dulaurens*, *Dehaen*, *Bordeu*, &c.). Je ferai cependant remarquer, que les évacuations critiques s'annoncent rarement par l'appareil imposant des symptômes que *Galien* décrit, comme un dérangement singulier des fonctions, une respiration difficile, de vives secousses dans toute l'habitude du corps, la tension des hypocondres. Le plus souvent la solution de la maladie, quand elle n'a point été troublée dans son cours, s'annonce sans trouble et d'une manière calme, soit par l'éruption de quelques croûtes aux lèvres, ou par des urines un peu plus abondantes et sédimenteuses, soit par une douce moiteur à la peau, une légère surdité, quelques crachats ou une expectoration muqueuse plus ou moins abondante, dans les maladies même où la poitrine n'avoit été nullement affectée. Cette solution peut être aussi annoncée par quelques mucosités qui s'échappent par les narines avec éternument; mais qu'on note ces changemens, et on s'assurera qu'ils s'opèrent vers les jours désignés comme critiques.

Chirac, dont *Fontenelle* a fait un éloge si

pompeux, a été un des adversaires les plus achar-
nés de la doctrine des crises; la réputation brillante dont il a joui, son titre de membre de
l'Académie des Sciences et les grandes places
qu'il a occupées, ont entraîné un grand nombre
de médecins dans ses opinions depuis le commencement de ce siècle, et ont donné une grande
vogue à Paris à la médecine active... Mais quelque affectation qu'il ait mise dans son *Traité
des Fièvres*, à décrier cette doctrine des crises et
à vanter les succès d'une pratique opposée, ne
semble-t-il pas, dans certains endroits de ses
écrits, rendre hommage aux principes de la médecine expectante ? Par exemple, en rendant
compte de ses observations durant une épidémie, il avoue que quelques malades n'échap-
pèrent que par des sueurs copieuses, qui avoient
lieu le septième, le onzième ou le quatorzième
jour. Les purgatifs employés dans les maladies aiguës, n'agissent, suivant lui, qu'après le septième,
le quatorzième, ou le vingt-unième jour. « Les
» fièvres inflammatoires, ajoute-t-il encore, ne
» se terminent heureusement que certains jours
» fixes, comme ceux dont on vient de parler ».
Dans ces derniers temps, le célèbre *Bouvart* a
été entièrement dans les principes de Chirac,
tandis que *Tronchin*, élève de l'école de *Leyde*,
s'est toujours déclaré pour la médecine expectante ; ce qui a mis un contraste singulier dans

leur pratique. On est étonné que *Bordeu*, si propre par ses talens et son expérience à prendre un parti décidé, soit aussi vacillant et si sceptique dans ses *Recherches sur les Crises*; peut-être que des considérations personnelles, la crainte de choquer des esprits prévenus, ou d'aigrir l'animosité de ses rivaux, toujours si prompte à se réveiller et à tout envenimer, ont retenu sa plume et l'ont empêché de donner un libre cours à ses pensées.

L'histoire exacte de la maladie ayant été ainsi décrite jour par jour, quelquefois avec des circonstances superflues, ou un défaut d'ordre dans ses traits principaux, il reste à la rédiger avec méthode, à élaguer les détails trop étendus, et à présenter un tableau précis et correct et régulier. *Hippocrate* nous a laissé des modèles de cette rédaction, dans les histoires particulières qu'il a ajoutées aux constitutions épidémiques, sur-tout dans le premier et le troisième livre. D'autres auteurs que j'ai déjà cités dans la classe des fièvres, comme Dehaën, Grant, Finke, Stoll, Wagler, &c. en ont donné encore de plus complètes, mais c'est toujours en faisant faire de nouveaux progrès à la méthode descriptive d'Hippocrate.

C'est en rapprochant plusieurs observations faites dans un même lieu et durant une même saison, qu'on peut saisir les points d'analogie qu'elles présentent, et connoître le caractère particulier de ce qu'on appelle la constitution médicale de l'année... *Hippocrate* a encore, dans cette partie, la gloire d'avoir ouvert une carrière nouvelle. Qu'il ait eu, par exemple, à décrire les maladies régnantes dans l'île de *Tassos* durant le cours d'une année; il trace d'abord avec rapidité la température de chaque saison, la direction particulière des vents, la sécheresse ou la continuité de la pluie... Il remarque ensuite l'époque de la fréquence des fièvres ardentes, leur caractère de bénignité et leurs terminaisons, l'espèce particulière d'éruption des parotides qui les a distinguées, &c. Cette sorte d'observations, qui demande à la fois un esprit très-réfléchi et des vues étendues, a été abandonnée pendant un grand nombre de siècles, et n'a été reprise avec succès que long-temps après le renouvellement des sciences en Europe..... *Baillou* (*Ballonius*), médecin de Paris, profondément nourri de la doctrine d'Hippocrate, s'est très-distingué dans la description des maladies épidémiques (1). *Sydenham* ne s'est pas borné à marcher sur les traces d'Hippocrate, il s'est frayé une route nouvelle, en s'élevant par une suite nombreuse d'observations à une connois-

____

(1) *Epidemiarum et Ephemeridum* , *libri duo.* Paris. 1640.

sance précise de ce qu'on appelle fièvre stationnaire et fièvre intercurrente, qui viennent se
combiner avec celles qui tiennent à la succession
des saisons et à des qualités manifestes de l'air.
Depuis cette époque les descriptions des épidémies se sont multipliées en *Angleterre*, en
Allemagne, en *Italie*, en *France*, toujours en
suivant les mêmes principes, mais avec des
variétés pour la méthode et les circonstances
accessoires. Les uns ont beaucoup insisté sur
les variations de température, de pesanteur,
d'humidité, &c. de l'atmosphère dans les différentes saisons; d'autres comme Stork à Vienne,
sans parler des météores, n'ont tenu compte
que des divers genres et du caractère des maladies régnantes; certains enfin comme Stoll,
cherchant à prendre un juste milieu, se sont
bornés à noter pour chaque mois, les météores
les plus frappans, le degré moyen de chaleur,
la plus grande et la moindre élévation du mercure, soit dans le thermomètre, soit dans le baromètre, et ils se sont attachés ensuite à bien
décrire le caractère des maladies qui ont régné....
Grant, dans ses *Recherches sur les Fièvres*,
s'est borné en grande partie à commenter *Sydenham*, mais en déférant un peu trop à l'autorité d'un grand nom, et en se trouvant souvent
en contradiction avec une excellente maxime de
son discours préliminaire, savoir : « Qu'on ne

» peut guérir les maladies par les secours de
» l'art, si on ne connoît auparavant comment
» elles se terminent par les secours de la na-
» ture ».

La ci-devant Société de Médecine de Paris a
aussi publié dans ses Mémoires différentes constitutions médicales, avec des tables très-étendues.... Les manuscrits laissés par cette Société,
et transmis à l'Ecole de Médecine actuelle, en
contiennent encore beaucoup d'autres, ainsi que
différens Mémoires sur la topographie médicale, qui devoient servir de matériaux à la
topographie générale de la France. Ce grand travail est maintenant continué par l'Ecole ; et
comme elle a besoin d'être secondée par une
correspondance étendue, les élèves nourris dans
les principes d'une observation sévère peuvent-
ils manquer, quand ils seront retirés dans leurs
départemens respectifs, de concourir puissamment à cette vaste entreprise?

L'influence des divers climats et des régions
sur la santé et les maladies des habitans, étoit
un objet d'une trop haute importance pour échapper à la sagacité profonde et à l'esprit philosophique d'Hippocrate : aussi a-t-il laissé dans son
ouvrage *de aëre, locis, et aquis* (1), des prin-

---

(1) Je dois annoncer ici une traduction nouvelle et
une édition très-soignée de ce Traité d'Hippocrate,

cipes de topographie médicale qui serviront à
jamais de fondement à ceux qui se livreront à
de semblables recherches.... Je ne puis m'empêcher d'en donner un exemple. «Ceux qui ha-
» bitent des lieux marécageux, dit le père de la
» médecine, sont sujets à des affections catar-
» rhales, sur-tout durant une saison pluvieuse et
» un temps froid ; ils sont d'une constitution
» foible, et sujets à des diarrhées ; les femmes y
» sont peu fécondes, ou elles sont exposées à
» des fausses couches. En général, autant les dé-
» voiemens, les dyssenteries, les hémorrhoïdes
» sont fréquens, autant les pleurésies, les pé-
» ripneumonies, les fièvres ardentes sont rares.
» Au contraire, on observe que les habitans des
» villes exposées au nord et au vent froid, sont
» actifs et robustes ; ils ont le ventre resserré,
» sont voraces et sujets aux maladies inflam-
» matoires ».

Les grands préceptes de topographie médicale
donnés par *Hippocrate*, ont resté un grand
nombre de siècles sans être mis en œuvre ; et

---

avec des variantes et des notes pleines d'une érudition
choisie par le rapprochement du texte grec, avec des
relations des voyageurs modernes. Cet ouvrage, qui doit
être incessamment mis sous presse, est dû aux travaux
assidus d'un médecin des plus profonds dans la connoissance de la langue grecque ; c'est le docteur Coray, dont
la modestie égale le savoir.

même après le renouvellement des sciences en Europe, ils ont servi de texte à la foule des commentateurs, des traducteurs, des scoliastes, qui ne savoient point sortir du cercle borné où les circonscrivoit un respect superstitieux pour les écrits du père de la médecine. Dans la suite même, les descriptions des constitutions épidémiques se sont multipliées sans qu'on ait senti la nécessité de les faire précéder par une topographie exacte.... Ce n'est guère que dans ces derniers temps qu'on s'est livré plus particulièrement à ce genre de recherches, dont les ouvrages périodiques et les Mémoires de sociétés savantes ont offert plusieurs exemples.... Les programmes de la ci-devant Société de Médecine ont encore servi d'encouragement sur ce point, et on a vu ci-dessus quel en a été le fruit.

La topographie médicale de la *haute-Auvergne*, insérée dans le Recueil de ses Mémoires, est un exemple de l'immensité d'objets sur lesquels doit se porter l'attention d'un médecin observateur qui ne veut rien laisser échapper de ce qui peut influer sur la santé et les maladies de l'homme. Tous les phénomènes que présentent dans une région la nature inanimée et les corps organisés, semblent également rentrer dans son domaine; mais les progrès qu'ont faits dans ce dernier temps la minéralogie, la chimie, l'agriculture, la botanique et la zoologie,

ne doivent-ils pas rendre encore plus difficile
sur les descriptions topographiques ? et ne faut-
il pas les connoissances les plus précises sur ces
différentes parties des sciences naturelles, quand
on a l'ambition de remplir dans toute son étendue la tâche qu'un semblable travail impose.
1°. Décrire la position et les inégalités du sol,
ainsi que les météores ordinaires aux diverses
saisons de l'année. 2°. Rechercher la nature du
sol, et déterminer s'il y a des montagnes grani-
tiques ou calcaires, si le pays a été volcanisé
ou non, s'il y a des carrières ou des mines de
charbon de terre, &c. 3°. Examiner s'il y a des
eaux marécageuses et stagnantes, ou bien si
elles viennent d'une source pure, faire l'analyse
chimique des eaux minérales s'il s'en trouve.
4°. Caractériser les productions végétales employées à titre d'alimens, celles dont on peut
encore retirer des usages diététiques ou économiques, celles qui pourroient être naturali-
sées (1) par un heureux choix de terrein propre
à les recevoir, celles qu'on pourroit entièrement substituer à des médicamens exotiques.
(*Essais sur quelques plantes indigènes*, par *Coste*

---

(1) *Voyez* dans les *Aménités académiques* de *Linné* les dissertations qui ont pour titre : *Stationes plantarum*, *Plantæ
esculentæ*, *Acetaria*, *Panis diæteticus*, *Flora œconomica*,
Plantæ tinctoriæ, *Culina mutata*, &c.

et *Willemet.*) (*Burtin , de quibusdam plantis Belgicis in locum exoticarum sufficiendis.*)
5°. Faire mention des animaux, soit quadrupèdes, soit oiseaux, qui servent à des usages économiques, décrire leurs maladies et quels en sont les remèdes, caractériser les serpens ou les insectes venimeux du lieu, apprendre à reconnoître l'habitation particulière des insectes nuisibles aux fruits, aux récoltes, à toutes les substances alimentaires. 6°. Enfin décrire la constitution physique et morale des habitans, leur manière de vivre, les maladies endémiques, celles qui suivent l'ordre des saisons, les causes générales qui peuvent les produire, et les moyens d'y remédier, dont l'observation et l'expérience ont constaté les avantages.

C'est dans de semblables travaux entrepris avec de grandes lumières, soutenus par des connoissances locales très-étendues, et poursuivies avec une ardeur constante, que la médecine se montre avec toute sa dignité, et qu'elle devient ce qu'elle doit être, c'est-à-dire le complément de toutes les autres parties de l'histoire naturelle.

II. *Observer et décrire les maladies chroniques.* Vues élevées et connoissances très-étendues qu'exigent en général l'observation et le traitement des maladies chroniques; l'une et l'autre tiennent par des connexions immédiates à toutes

les sciences. L'histoire des passions humaines
étroitement liée à celle des vesanies, à la mélancolie, la manie; les moyens préservatifs de ces
maladies mentales peuvent-ils être puisés dans
d'autres sources que dans une étude profonde
de la philosophie morale? Peut-on en décrire les
symptômes, si on n'a analysé avec Locke et Condillac les fonctions de l'entendement humain;
les maladies spasmodiques de tout genre, fruit
ordinaire de la dégénération de l'espèce humaine;
de l'abus des plaisirs des sens, d'une vie plongée
dans les langueurs de l'oisiveté et de la mollesse:
inutiles ressources, ou du moins effets très-pas-
sagers de tant d'élégantes formules d'anti-spasmodiques, et alternative d'un changement de
mœurs ou d'une suite d'affections nerveuses
toujours renaissantes? Comment observer et
décrire les asphixies, si on n'est familier avec
les principes de la sensibilité et de l'irritabilité,
et avec la doctrine des substances aériformes?
Les maladies du système lymphatique constituent une autre branche très-féconde des maladies chroniques; et n'est-on point condamné à
en parler de la manière la plus inexacte, si on
n'a suivi jusqu'à ce jour les découvertes des
anatomistes modernes?

Ce ne sont là encore que des études préliminaires pour pouvoir bien observer les faits; il
faut encore profiter des lumières des vrais obser-

vateurs, et ne point aller s'épuiser en vaines épreuves sur des objets sur lesquels la sagacité de l'esprit humain s'est exercée avec succès depuis la plus haute antiquité ; connoissances profondes à puiser sur les maladies chroniques dans les écrits légitimes d'Hippocrate, dans ceux d'Aretée, de Cælius-Aurelianus, de Celse ; heureuses applications à faire de la doctrine des Cycles des anciens Méthodistes au traitement des maladies chroniques, mais avec de sages restrictions. Peut-on, sans être familier avec les écrits de Morgagni, parler des maladies organiques, dont l'anatomie seule a pu bien éclaircir le caractère ? Une des sources les plus fécondes des maladies chroniques tient aux écarts du régime et à la vie sédentaire qu'on mène dans les villes ; aussi les vrais observateurs de tous les âges ont-ils singulièrement insisté sur les exercices du corps (*Mercurialis de arte Gymnastica*).... Stahl a sans doute donné trop de pouvoir aux tendances de la nature vers les hémorragies ; mais que de traits d'une sagacité supérieure brillent dans ses écrits ! quelles vues profondes sur le vrai caractère des maladies chroniques ! Il ne lui manquoit peut-être que la doctrine des modernes sur l'irritabilité et la sensibilité, un éloignement pour le langage verbeux de l'école, et le talent d'écrire.... On peut sans doute reprocher à Dehaen sa crédulité dans les miracles, et ses préventions singulières contre l'inoculation, l'émétique, l'irritabilité hallérienne ; mais on ne peut nier qu'il n'ait traité de plusieurs maladies chroniques avec un esprit rare de discussion, un vrai talent observateur et une érudition choisie. Quelle immensité de cas particuliers de ces mêmes maladies dans les Recueils de *Lælius à Fonte*, *Mercurialis*, *Solenander*, *Silvaticus*, *Forestus*, &c. dans les Mémoires des sociétés savantes, dans les ouvrages périodiques !

Bordeu a donné des idées très-lumineuses sur la nature des maladies chroniques, en faisant envisager leurs périodes d'irritation, de coction et d'excrétion, et en assimilant par-là leur marche à celle des maladies aiguës. L'observation n'apprend-elle point que la guérison de ces maladies s'opère quelquefois à l'aide de mouvemens fébriles très-prononcés qui s'excitent spontanément ? Dans les affections invétérées des viscères l'usage des eaux minérales n'a-t-il point souvent l'avantage d'exciter l'activité vitale, et de faire naître une fièvre de quelques jours ? mais la phthisie ne forme-t-elle point une grande exception à ces vues générales, puisque tout doit tendre dans le traitement à prévenir ou à faire cesser ce mouvement fébrile ? Obstacles sans nombre qui s'opposent souvent à la guérison des maladies chroniques, lors même qu'elles en sont susceptibles ; instabilité du malade et son

incapacité de s'asservir long-temps à un plan réfléchi, prompt soulagement exigé impérieuse-
ment par les proches, contrariétés à éprouver
par l'influence permanente des causes nuisibles,
physiques ou morales, pusillanimité et éloignement pour seconder puissamment par le régime
et l'exercice du corps l'effet des remèdes, quelquefois défaut de lumières et d'habileté dans le
médecin pour continuer, varier ou suspendre
la dose d'un médicament, pour en seconder les
effets par les secours de l'hygienne, pour prendre de l'ascendant sur l'esprit du malade, et
s'emparer de sa confiance par son zèle et ses
lumières.

Les maladies chroniques offrent une sphère
immense, et pour les bien approfondir il faut se
borner à l'étude de celles qu'on a le plus occasion
d'observer. D'abord, choisir celles qui sont endémiques dans le lieu où on exerce la médecine,
passer lentement de l'une à l'autre, et s'en proposer une principale sur laquelle on concentre
son étude et ses méditations, préparer d'avance
la topographie du pays, rechercher l'influence
des maladies aiguës épidémiques sur les maladies
chroniques, embrasser tout ce qui peut se rapporter à la salubrité publique, s'assurer par une
voie expérimentale et décisive si le pays éprouve
un accroissement successif de prospérité, ou
bien si la population y décline, c'est-à-dire avoir

soin de comparer à diverses époques le nombre
des morts à celui des naissances, pour savoir
lequel des deux l'emporte, et pour remonter
aux sources d'une proportion qui seroit peu
favorable.... Les progrès naturels de l'industrie
et des lumières doivent nécessairement diminuer les causes de la mortalité, comme on l'a
observé il y a quelques années à l'égard de la
ville d'York en Angleterre (1), et combien ces
effets doivent devenir désormais sensibles dans
un pays aussi florissant que la France, et sous
un gouvernement libre !

---

(1) *Abrégé des Transactions philosophiques*, &c. *médecine
et chirurgie*, 1 vol. in-8°.

FIN.

TABLE ANALYTIQUE

DES MATIÈRES.

CLASSE QUATRIÈME.

Névroses.

CLASSE CINQUIÈME.

Maladies dont le siége est dans le systéme lymphatique.

CLASSE NON DÉTERMINÉE.

Genres qui ne peuvent entrer dans aucune des classes précédentes, et qui n'ont point encore assez de liaison entr'eux pour être réduits en ordres et former une classe régulière.

II.

Principes généraux sur la méthode d'étudier et d'observer en Médecine.

FIN DE LA TABLE.

ERRATA.

Page 53 . . . . cinquante . . . . *lisez* cinquante - trois
— 57 . . . . du sentiment . . — ou sentiment
— 107 . . . . peuvent . . . . . — peut
Depuis la page 177 jusqu'à la page 208, *lisez en titre*
MALADIES LYMPHATIQUES, au lieu de NÉVROSES.

9 782329 256832